U0201773

# 编委会

| | |
|---|---|
| 主　　任 | 孙　虹 |
| 副 主 任 | 唐北沙 |
| 执行主任 | 李映兰 |
| 编　　委 | 虞玲丽　李　君　岳丽青　陶子荣 |
| | 黄伦芳　谭红莲　李　丽　周　阳 |
| | 匡雪春　戴　玉　唐　慧　卢敬梅 |
| | 张　红　罗　煜　周　霞　徐德宝 |
| | 唐云红　彭伶俐　袁素娥　李春梅 |
| | 杨　莎 |
| 学术秘书 | 卢敬梅 |

# 神经内科护理查房

陶子荣　戴玉　主编

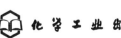

化学工业出版社

·北京·

突出临床查房实践中的重点知识和逻辑思维，但又不仅是临床查房工作的简单再现。本书结合病例，以临床需要为内容取舍标准，对典型个案的护理原理、护理措施和技能操作充分阐述，还广泛涉及疾病诊治的最新研究进展和循证医学证据。图文并茂，融入基础知识，贴近临床实际。适合各级护士阅读、参考。

**图书在版编目（CIP）数据**

　　神经内科护理查房/陶子荣，戴玉主编. —北京：化学工业出版社，2020.5(2025.4 重印)
　　ISBN 978-7-122-36328-2

　　Ⅰ.①神… Ⅱ.①陶…②戴… Ⅲ.①神经系统疾病-护理 Ⅳ.①R473.74

　　中国版本图书馆 CIP 数据核字（2020）第 034237 号

---

责任编辑：戴小玲　　　　　　　　文字编辑：何　芳
责任校对：宋　夏　　　　　　　　装帧设计：史利平

---

出版发行：化学工业出版社
　　　　　（北京市东城区青年湖南街 13 号　邮政编码 100011）
印　　装：涿州市般润文化传播有限公司
850mm×1168mm　1/32　印张 10¼　字数 266 千字
2025 年 4 月北京第 1 版第 5 次印刷

---

购书咨询：010-64518888　　售后服务：010-64518899
网　　址：http://www.cip.com.cn
凡购买本书，如有缺损质量问题，本社销售中心负责调换。

---

定　　价：45.00 元

# 本书编写
# 人员名单

主　　编　陶子荣　戴　玉

副 主 编　龙琰玮　黄远鑫　郑悦平　吴忠伶

编写人员　（排名不分先后）

　　　　　陶子荣　戴　玉　龙琰玮　吴忠伶

　　　　　郑悦平　刘红艳　黄远鑫　杜惠梅

　　　　　朱江南　肖柏青

主　　审　肖　波

# 前 言

随着现代科学技术和医学科学的迅速发展，神经科学已飞速发展成为一门专业性很强的学科，而神经科护理学的发展在我国尚属于年轻阶段，迫切需要一直具有良好的专业素质、扎实的专业知识和娴熟的专业技能的神经科护理队伍。原卫生部从启动优质护理服务活动以来，全国的注册护士较2005年增长了66%，在短期之内临床一线增加了大量的年轻护士。而年轻护士工作经验不足，理论与实践相结合的能力较弱，专科护理水平与患者的期望有一定差距。为了有效缩短这种差距，为临床护理提供合适的理论和临床实践的参考依据，我们编写了《神经内科护理查房》，结合具体的病例进行分析和讨论，在回顾基础知识的同时介绍国内外新近经验和方法，对特定患者的护理原理、护理措施和操作进行充分阐述，易懂易记，实用性强，可以帮助年轻护士将理论与实践很好地结合，快速提升专科护理水平，提高患者的满意度。

全书共分十二章。从病例汇报、护士长提问、查房总结三方面进行阐述，内容包括神经内科疾病的病理生理、主要检查结果、阳性体征、治疗方案、护理措施和出院指导等等。它具有以下特点：一是内容新。及时将学科发展的新理念和新进展引入教材内容之中。二是概念新。突出以"优质护理"的护理理念，以病人为中心，强化基础护理，全面落实护理责任制，深化护理专业内涵，整体提升护理服务水平。三是体裁新。本书主要采用问答的方式导入，探讨与当前病例有关的基础理论、基础知识、操作技术和护理经验等，同时引出其他相关知识点，包括病例未涉及的重要知识点、最新进展等，对于难以理解的理论和技能部分辅以图示详细介绍,突出重点与难点,使读者知其然,也知其所以然。总之,编者力图通过本书的指导,便于神经内科护士系统地掌握神经内科常见疾病的护理理念和操作技能,并能进行预见性护理,从而达到专业护理服务水准。

在本书的编写过程中,编者参阅了大量的有关书籍和文献资料,在此对这些文献的作者谨表衷心的感谢!本书的编写还得到了湘雅医院有关领导及专家的大力支持,以及湘雅医院神经内科肖波主任的悉心指导,在此一并表示诚挚的谢意。限于编者的能力和水平,书中难免存在错误和疏漏之处,恳请各位多提宝贵意见,以便再版时修改和完善。

编 者

2019 年 11 月

# 目　录

# 问题目录

# 第一章 周围神经疾病

## 病例 1 • 三叉神经痛

### 【病历汇报】

**病情** 患者女性，45 岁，因"右侧面部间断疼痛 1 年余，加重 1 个月余"入院。患者于 1 年前无明显诱因下出现右面嘴角及下颌部间歇性疼痛，呈闪电样，每次发作持续数十秒，说话、吃饭、刷牙时有诱发疼痛，曾到多家医院就诊，给予口服卡马西平，但效果不佳。既往有甲状腺功能亢进症（甲亢）病史、冠心病病史。否认乙型肝炎、结核病等传染病病史，否认手术史、外伤史及药物或食物过敏史。

**护理体查** 体温 36.9℃，脉搏 90 次/分，呼吸 20 次/分，血压 158/98mmHg，神志清楚，语言流利，体检合作。双侧瞳孔等大等圆，直径为 3mm，对光反射灵敏。四肢肌力 5 级，肌张力正常，双侧腱反射等称，病理征阴性，颈软，脑膜刺激征（一），粗查深浅感觉和共济运动未见明显异常，心、肺听诊未闻及明显异常。

**辅助检查** 心电图示正常，头部核磁示脑内多发腔隙性脑梗死；脑白质疏松。

**入院诊断** 三叉神经痛，脑内多发腔隙性脑梗死。

**主要的护理问题**

(1) 疼痛 与神经痛有关。

(2) 焦虑 与疼痛伴随的不舒适感有关。

**目前的治疗措施**

(1) 巴氯芬片 5mg/次，3 次/日。

(2) 营养神经治疗 维生素 $B_1$、维生素 $B_{12}$ 肌内注射，0.9%

氯化钠（生理盐水）250mL＋神经节苷脂 20mg 静脉滴注。

（3）封闭治疗　用 1%～2% 普鲁卡因，每日 1 次，10 次为 1 个疗程。

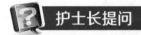 护士长提问

● **什么是三叉神经痛？**

答：三叉神经痛是一种原因未明的三叉神经分布区内短暂而反复发作的剧痛。多发于中老年人，40 岁以上发病者占 70%～80%，女性略多于男性，为 2∶1～3∶1。病因尚不清楚，可能为致病因子使三叉神经脱髓鞘而产生异位冲动或伪突触传递所致。本病很少自愈，手术可治愈。

● **三叉神经痛分为几类？**

答：三叉神经痛可分为原发性（症状性）三叉神经痛和继发性三叉神经痛两大类，其中原发性三叉神经痛较常见。

原发性三叉神经痛是指具有临床症状，但应用各种检查未发现与发病有关的器质性病变。

继发性三叉神经痛除有临床症状，同时临床及影像学检查可发现器质性疾病，如肿瘤、炎症、血管畸形等。继发性三叉神经痛通常没有扳机点，诱发因素不明显，疼痛常呈持续性，伴患侧面部感觉减退、角膜反射迟钝等，常合并其他脑神经损害症状。部分患者可发现与原发性疾病相似的其他表现。头颅 CT 和 MRI 及鼻咽部活组织检查等有助于诊断。

● **三叉神经痛的临床表现有哪些？**

答：（1）性别与年龄　年龄多在 40 岁以上，以中老年人为多。女性多于男性，约为（2～3）∶1。

（2）疼痛部位　右侧多于左侧，疼痛由面部、口腔或下颌的某一点开始扩散到三叉神经某一支或多支，以第二支、第三支发病最为常见，第一支者少见（图 1-1）。其疼痛范围绝对不超越面部中

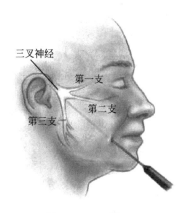

图 1-1　三叉神经

线，亦不超过三叉神经分布区域。偶尔有双侧三叉神经痛者，占 3%。

（3）疼痛性质　如刀割、针刺、撕裂、烧灼或电击样剧烈难忍的疼痛，甚至痛不欲生。

（4）疼痛的规律　三叉神经痛的发作常无预兆，而疼痛发作一般有规律。每次疼痛发作时间由仅持续数秒到 1~2min，骤然停止，间歇期完全正常。初期起病时发作次数较少，间歇期亦长，数分钟、数小时不等，随病情发展，发作逐渐频繁，间歇期逐渐缩短，疼痛亦逐渐加重而剧烈。夜晚疼痛发作减少。间歇期无任何不适；说话、吃饭、洗脸、剃须、刷牙以及风吹等均可诱发疼痛发作，以致患者精神萎靡不振，行动谨小慎微，甚至不敢洗脸、刷牙、进食，说话也小心，唯恐引起发作。

（5）扳机点　扳机点亦称"触发点"，常位于上唇、鼻翼、齿龈、口角、舌、眉等处。轻触或刺激扳机点可激发疼痛发作。

（6）表情和颜面部变化　发作时常突然停止说话、进食等活动，疼痛侧面部可呈现痉挛，即"痛性痉挛"，皱眉咬牙、张口掩目或用手掌用力揉搓颜面以致局部皮肤粗糙、增厚、眉毛脱落、结膜充血、流泪及流涎。表情呈紧张、焦虑状态。

（7）神经系统检查　无异常体征，少数有面部感觉减退。此类

3

患者应进一步询问病史，尤其询问既往是否有高血压病病史，进行全面的神经系统检查，必要时包括腰椎穿刺术（腰穿）、颅底和内听道 X 线片、头颅 CT、头颅 MRI 等检查，以助与继发性三叉神经痛鉴别。

● **三叉神经痛的治疗原则和方法有哪些？**

答：对原发性三叉神经痛采用以非手术治疗为主的综合治疗，继发性三叉神经痛应针对病因进行治疗，首先去除病因。对三叉神经痛选择治疗方法时，应本着循序渐进的原则。应首选对机体无损害性或损害性最小的治疗方法。一般应先从药物治疗或封闭、理疗等开始，如无效时再依次选择半月神经节温控热凝、注射疗法、神经撕脱等。只有当这些方法均无效时才考虑做颅内手术。

（1）药物治疗  包括卡马西平（痛痉宁）、苯妥英钠、加巴喷丁、普瑞巴林、维生素 $B_{12}$、山莨菪碱（654-2）以及中药。

（2）封闭治疗  可行三叉神经分支或半月神经节封闭，常用药物包括无水乙醇或甘油或 $1\%\sim2\%$ 普鲁卡因（可加入维生素 $B_{12}$），每日 1 次，10 次为 1 个疗程。

（3）理疗  用离子导入法将药物导入到疼痛部位或穴位，常用药物包括维生素 $B_1$、维生素 $B_{12}$ 及普鲁卡因。

（4）针刺疗法  按循经穴与神经分布的解剖位置相结合的原则，选择邻近神经干的穴位，以患者有强烈针感为宜。

（5）冷冻、激光等方法  近年来有的学者采用冷冻、激光等方法治疗三叉神经痛，获一定疗效。

（6）组织疗法  包括肠线埋藏、组织浆注射。

（7）半月神经节射频温控热凝。

（8）手术疗法  包括三叉神经感觉根部分切除术和三叉神经微血管减压术。

● **目前的护理措施是什么？目前的护理措施效果如何？**

答：（1）一般护理  保持室内光线柔和，周围环境安静、清洁、整齐和安全，避免患者因周围环境刺激而产生焦虑，加重疼痛。

（2）饮食护理 饮食宜清淡，保证机体营养，避免粗糙、干硬、辛辣食物，严重者予以流质饮食。

（3）症状护理 观察患者疼痛的部位、性质，与患者进行交谈，帮助患者了解疼痛的原因和诱因；与患者讨论减轻疼痛的方法，如精神放松、听轻音乐、指导性想象、让患者回忆一些有趣的事情等，使其分散注意力，以减轻疼痛。

（4）用药护理 注意观察药物的疗效与不良反应，发现异常情况及时报告医师处理。卡马西平常为首选药物，其副作用有头晕、嗜睡、口干、恶心、消化不良、步态不稳等，停药后多可消失。偶有皮疹、白细胞减少则需停药；如出现共济失调、复视、肝功能障碍、再生障碍性贫血等，则需立即停药；如有短暂性精神错乱、全身瘙痒、手颤、记忆力减退、睡眠中出现肢体不自主抖动等，应立即通知医师处理。孕妇忌用。

（5）心理护理 患者由于咀嚼、哈欠、讲话等可诱发，以致患者不敢做这些动作，表现为面色憔悴、精神忧郁和情绪低落，护士要根据患者的心理特征耐心做好解释和安慰疏导工作，缓解其紧张情绪，使患者情绪稳定，身心处于最佳状态接受治疗及护理，以提高治疗效果。

经过以上治疗及护理，患者的护理问题基本得到解决。疼痛较前减轻，患者能正视疾病，能正常与人交往。

## ● 三叉神经痛的健康指导包括什么？

答：（1）饮食要有规律 宜选择质软、易嚼食物。因咀嚼诱发疼痛的患者，则要进食流食，切不可吃油炸食物，不宜食用刺激性、过酸、过甜食物以及凉性食物等；饮食要营养丰富，平时应多吃些含维生素丰富及有清热解毒作用的食品；多食新鲜水果、蔬菜及豆制品，少食肥肉、多食瘦肉，食品以清淡为宜。

（2）吃饭、漱口、说话、刷牙、洗脸动作宜轻柔，以免诱发扳机点而引起三叉神经痛。不吃刺激性的食物，如洋葱等。

（3）注意保暖 注意头面部保暖，避免局部受冻、受潮，不用太冷或太热的水洗脸；平时应保持情绪稳定，不宜激动，不宜疲劳、熬夜，常听柔和音乐，保持心情平和，保持充足睡眠。

（4）保持精神愉快　避免精神刺激；尽量避免触及"触发点"；起居规律，室内环境应安静、整洁、空气新鲜。卧室要避免风寒侵袭。适当参加体育运动，锻炼身体，增强体质。

### ● 三叉神经痛的预后怎么样？

答：三叉神经痛很少自愈，病程呈周期性，每次发作期可数天、数周或数月不等；缓解期亦可数天至数年，但往往随病程进展而变短。

### ● 三叉神经痛的检查方法有哪些？

答：（1）感觉检查　颜面部的皮肤感觉，主要由于三叉神经感觉支的分布，三叉神经感觉根粗大，胞体集中在三叉神经半月体内，从半月神经节发出 3 个大而粗的眼支、上颌支和下颌支。

（2）核磁检查　血管断层成像（MRTA）在三叉神经痛的病因学诊断中也有重要意义，可明确是否有血管压迫，辨认责任血管的走行。

（3）CT 扫描　虽对本病诊断有一定帮助，但往往无法依靠常规 CT 扫描确诊。近年来有些学者主张采用此法来诊断颈椎间盘突出症，并认为其诊断三叉神经痛（有时也称"脸痛"）的价值明显大于 MRI。

（4）口腔科检查及牙片检查　以便查看有无龋齿、义齿等，排除牙痛等病变，牙痛和三叉神经痛有些类似。

### ● 三叉神经痛与其他疾病如何鉴别？

答：（1）牙痛　三叉神经痛常误诊为牙痛，往往将健康牙齿拔除，甚至拔除全部牙齿仍无效，方引起注意。牙病引起的疼痛为持续性钝痛，可因进食冷、热食物加重，多局限于齿龈部，局部有龋齿或其他病变，X 线及牙科检查可以确诊。

（2）鼻旁窦炎　如额窦炎、上颌窦炎等，为局限性持续性痛，可有发热、鼻塞、脓涕及局部压痛等。

（3）青光眼　单侧青光眼急性发作误诊为三叉神经第一支痛，青光眼为持续性痛，不放射，可有呕吐，伴有球结合膜充血、前房变浅及眼压增高等。

（4）颞颌关节炎　疼痛局限于颞颌关节腔，呈持续性，关节部位有压痛，关节运动障碍，疼痛与下颌动作关系密切，可行 X 线及专科检查协助诊断。

（5）偏头痛　疼痛部位超出三叉神经范围，发作前多有视觉先兆，如视物模糊、暗点等，可伴呕吐。疼痛为持续性，时间长，往往持续半日至 1～2 日。

（6）三叉神经炎　病史短，疼痛呈持续性，三叉神经分布区感觉过敏或减退，可伴有运动障碍。三叉神经炎多在感冒或鼻旁窦炎后等发病。

（7）小脑脑桥角肿瘤　疼痛发作可与三叉神经痛相同或不典型，但多见于 30 岁以下青年人，多有三叉神经分布区感觉减退，并可逐渐产生小脑脑桥角其他症状和体征。以胆脂瘤多见，脑膜瘤、听神经鞘瘤次之，后两者有其他脑神经受累，共济失调及颅内压增高表现较明显。X 线、CT 颅内扫描及 MRI 等可协助确诊。

（8）肿瘤侵犯颅底　最常见为鼻咽癌，常伴有鼻衄、鼻塞，可侵犯多数脑神经，有颈淋巴结肿大，做鼻咽部检查、活检、颅底 X 线检查、CT 及 MRI 检查可确诊。

（9）舌咽神经痛　易与三叉神经第三支痛相混淆，舌咽神经痛的部位不同，为软腭、扁桃体、咽舌壁、舌根及外耳道等处。疼痛由吞咽动作诱发。用 1％可卡因等喷咽区后疼痛可消失。

（10）三叉神经半月节区肿瘤　可见神经节细胞瘤、脊索瘤、麦氏窝脑膜瘤等，可有持续性疼痛，患者三叉神经感觉、运动障碍明显。颅底 X 线片可能有骨质破坏等改变。

（11）面部神经痛　多见于青年人，疼痛超出三叉神经范围，可延及耳后、头顶、枕颈，甚至肩部等。疼痛呈持续性，可达数小时，与动作无关，不怕触摸，可为双侧性疼痛，夜间可较重。

## ❀【护理查房总结】

该病预后较好，但三叉神经痛不是短时间就可以治愈的，作为护士要及时观察患者的心理变化，多与患者进行沟通，关心、理解、体谅患者，帮助患者减轻心理压力和焦虑情绪，增强战胜疾病的信心。

### 查房笔记

## 病例 2 • 面神经炎

❀【病历汇报】

> 病情　患者男性，26 岁，因"右侧眼睑闭合不全伴口角向左侧歪斜、下颌角疼痛 1 天"入院。既往史：既往体健，否认高血压病、糖尿病、高脂血症、冠心病病史。否认乙型肝炎、结核病等传染病病史，否认手术史、外伤史及药物或食物过敏史。

> 护理体查　体温 36.8℃，脉搏 68 次/分，呼吸 20 次/分，血压 147/91mmHg，神志清楚，语言流利，查体合作。双侧瞳孔等大等圆，直径为 3mm，对光反射灵敏，眼球向左右运动时无水平眼震，右侧眼睑闭合不全，用力可闭合，但闭合力量较左侧差，右侧额纹、鼻唇沟浅，示齿口角向左侧偏斜，右侧鼓腮乏力，伸舌居中。四肢肌力 5 级，肌张力正常，双侧腱反射等称，病理征阴性，颈软，脑膜刺激征（－），粗查深浅感觉和共济运动未见明显异常，心、肺听诊未闻及明显异常。

> 辅助检查　心电图示正常，头颅核磁示头颅未见明显异常，右侧上颌窦黏膜囊肿。血常规：白细胞 $11.6 \times 10^9$/L（↑），血小板 $306 \times 10^9$/L（↑），中性粒细胞百分比 84.2%（↑），淋巴细胞百分比 13.1%（↓），单核细胞百分比 2.4%（↓），嗜酸粒细胞百分比 0.0%（↓），中性粒细胞绝对值 $9.8 \times 10^9$/L（↑），嗜酸粒细胞绝对值 $0.0 \times 10^9$/L（↓）。生化全套＋心肌酶检查：总胆红素（TBIL）25.2μmol/L（↑），间接胆红素（IDBIL）19.2μmol/L（↑），胆碱酯酶（CHE）10737U/L（↑），三酰甘油（TG）0.39mmol/L（↓），低密度脂蛋白胆固醇（LDL-C）3.58mmol/L（↑），肌酸激酶（CK）207U/L（↑），乳酸脱氢酶（LDH）244U/L（↑）。

> 入院诊断　右侧面神经炎。

**主要的护理问题**

（1）自我形象紊乱　与口角歪斜、面部正常形态改变有关。

（2）舒适的改变　与下颌角疼痛有关。

（3）焦虑　与自身形象改变及疼痛有关。

（4）潜在并发症　眼部感染。

**目前的治疗措施**

（1）地塞米松激素治疗。

（2）营养神经治疗　维生素 $B_1$、维生素 $B_{12}$ 肌内注射等。

（3）生理盐水 250mL＋银杏达莫 30mL 改善血液循环治疗。

（4）红霉素眼膏、氯霉素滴眼液眼部局部用药。

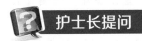 护士长提问

● **面神经炎的定义是什么？**

答：面神经炎是由茎乳孔内面神经非特异性炎症所致的周围性面瘫，又称特发性面神经麻痹，或称贝尔麻痹，是一种最常见的面神经瘫痪疾病。

● **面神经炎的发病原因及病理变化是什么？**

答：面神经炎病因未明，目前认为本病与嗜神经病毒感染有关，常在受凉或上呼吸道感染后发病。由于骨性面神经管只能容纳面神经通过，所以面神经一旦受压必然导致神经缺血、水肿。病毒感染、自主神经功能不稳定等均可导致局部神经营养血管痉挛，神经缺血、水肿，出现面肌瘫痪。

面神经炎早期病理改变主要为神经水肿和脱髓鞘，严重者可出现轴索变性，以茎乳孔和面神经管内部分尤为显著。

● **面神经炎的临床表现有哪些？**

答：（1）本病可发生于任何年龄患者、任何季节，多见于20～40岁，男性比女性略多。一般为急性起病，常小于数小时或1～3天内症状达高峰。

（2）主要表现为一侧面部表情肌瘫痪，额纹消失，不能皱额蹙眉；眼裂闭合不能或闭合不完全；病侧鼻唇沟变浅，口角歪向健侧（露齿时更明显）；吹口哨及鼓腮不能等。体格检查时，可见患侧闭眼时眼球向外上方转动，露出白色巩膜，称为贝尔征（Bell sign）。

（3）病初可有麻痹侧耳后或下颌角后疼痛。少数患者可有茎乳孔附近及乳突压痛。面神经病变在中耳鼓室段者可出现说话时回响过度和患侧舌前 2/3 味觉缺失。影响膝状神经节者，除上述表现外，还出现病侧乳突部疼痛，耳郭与外耳道感觉减退，外耳道或鼓膜出现疱疹，称为 Hunt 综合征。

● **如何治疗面神经炎？**

答：（1）类固醇激素　可用地塞米松 4～10mg/d 静脉注射，或泼尼松龙 30～60mg/d，晨一次顿服，1 周后减停使用，由带状疱疹引起者皮质类固醇激素联合阿昔洛韦 0.2～0.4g，每日 3～5 次，连服 7～10 天。

（2）B 族维生素　维生素 $B_1$ 100mg，维生素 $B_{12}$ 500$\mu$g，肌内注射，每日一次。

（3）理疗及针刺治疗　茎乳孔附近给予热敷或红外线照射或超短波透热疗法。针灸宜在发病后 1 周进行。

（4）物理治疗　患者自己对镜用手按摩瘫痪面肌，每日数次，每次 5～10min。当神经功能开始恢复后，患者可对镜练习瘫痪的各单个面肌的随意运动。

（5）保护暴露的角膜及预防结膜炎　可采用眼罩、滴眼药水、涂眼药膏等方法。

（6）手术治疗　面神经减压手术对部分患者有效，对长期不愈者可考虑面-舌下神经、面-副神经吻合术，但疗效不肯定。

● **目前的护理措施是什么？护理措施效果如何？**

答：（1）一般护理　在急性期应当适当休息，注意面部的持续保暖。外出时可戴口罩，睡眠时勿靠近窗边，以免再受风寒。注意不能用冷水洗脸，避免直吹冷风，注意天气变化，及时添加衣物防止感冒。

（2）局部护理　急性期患侧面部用湿热毛巾外敷，水温50～60℃，每日3～4次，每次15～20min，并于早、晚自行按摩患侧，按摩应轻柔、适度、持续、稳重、部位准确。患者可对镜进行自我表情动作训练：进行皱眉、闭眼、吹口哨、示齿等运动，每日2～3次，每次5～15min。

（3）营养支持　饮食应当营养丰富，选择易消化的食物，戒烟戒酒，忌食刺激性食物。

（4）药物应用　遵医嘱服用药物，如服用激素者要严格按医嘱执行，不得随意增减药量，并注意观察有无胃肠道反应等副作用。避免在此期行创伤性大、刺激性强的治疗，以避免对患侧肌及神经的损害。出现咽部感染时应遵医嘱口服抗生素治疗。

（5）眼部护理　由于眼睑闭合不全或不能闭合，瞬目动作及角膜反射消失，角膜长期外露易导致眼内感染，损害角膜，因此应减少用眼动作。在睡觉或外出时应戴眼罩或有色眼镜，并用抗生素滴眼、眼膏涂眼，以保护角膜及预防眼部感染。

（6）口腔护理　进食后要及时漱口清除患侧颊齿间的食物残渣。

（7）心理护理　患者多为突然起病，难免会产生紧张、焦虑、恐惧、烦躁的心情，有的担心面容改变而羞于见人及治疗效果不好而留下后遗症，要根据患者的心理特征耐心做好解释和安慰疏导工作，缓解其紧张情绪，使患者情绪稳定，身心处于最佳状态接受治疗及护理，以提高治疗效果。

经过以上治疗及护理，患者的护理问题基本得到解决。未发生口腔及眼部感染，面部瘫痪肌肉逐渐恢复，眼睑基本能闭合，下颌角疼痛基本缓解，患者能正视疾病，能正常与人交往。

### 面神经炎的健康指导包括什么？

答：（1）多食新鲜蔬菜、粗粮、黄豆制品、大枣、瘦肉等。

（2）面瘫患者平时需要减少光源刺激，如电脑、电视、紫外线等。

（3）需要多做功能性锻炼，如抬眉、鼓气、双眼紧闭、张大嘴巴等。

（4）每天需要坚持做穴位按摩。

（5）睡觉之前用热水泡脚，有条件的话做些足底按摩。

（6）适当运动，加强身体锻炼，常听轻快音乐，保持心情平和愉快，保证充足睡眠。

（7）面瘫患者在服药期间忌辛辣刺激食物，如白酒、大蒜、海鲜、浓茶、麻辣火锅等。

（8）用热毛巾敷脸，每晚 3～4 次，勿用冷水洗脸，遇到寒冷天气时，需要注意头部保暖。

### ● 面神经炎的穴位按摩方法有哪些？

答：（1）预备式　坐位或仰卧位，一手手心与另一手手背相重叠，轻放在小腹上，双眼微闭，呼吸调匀，全身放松，静养 1～2min。

（2）按揉四白穴（位于瞳孔直下 1 寸，眶下孔凹陷处）　用双手示指指腹放在同侧四白穴上，适当用力按揉 0.5～1min。

（3）按揉阳白穴（位于前额眉毛中点上 1 寸处）　用双手示指指腹放在同侧阳白穴上，适当用力按揉 0.5～1min。

（4）按揉太阳穴（位于眉梢与外眦连线中点外开 1 寸凹陷处）　用双手示指或中指分别按于同侧太阳穴上，适当用力按揉 0.5～1min。

（5）按揉翳风穴（位于两耳垂后，乳突与下颌骨之间的凹陷处）用双手示指分别按于同侧翳风穴上，适当用力按揉 0.5～1min。

（6）点揉牵正穴（位于两耳垂前方 0.5～1 寸处）　用瘫肌侧的示指按在同侧的牵正穴上，适当用力点揉 0.5～1min。

（7）按揉颧髎穴（位于颧骨下缘凹陷处）　用双手分别按在同侧颧髎穴上，适当用力按揉 0.5～1min。

（8）掐揉水沟（人中）穴（位于鼻柱下水沟中点处）　用一手的拇指指尖放在人中穴上，适当用力掐揉 0.5～1min。

（9）按揉地仓穴（位于口角旁开 0.4 寸处） 用双手示指指腹分别按在同侧地仓穴上，适当用力按揉 0.5～1min。

（10）按揉风池穴（位于颈后枕骨下，两筋外侧凹陷处） 用双手大拇指指端分别放在同侧风池穴上，其余四指分别附于头两侧，适当用力按揉 0.5～1min。

（11）掐压合谷穴（位于虎口，第一掌骨与第二掌骨之间） 用一手拇指按在另一手的合谷穴上，其余四指置于掌心，用拇指指端由轻渐重掐压 0.5～1min。

（12）拿捏瘫肌 用一手的拇指、示指、中指对合用力，拿捏面部瘫肌 0.5～1min。

（13）按摩瘫肌 用一手手掌紧贴瘫肌做环形按摩动作 0.5～1min，以局部发热为佳。

面瘫患者可每日早、晚各做 1 次按摩，同时用湿热毛巾敷患侧面部。另外，还应注意保持心情舒畅，在急性期尤其要注意休息，避免疲劳和寒冷刺激。

● **面神经炎的预后怎么样？如何判断预后？**

答：面神经炎的预后取决于病情的严重程度及处理是否及时得当。约 75% 的患者在 2～3 个月内恢复。轻型病例 1～2 个月内可恢复；部分病例需 3～6 个月；6 个月以上才开始恢复的患者，日后完全恢复正常的可能性较小。

面神经传导检查对早期（起病后 5～7 天）完全瘫痪者的预后判断是一项有用的检查方法。肌电图检查表现为患侧诱发的肌动作电位 M 波波幅明显降低，如为对侧正常的 30% 或以上者，则可望在 2 个月内完全恢复；如为 10%～29% 者，则需要 2～8 个月才能恢复，且有一定程度的并发症；如仅有 10% 以下者则需要 6～12 个月才可能恢复，并常伴有并发症；如病后 10 天内出现失神经电位，恢复时间将延长。

● **周围性面神经麻痹与中枢性面神经麻痹如何区别？**

答：（1）中枢性面神经麻痹 为上运动神经元损伤所致，病变在一侧中央前回下部或皮质脑干束。临床仅表现为病灶对侧下部面肌瘫痪，即鼻唇沟变浅、口角轻度下垂，而上部面肌（额肌、眼轮匝肌）不受累。常见于脑血管病。

（2）周围性面神经麻痹　为下运动神经元受损所致，病变在面神经核或核下周围神经。临床表现为同侧上、下部面肌瘫痪，即患侧额纹变浅或消失、不能皱眉、眼裂变大、眼睑闭合无力。当用力闭眼时眼球向外上方转动，暴露出白色巩膜，称为 Bell 征。患侧鼻唇沟变浅，口角下垂，鼓腮漏气，不能吹口哨，吃饭时食物存于颊部与牙龈之间。周围性面神经麻痹时，还可以进一步根据伴发的症状和体征确定具体部位（见图 1-2）。

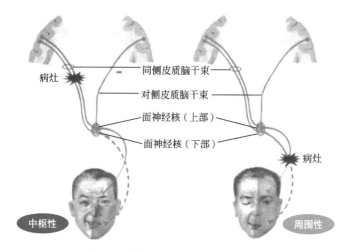

图 1-2　中枢性和周围性面神经麻痹

（3）面神经损害　除表现周围性面神经麻痹外，常伴有展神经麻痹，对侧锥体束征，病变在脑桥。常见于脑瘤及脑血管病。

（4）膝状神经节损害　表现为周围性面神经麻痹，同时有耳后部剧烈疼痛，鼓膜和外耳道疱疹，可伴有舌前 2/3 味觉障碍及泪腺、唾液腺分泌障碍，称亨特综合征。见于膝状神经节带状疱疹病毒感染。

（5）面神经管内损害　周围性面神经麻痹伴舌前 2/3 味觉障碍

及泪腺、唾液腺分泌障碍，为面神经管内鼓索神经受累；如还伴有听觉过敏，则病变多在镫骨神经以上。

（6）茎乳孔以外病变　只表现周围性面神经麻痹。

### ● 面神经炎的并发症有哪些？

答：一般预后良好，通常于起病1～2周后开始恢复，2～3个月内痊愈，约85%病例可完全恢复，不留后遗症。但6个月以上未见恢复者则预后较差，有的可遗留面肌痉挛或面肌抽搐，前者表现为患侧鼻唇沟加深，口角被拉向患侧，眼裂变小，易将健侧误认为患侧；后者患侧面肌不自主抽动，紧张时症状更明显，严重时可影响正常工作，眼睑不能闭合，少数患侧还可出现"鳄泪征"（即进食时患侧眼流泪），可能为面神经修复过程中神经纤维再生时，误入邻近功能不同的神经鞘通路中所致，肌电图检查及面神经传导功能测定对判断面神经受损的程度及其可能恢复的程度有相当的价值，可在起病2周后进行检查。

### ● 如何预防眼部并发症？

答：（1）晚上睡觉前可用抗生素眼膏（如红霉素眼膏）等涂眼，眼膏使暴露的角膜与空气隔绝，避免干燥和污染。也可使用专用眼罩，以减少角膜表面的水分蒸发，同时预防感染。

（2）经常给患侧眼部滴用抗生素眼药水，如氯霉素眼药水及红霉素眼膏等，以保持角膜表面湿润并预防感染。

（3）眼部症状严重时，应去医院接受手术治疗，如睑缘缝合术等，待面瘫治愈后，再行拆线。

### ● 面神经炎应与哪些疾病相鉴别？

答：根据起病形式和典型的临床特点，诊断周围性面瘫并不困难，但应与能引起周围性面神经麻痹的其他疾病相鉴别。

（1）吉兰-巴雷综合征　有肢体对称性下运动神经元瘫痪，常伴有两侧周围性面瘫及脑脊液蛋白-细胞分离现象。

（2）莱姆病　是伯氏螺旋体感染导致的面神经麻痹，多经蜱虫叮咬传播，伴慢性游走性红斑或关节炎史，可应用病毒分离及血清学试验证实。

（3）糖尿病性神经病变 常伴其他神经麻痹，以动眼神经、展神经及面神经麻痹居多，可单独发生。

（4）继发性面神经麻痹 腮腺炎或腮腺肿瘤、颌后化脓性淋巴结炎、中耳炎及麻风均可累及面神经，但多有原发病的特殊表现。

（5）颅后窝病变 桥小脑角肿瘤、多发性硬化、颅底脑膜炎及鼻咽癌颅内转移等原因所致的面神经麻痹，大多起病较慢，有其他脑神经受损或原发病的特殊表现。

## 🍀【护理查房总结】

面神经炎是神经内科的常见病、多发病，在护理面神经炎患者时，应注意以下事项。

（1）急性期注意休息，饮食宜清淡，避免干硬、粗糙、辛辣食物，注意防风防寒，尤其应保护患侧耳后茎乳孔周围，预防诱发。外出时可戴口罩、系围巾，或使用其他改善自身形象的恰当修饰。

（2）注意预防眼部并发症，眼睑不能闭合或闭合不全者予以眼罩、眼镜遮挡及点眼药等保护，防止角膜炎症、溃疡。

（3）指导患者尽早开始面肌的主动与被动运动。只要患侧面部能活动，就应进行面肌功能训练，可对镜子做皱眉、抬额、闭眼、露齿、鼓腮和吹口哨等动作，每天数次，每次 $5\sim15min$，并辅以面肌按摩，以促进早日康复。

### 查房笔记

## 病例 3 · 急性炎症性脱髓鞘性多发性神经病

### 【病历汇报】

**病情** 患者女性，54 岁，因"腹泻便秘 1 周，四肢无力 1 天"入院。2001 年曾经出现过四肢无力症状，当时在某医院诊断为"急性炎症性脱髓鞘性多发性神经病"，治疗后恢复出院，否认高血压病、糖尿病病史，无毒物接触史，无食物或药物过敏史。患者 1 周前无明显诱因出现腹泻，每天 3～6 次，呈黏液样稀便，无脓血，腹泻症状持续 4 天后开始出现大便干结，自行使用开塞露后大便通畅；1 天前开始出现四肢无力，以双下肢为重，伴有肢体近端酸痛，无肢体麻木及抽搐，无心慌、胸闷及黑矇，无吞咽困难及呼吸困难等症状，今日急诊来院，门诊以"肌无力待查"收入院。

**护理体查** 神志清楚，精神好，体温 36.5℃，心率 70 次/分，呼吸 18 次/分，血压 130/80mmHg。双肺呼吸音清晰，心律齐，无杂音；腹平软，无压痛，双下肢无水肿，皮肤黏膜无黄染，大小便正常，体力下降。专科情况：双侧瞳孔等大等圆，直径 3mm，对光反射灵敏，眼动充分，伸舌居中，鼻唇沟等称，四肢肌力 5⁻级，肌张力正常，四肢腱反射（＋＋），病理征阴性，共济运动正常，脑膜刺激征阴性。

**辅助检查** 急诊血钾 3.73mmol/L，血常规示白细胞 15.2×$10^9$/L(↑)，中性粒细胞百分比 83.9%(↑)，淋巴细胞百分比 10.4%(↓)，嗜酸粒细胞百分比 0.0%(↓)，中性粒细胞绝对值 12.8×$10^9$/L(↑)，嗜酸粒细胞绝对值 0.0×$10^9$/L(↓)。生化全套（黄色管 3mL）示总胆红素（TBIL）42.6μmol/L(↑)，直接胆红素（DBIL）7.2μmol/L(↑)，间接胆红素（IDBIL）35.4μmol/L(↑)，

球蛋白（GLB）40.6g/L（↑），白球比值 0.99（↓），总胆汁酸（TBA）109.9μmol/L（↑），总胆固醇（TC）5.87mmol/L（↑），低密度脂蛋白胆固醇（LDL-C）3.77mmol/L（↑），脂蛋白（a）［Lp(a)］678.0mg/L（↑）；超敏 C 反应蛋白（hs-CRP）47.13mg/L（↑）；甲状腺功能五项检测（红管，3mL）示游离三碘甲腺原氨酸（FT₃）1.68pg/mL（↓），抗甲状腺球蛋白抗体（TGAb）6.44IU/mL（↑）。脑脊液常规示蛋白定性（＋），糖定性（＋）。脑脊液（CFS）生化：糖 5.17mmol/L（↑）（2.5～4.48mmol/L），蛋白 3.11g/L（↑）(0.1～0.43g/L)，氯107.2mmol/L（↓）(120～132mmol/L)，钠 131.6mmol/L（↓）（135～145mmol/L）。

**入院诊断**　急性炎症性脱髓鞘性多发性神经病。

**主要的护理问题**

（1）清理呼吸道无效　与痰液黏稠、呼吸肌无力有关。

（2）气体交换受损　与痰液黏稠有关。

（3）低效性呼吸形态　与痰液黏稠、肌无力有关。

（4）生活自理缺陷　与四肢无力肢体活动障碍有关。

（5）肢体活动障碍　与四肢无力有关。

（6）活动无耐力。

（7）语言沟通障碍　与呼吸机辅助呼吸、肌无力有关。

（8）便秘。

（9）舒适的改变。

（10）焦虑。

（11）水、酸碱、电解质紊乱。

（12）营养失调。

（13）潜在并发症　误吸、拔管、压力性损伤。

（14）有失用综合征的危险。

（15）有感染的危险。

**目前的治疗措施**　抗炎、抗病毒；激素治疗；丙球蛋白冲击疗法；氨溴索雾化吸入或静脉注射化痰；营养神经、抗感染、维持水电解质平衡等对症支持治疗；呼吸机辅助呼吸，中心管道吸痰，胃管鼻饲流质；心电监护，记录 24h 出入水量。

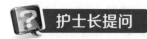 护士长提问

● 急性炎症性脱髓鞘性多发性神经病的概念是什么？

答：急性炎症性脱髓鞘性多发性神经病又名吉兰-巴雷综合征（Guillain-Barre syndrome，GBS）、格林-巴利综合征，是以周围神经和神经根的脱髓鞘及小血管周围淋巴细胞及巨噬细胞的炎性反应为病理特点的自身免疫性疾病。以神经根、外周神经损害为主，伴有脑脊液中蛋白-细胞分离为特征的综合征。

● 急性炎症性脱髓鞘性多发性神经病的病因及发病机制是什么？

答：(1) 病因　确切病因不清楚，属神经系统的一种迟发性过敏性自身免疫性疾病，可能与感染、疫苗接种有关。多数患者在本病发病前 1～4 周有呼吸道、肠道感染病史，最常见为空肠弯曲菌感染，约占 85%，此外还可有病毒、支原体等感染。

(2) 发病机制　病原体侵入→机体免疫识别错误→产生自身免疫性 T 细胞和自身抗体→发生免疫反应→周围神经髓鞘脱落→神经根炎症。

● GBS 的临床表现有哪些？

答：(1) 运动障碍　急性或亚急性起病，出现肢体对称性松弛性瘫痪，多从双下肢开始，近端常较远端明显，多于数日至 2 周达到高峰。病情危重者在 1～2 日内迅速加重，出现四肢完全性瘫、呼吸肌和吞咽肌麻痹，危及生命。

(2) 感觉障碍　肢体远端感觉异常如烧灼、麻木、刺痛和不适感，感觉缺失较少见，呈手套样、袜子样分布。

(3) 脑神经损害　以双侧面神经麻痹最常见。

(4) 自主神经功能紊乱　表现为皮肤潮红、出汗增多、心律失常、血压不稳定、手足肿胀、营养障碍、尿路障碍、便秘等。

（5）神经反射异常 深反射减弱或消失。

（6）并发症 窒息、肺部感染、心力衰竭等。

● **如何诊断 GBS？**

答：（1）病前 1～4 周有感染史，急性或亚急性起病，进行性加重，多在 2 周左右达高峰。

（2）四肢对称性无力、瘫痪和脑神经损害。

（3）末梢型感觉障碍。

（4）常有蛋白-细胞分离现象（一般起病 2 周后）。

（5）电生理检查提示远端运动神经传导潜伏期延长，传导速度减慢，F 波异常，传导阻滞，异常波形离散等。

（6）病程有自限性。

● **GBS 的辅助检查有哪些？**

答：（1）脑脊液 脑脊液（CFS）压力正常，无色透明。蛋白-细胞分离现象是本病的重要特点，发病数天内蛋白正常，1～2 周后蛋白质升高，4～6 周后达峰值。

（2）肌电图检查 早期可正常，晚期可出现神经传导速度减慢现象。

（3）腓肠神经活检 作为 GBS 的辅助检查，可显示脱髓鞘和炎性细胞浸润。

● **GBS 的治疗方案有哪些？**

答：（1）病因治疗

① 血浆交换（PE）：每次交换血浆量按 40mL/kg 体重或 1～1.5 倍血浆容量计算，可用 5% 白蛋白复原血容量，减少使用血浆的并发症。主要禁忌是严重感染、心律失常、心功能不全及凝血系统疾病。

② 人血丙种球蛋白静脉滴注（IVIG）：应尽早在出现呼吸肌麻痹前应用，成人为 $0.4g/(kg \cdot d)$，连续使用 5 天；禁忌是人血丙种球蛋白过敏或先天性 IgA 缺乏患者。

③ 皮质类固醇：无条件行 IVIG 和 PE 治疗的患者可试用甲泼

尼龙 500mg/d 静脉滴注，连用 5 天，或地塞米松 10mg/d，静脉滴注，7～10 天为 1 个疗程。

④ 抗生素治疗。

（2）辅助呼吸　重症患者可累及呼吸肌致呼吸衰竭，应置于监护室，密切观察呼吸情况，定时做血气分析。血气分析示动脉氧分压值低于 70mmHg 时，先行气管插管，1 天以上不改善转行气管切开，呼吸机辅助呼吸。加强气管切开后的护理，定时翻身、拍背，及时抽吸呼吸道分泌物，保持呼吸道通畅，预防感染。呼吸肌麻痹是 GBS 的主要危险，抢救呼吸肌麻痹是治疗重症 GBS 的关键。

（3）神经营养　应用 B 族维生素治疗，包括维生素 $B_1$、维生素 $B_6$、维生素 $B_{12}$ 等。

（4）康复治疗　病情稳定后，早期进行正规的神经功能康复。

● **腰椎穿刺术为什么是在病程的第 10 天而不是刚入院时进行？**

答：因为 GBS 发病初期脑脊液中蛋白正常，1～2 周后蛋白质升高，4～6 周可达到峰值，出现典型的蛋白-细胞分离。

● **何谓蛋白-细胞分离？**

答：蛋白-细胞分离即脑脊液中蛋白含量增多而细胞数正常。

● **患者出汗多、汗臭的原因是什么？**

答：GBS 导致自主神经紊乱、皮肤潮红、出汗多、心律失常等。

● **GBS 最主要的危险是什么？该如何预防及处理？**

答：呼吸肌麻痹是最主要的危险。呼吸肌麻痹的抢救成功与否是增加本病治愈率、降低病死率的关键。

预防及处理措施如下。

（1）持续低流量吸氧，氧饱和度下降时加大氧流量。

（2）指导半坐卧位，鼓励患者深呼吸及有效咳嗽，协助翻身拍背或体位引流，及时清理呼吸道分泌物，必要时给予吸痰。

（3）准备抢救用物，床头常备吸引器、气管切开包及机械通气设备，以利于随时抢救。

（4）病情监测，予以心电监护，动态观察血压、脉搏、呼吸、血氧饱和度及情绪变化，询问患者有无胸闷、气短、呼吸费力等症状。注意呼吸困难的程度和血气分析的指标改变。当患者烦躁不安时，应区分是否为早期缺氧的表现。当出现呼吸费力、出汗、口唇发绀等缺氧症状，肺活量降至 $20\sim25mL/kg$ 以下，氧饱和度下降，血气分析血氧分压低于 $70mmHg$，应立即报告医师，遵医嘱尽早使用呼吸机，一般先行气管插管，如 1 天以上无好转，则行气管切开术，外接呼吸机。

### 患者气管切开，使用呼吸机辅助呼吸，如何管理气道？

答：（1）吸入气体的加温和湿化　气管插管或气管切开的患者失去了上呼吸道的温化、湿化功能，因此机械通气时需使用加温加湿器，使吸入气体的温度在 $32\sim36℃$，相对湿度在 $100\%$。

（2）吸痰　机械通气的患者不能自己清理呼吸道内分泌物，因此需通过负压吸引，吸引频率应根据分泌物量而定，每次吸痰前后予以高浓度氧［氧浓度分数（$FiO_2$）$>70\%$］吸入 $2min$，一次吸痰时间不超过 $15s$。吸引时注意无菌操作，手法正确，避免产生肺部感染、支气管黏膜损伤及支气管痉挛等不良后果。

（3）呼吸治疗

①雾化吸入。

②气道内滴入生理盐水或蒸馏水，以稀释和化解痰液，每次注入量不超过 $3\sim5mL$，每 $30\sim60min$ 1 次。

③定期翻身拍背，促进痰液排出，预防肺部并发症。

（4）气囊充气、放气　一般每 $6\sim8h$ 放气 1 次，放气时先抽吸气道分泌物，再缓慢抽吸囊内气体，尽量减轻套囊压力，每次放气 $5\sim10min$ 后再充气。气囊充气要适当，应用最小压力充气，既不让导管四周漏气，又使气管黏膜表面所承受的压力最小，气囊压力应低于气管黏膜毛细血管静脉端压力（$18mmHg$），一般不应超过 $15mmHg$。在进行充气、放气时，应预防插管脱出，充气完成后需测量末端到门齿的距离，并与原来的数据比较，确保固定妥当。

（5）气管切开护理　每天更换气管切开处敷料和清理气道内套管1～2次，防止感染。

（6）防止意外

① 妥善固定，防止移位脱出：气管插管或气切导管要固定牢固，每天测量和记录气管插管外露的刻度。

② 及时倾倒呼吸机管道内的冷凝水，防止误吸入气道内引起呛咳和肺部感染。

● **目前对该患者主要的护理措施是什么？护理措施效果如何？**

答：（1）卧位与休息　创造安静、舒适的环境，使患者得到充分的休息。一般取平卧位，头偏向一侧。

（2）饮食护理　指导进食高蛋白、高维生素、高热量且易消化的鼻饲流质饮食。保证机体足够的营养。进食及进食后取端坐位，以免误入气道而窒息。

（3）病情观察

① 密切观察患者呼吸状态，包括节律、频率及强度，如患者出现烦躁不安、出汗冷、心率快、血压不稳定应及时向医师报告，根据医嘱调节呼吸机参数。

② 定时观察血压、脉搏、心率、患者吞咽功能及声音嘶哑程度，有无呛咳、反流。

③ 观察患者四肢瘫痪及感觉障碍程度。

（4）呼吸道的护理　见上述护士长提问。

（5）各种管道护理

① 尿管护理：每日用0.5%的碘伏棉球消毒尿道口2次；尿袋每周更换1次，搬动患者前夹闭尿管；密切观察尿液颜色、性质及量；及时倾倒尿袋内尿液；尿管每月更换1次。

② 胃管护理：每次喂食前抽吸胃液，检查胃管是否在胃内，询问患者有无腹胀；喂食动作应轻柔、速度慢；每次喂食量200～300mL，每日4～6次，温度38～40℃；每次喂食结束时都注入少

量温水，以免食物堵塞胃管；每次喂食后都记录饮食内容及量；鼻饲用具保持清洁，用后洗净消毒，再盖上消毒纱布；根据胃管不同材质定时更换胃管。

（6）对症护理

① 患者高热时物理降温并遵医嘱用药，及时擦洗身体并更换干净衣物保持舒适。

② 患者夜间躁动时给予约束带保护性约束，加保护性床栏。勤巡视、勤观察，防止患者躁动时发生拔管和坠床意外。

③ 便秘时使用甘油灌肠剂灌肠。

④ 预防并发症：随着病情进展，患者四肢肌力下降，无法自行更换卧位，且使用呼吸机辅助呼吸，机体抵抗力低下，除容易发生肺部感染、压力性损伤、营养低下外，还易形成深静脉血栓，此时应每2～3h协助翻身拍背，保持床单位平整，皮肤清洁干燥，置肢体于功能位，帮助患者进行被动运动，防止肌萎缩及足下垂，用"T"字形板固定双足；早期建立经外周置入中心静脉导管（PICC），减少静脉穿刺机会，避免下肢静脉输液，适当抬高双下肢。

（7）用药护理　患者使用激素治疗时应密切观察有无胃部疼痛、不适和柏油样大便。慎用镇静安眠药，因其可产生呼吸抑制，易掩盖或加重病情。

（8）心理护理　做好心理护理，消除患者焦虑、悲观情绪，与患者加强沟通，简明解释病情，细心观察和护理，取得患者信任，达到配合医护进行有效治疗的目的。

经过以上治疗及护理，患者的护理问题基本得到解决。患者肌力逐渐恢复，未见患肢肌肉萎缩，未发生压力性损伤。呼吸道妥善管理，未见肺部并发症，未见低钾等酸碱电解质紊乱；体温正常，偶有低热，予以温水擦浴；生活需要得到满足，未发生拔管、误吸等现象。对疾病认识深刻，心理平和，积极配合治疗。

● **预后情况如何？**

答：本病具有自限性，预后较好。多于发病3周后症状和体征停止进展，经数周或数月恢复，恢复中可有短暂波动，极少复发。70%～75%的患者完全恢复，25%遗留轻微神经功能缺损，5%死亡，通常死于呼吸衰竭，约10%患者遗留较严重的后遗症。高龄、起病急骤或辅助通气者预后不良。早期有效治疗及支持疗法可降低重症病例的病死率。

● **如何给患者做出院指导？**

答：（1）患者出院后要按时服药。

（2）坚持每天被动或主动的肢体锻炼，早期进行肢体功能锻炼，由大关节至小关节进行伸缩活动，肌肉按摩，每日2～3次，每次20min。病愈后仍坚持适当的运动，尽量不去公共场所，加强身体抵抗力，避免受凉及感冒。

（3）加强营养，进食易消化食物，多食蔬菜水果。

● **GBS应与哪些疾病相鉴别？**

答：GBS需与其他神经科疾病鉴别，主要是与重症肌无力进行鉴别，鉴别要点如下。

（1）重症肌无力也有四肢无力症状，但晨轻暮重，一般无明显麻木。

（2）行新斯的明试验即可基本排除重症肌无力。新斯的明试验：新斯的明1～2mg肌内注射，20min后肌无力症状明显减轻者为阳性，可持续2h。阿托品0.4mg肌注可拮抗新斯的明的毒蕈碱样反应（瞳孔缩小、心动过缓、流涎、多汗、腹痛、腹泻和呕吐等）。

（3）脊髓灰质炎　起病时多有发热，出现肢体瘫痪，肢体瘫痪常局限于一侧下肢，无感觉障碍。

（4）急性横贯性脊髓炎　发病前1～2周有发热史，起病急，1～2日内出现截瘫，受损平面以下运动障碍传导束性感觉障碍。早期出现大小便障碍，脑神经不受累。

（5）低钾型周期性瘫痪　见表1-1。

表 1-1　GBS 与低钾型周期性瘫痪的鉴别

| 项目 | GBS | 低钾型周期性瘫痪 |
|---|---|---|
| 病因 | 多有病前感染史和自身免疫反应 | 低钾血症、甲状腺功能亢进症(甲亢) |
| 病程 | 急性或亚急性起病,进展不超过 4 周 | 起病快(数小时至 1 天),恢复快(2~3 天) |
| 肢体瘫痪 | 四肢瘫痪常自双下肢开始,近端较明显 | 四肢松弛性瘫痪 |
| 呼吸肌麻痹 | 可有 | 无 |
| 脑神经受损 | 可有 | 无 |
| 感觉障碍 | 可有(末梢型)感觉障碍及疼痛 | 无感觉障碍及神经根刺激征 |
| 脑脊液 | 蛋白-细胞分离 | 正常 |
| 电生理检查 | 早期 F 波或 H 反射延迟,运动神经传导速度(NCV)减慢 | 肌电图(EMG)电位幅度降低,电刺激可无反应 |
| 血钾 | 正常 | 低,补钾有效 |
| 既往发作史 | 无 | 常有 |

● **如何进行 GBS 对症治疗及预防并发症?**

答:(1) 重症患者应予连续心电监护,常见窦性心动过速,但无须治疗;少见严重心脏传导阻滞及窦性停搏,发生时可立即植入临时性心内起搏器。

(2) 高血压用小剂量的 β 受体阻滞药治疗,低血压可补充胶体液或调整患者体位。

(3) 穿长弹力袜预防深静脉血栓形成,小剂量肝素有助于预防肺栓塞。

(4) 应用广谱抗生素预防和治疗坠积性肺炎和脓毒血症。

(5) 保持床单位平整,勤翻身,预防压力性损伤。

(6) 及早开始康复治疗,包括肢体被动或主动运动,防止挛缩,用夹板防止足下垂畸形,以及针灸、按摩、理疗和步态训练等。

(7) 不能吞咽者可取坐位鼻饲,以免误入气管窒息。

(8) 尿潴留可加压按摩下腹部,无效时导尿;便秘可给予缓泻药和润肠药；有肠梗阻迹象者应禁食，给予肠动力药如西沙必利。

（9）疼痛常见，常用非阿片类镇痛药，或试用卡马西平和阿米替林，有时短期应用大剂量激素有效。

（10）及早识别和处理焦虑症和抑郁症，给予患者心理安慰。

## 【护理查房总结】

过去认为 GBS 是一种快速进展、以脱髓鞘为主的周围神经病，目前认为是一种免疫介导的、急性和亚急性发病的周围神经病，预后直接与肌无力进展速度、轴索变性程度、发病年龄相关，所以应尽早、尽快治疗。患者长期卧床时，要告知患者和家属保持皮肤的完整性，防止压力性损伤，床上活动时保持重心，防止发生坠床和跌伤。保持呼吸道通畅，预防肺不张和肺部感染。指导家属掌握下肢被动按摩方法，防止深静脉血栓形成。鼓励患者多饮水，预防因长期导尿引起的尿路感染。多给予患者心理支持，减轻其因长期患病引起的焦虑和恐惧心理。

### 查房笔记

## 病例 4 • 慢性炎症性脱髓鞘性多发性神经根神经病

### 🍀【病历汇报】

**病情** 患者男性，因"手足发红、发凉16个月，进行性四肢麻木、无力15个月"入院。16个月前患者无明显诱因感觉双手、双足、面部发冷、发凉、发红，保暖后缓解，后出现双足麻木。15个月前出现右髋关节疼痛，右下肢行走有拖拉感，伴有双小腿发紧，走路后发凉。9个月前出现双下肢无汗，脚踩棉花感，行走困难，以右下肢明显。8个月前在外院予以人血丙种球蛋白、硫唑嘌呤（依木兰）、维生素等药物治疗，症状无缓解。6个月前出现左足下垂，足趾活动受限，走路不稳，站起困难，左肩疼痛，活动受限。5个月前需拄杖行走。4个月前出现双手无力，以右手为重，眼睑水肿，晨起明显，下午减轻。

**护理体查** 眼眶周围及脸颊皮肤发红，双踝关节肿。神经内科查体见双上肢肌力5⁻级，手指对称、并指力弱；双下肢近端肌力5⁻级，双足背屈肌肌力0级，趾屈2级，跨阈步态，蹲起困难。双手尺侧3指、双下肢中下1/3、双足针刺觉、浅感觉减退，双腕以下及双髋以下音叉震动觉减退，四肢腱反射对称减退。

**辅助检查** 腹部B超示肝、脾、前列腺稍大。肌电图示双上下肢呈周围性神经源性损害。右腓肠神经活检病理学检查示慢性周围神经髓鞘病变。脑脊液检查：蛋白定性（＋），糖81mg/dL，氯化物123mmol/L，髓鞘碱性蛋白（MBP）1.41mmol/L，IgG 24h合成率－16.557。

**入院诊断** 慢性炎症性脱髓鞘性多发性神经根神经病。

**主要的护理问题**

(1) 生活自理缺陷。

(2) 肢体活动障碍。

(3) 活动无耐力　与四肢活动障碍有关。

(4) 舒适的改变　与疼痛有关。

(5) 焦虑　与疾病有关。

(6) 营养失调。

(7) 潜在并发症　呼吸困难、压力性损伤等。

(8) 有失用综合征的危险。

**目前的治疗措施**

(1) 静脉滴注人血丙种球蛋白。

(2) 免疫抑制药（CTX）治疗。

(3) 营养神经治疗　维生素 $B_1$、维生素 $B_6$、维生素 E、维生素 C、甲钴胺、叶酸等。

## 护士长提问

● **什么是慢性炎症性脱髓鞘性多发性神经根神经病？**

答：慢性炎症性脱髓鞘性多发性神经根神经病（chronic inflammatory demyelinating polyradiculoneuropathy，CIDP）是以周围神经近端慢性脱髓鞘为主要病变的自身免疫性运动感觉性周围神经病，属于慢性获得性脱髓鞘性多发性神经病（chronic acquired demyelinating polyneuropathy，CADP），是 CADP 最常见的一种类型，呈慢性进展或缓解-复发病程，大部分患者对免疫治疗反应良好。

● **慢性炎症性脱髓鞘性多发性神经根神经病的病因和发病机制是什么？**

答：本病的病因不清楚。目前公认急性炎症性脱髓鞘性多发性神经根神经病（acute inflammatory demyelinating polyradiculoneuropathy，AIDP）与感染性前驱疾病有关，最常见的是上呼吸道感染疾病（病毒性或细菌性）和胃肠道炎性疾病（空肠弯曲菌），而 CIDP 的病因学研究并未提示与前驱感染的关系。CIDP 患者相关病毒或细菌的检出率也很低。当然这也可能由于 CIDP 起病隐匿，不好确定前驱感染与症状出现的时间有关，或者由于 CIDP 的发病率比 AIDP 低很多，且诊断困难，相对较少的流行病学资料尚不足以证实前驱疾病与 CIDP 的关系。

CIDP 的临床表现与 AIDP 相似，免疫治疗有效，提示该病有免疫介导的发病机制，但 CIDP 的机制及其与 AIDP 的关系并不清楚。在 CIDP 中，自身免疫反应性 T 细胞和 B 细胞发生分化，引起周围神经的自身免疫性损害，分子模拟可能是重要的病理启动机制。在 AIDP 的研究中，发现了一系列周围神经抗原和相关的自身抗体，但 CIDP 的分子模拟机制在分子靶点上缺少足够的证据。分子模拟假说不能解释 CIDP 的全部免疫学和病理学改变。CIDP 似乎是一种器官特异性的免疫介导性疾病，起源于细胞免疫反应和体液免疫反应对特征未完全确定的周围神经抗原的协同相互作用。

● **慢性炎症性脱髓鞘性多发性神经根神经病的临床表现有哪些？**

答：本病可见于各年龄组，发病高峰年龄在 40～60 岁。起病较隐匿或呈亚急性病程，病前很少有前驱感染，自然病程包括阶梯式进展、稳定进展和缓解-复发三种形式。进展期数月至数年，平均 3 个月，起病 6 个月内无明显好转，进展过程超过 8 周，可与 GBS 鉴别。

（1）CIDP 经典型　见于各年龄段，以 40～60 岁多见，男、女发病比例相近。较少有明确的前驱感染史。慢性起病，症状进展在 8 周以上，但有 16% 的患者呈亚急性起病，症状进展较快，在 4～8 周内即达高峰，且对肾上腺皮质激素反应敏感，这部分患者目前仍倾向归类于 CIDP 而非 AIDP。CIDP 症状局限于周围神经系统，主要表现如下。

① 脑神经异常：不到 10% 的患者会出现面瘫或眼肌麻痹，偶可累及支配延髓肌的脑神经，可出现构音障碍（9%）、吞咽困难（9%）。

② 肌无力：大部分患者出现肌无力，可累及四肢的近端和远端，但以近端肌无力为突出特点。典型的无力表现为对称性的近端和远端肢体无力，一般由双下肢起病，自远端向近端发展；较少见呼吸肌受累（11%）。

③ 感觉障碍：大部分患者表现为四肢麻木，部分伴疼痛。可有手套样、袜套样针刺觉减退，还可有深感觉减退，严重者出现感觉性共济失调。但感觉查体时客观的感觉障碍一般不突出。

④ 腱反射异常：腱反射减弱或消失，甚至正常肌力者的腱反射减弱或消失。

⑤ 自主神经功能障碍：可表现为直立性低血压、括约肌功能障碍及心律失常等。少数患者出现霍纳（Horner）综合征、阳痿（4%）、尿失禁（2%）、视盘水肿、视力下降等。约5%的CIDP患者可同时出现中枢神经系统损害，脱髓鞘性病变可见于大脑和小脑，类似多发性硬化，免疫治疗后中枢神经系统症状和脑部影像学改变可消失。

（2）CIDP变异型

① 纯运动型：选择性累及运动纤维，传导阻滞较常见，对人血丙种球蛋白（IVIG）反应较激素好。

② 感觉型CIDP或慢性感觉性脱髓鞘性神经病：以肢体末端感觉障碍起病，甚至出现感觉性共济失调，虽然只有感觉症状，但电生理提示神经传导速度存在典型CIDP的运动纤维受损，随着病程进展可出现运动受累的症状。

③ 轻型：肌力通常是正常的，症状包括远端麻木、麻刺或无力，随着病程延长可进展。

④ 多灶型（Lewis-Sumner syndrome，多灶性获得性脱髓鞘性感觉运动神经病）：临床表现为多灶性神经病，受累神经存在传导阻滞，存在感觉损害的证据，激素反应好。

⑤ 远端型（远端获得性脱髓鞘性对称性神经病）：近端肌力不受累，未发现单克隆蛋白，且治疗反应与经典型CIDP类似。

⑥ 慢性免疫性感觉性多发性神经根病：临床表现为感觉性共

济失调和大纤维性感觉缺失。电生理检查躯体感觉诱发电位提示感觉神经根受累，但神经传导速度正常。其组织学模式与 CIDP 类似。

● **慢性炎症性脱髓鞘性多发性神经根神经病有什么辅助检查？**

答：(1) 电生理检查 运动神经传导测定提示周围神经存在脱髓鞘性病变，在非嵌压部位出现传导阻滞或异常波形离散对诊断脱髓鞘病变更有价值。通常选择一侧的正中神经、尺神经、胫神经和腓总神经进行测定。神经电生理检测结果必须与临床表现相一致。电生理诊断标准如下。

① 运动神经传导：至少要有两根神经均存在下述参数中的至少一项异常：a. 远端潜伏期较正常值上限延长 50% 以上；b. 运动神经传导速度较正常值下限下降 30% 以上；c. F 波潜伏期较正常值上限延长 20% 以上〔当远端复合肌肉动作电位（compound muscle action potential，CMAP）负相波波幅较正常值下限下降 20% 以上时，则要求 F 波潜伏期延长 50% 以上〕或无法引出 F 波；d. 运动神经部分传导阻滞，周围神经常规节段近端与远端比较，CMAP 负相波波幅下降 50% 以上；e. 异常波形离散，周围神经常规节段近端与远端比较 CAMP 负相波时限增宽 30% 以上，当 CMAP 负相波波幅不足正常值下限 20% 时，检测传导阻滞的可靠性下降。

② 感觉神经传导：可以有感觉神经传导速度减慢和（或）波幅下降。

③ 针电极肌电图：通常正常，继发轴索损害时可出现异常自发电位、运动单位电位时限增宽和波幅增高，以及运动单位丢失。

(2) 脑脊液检查 80%～90% 患者的脑脊液改变为蛋白-细胞分离，蛋白含量增高，而细胞计数正常或仅轻度升高，蛋白含量波动较大，通常在 0.75～2.0g/L，病情严重程度与脑脊液蛋白含量呈正相关。部分患者（20%）可出现寡克隆区带阳性，24h 鞘内 IgG 合成率增高。

(3) 神经活检 怀疑本病但电生理检查结果与临床不符时，需要行神经活体组织病理学检查。腓肠神经活检主要病理改变：有髓神经纤维出现节段性脱髓鞘、轴索变性、施万细胞增生并形成洋葱皮样结构、单核细胞浸润等，此改变并非 CIDP 特异性标志。还可以除外血管炎性周围神经病和遗传性周围神经病。神经活体组织病理学检查还由于活检的腓肠神经和腓浅神经为远端感觉神经，而 CIDP 最显著的病变位于神经根和近端的运动纤维，因此周围神经活检对 CIDP 的诊断阳性结果在 60% 左右。

（4）头颅 MRI　MRI 可以发现近端神经或神经根增粗，增强有助于发现活动性病变。

### 慢性炎症性脱髓鞘性多发性神经根神经病的诊断有什么依据？

答：CIDP 的诊断主要根据患者的临床表现和符合脱髓鞘性损害的神经电生理改变、脑脊液改变和神经活检提示脱髓鞘和髓鞘再生支持该诊断，典型的 CIDP 对皮质类固醇治疗反应良好，疗效观察结果也可被用于鉴别诊断。

根据《中国慢性炎症性脱髓鞘性多发性神经根神经病诊疗指南》(2010)，CIDP 的诊断目前仍为排除性诊断，符合以下条件的可考虑该病。

（1）症状进展超过 8 周，慢性进展或缓解-复发。

（2）临床表现　不同程度的肢体无力，多数呈对称性，少数为非对称性，近端和远端均可累及，四肢腱反射减低或消失，伴有深、浅感觉异常。

（3）脑脊液　蛋白-细胞分离。

（4）电生理检查　神经传导速度减慢、传导阻滞或异常波形离散。

（5）神经活检　除外其他原因引起的周围神经病。

（6）肾上腺皮质激素治疗有效。

### 慢性炎症性脱髓鞘性多发性神经根神经病的治疗方法有哪些？

答：CIDP 患者进行免疫治疗可使多数患者病情缓解或得到控

制。免疫治疗包括皮质类固醇、静脉注射人血丙种球蛋白（IVIG）、血浆置换（PE）和免疫抑制药。免疫治疗能终止自身免疫反应和炎性脱髓鞘，防止继发性轴突变性。治疗有效的患者必须坚持治疗，直到病情得到最大限度的改善或稳定，此后进行维持治疗，预防复发和进展。CIDP 是一种慢性病，治疗方案应个体化，根据患者的无力情况、费用、方便性、系统性疾病、副作用等进行选择。

（1）皮质类固醇　为 CIDP 首选治疗药物。甲泼尼龙 500～1000mg/d，静脉滴注，连续 3～5 天，然后逐渐减量或直接改口服泼尼松 1mg/（kg·d），清晨顿服，维持 1～2 个月后逐渐减量；或地塞米松 10～20mg/d，静脉滴注，连续 7 天，然后改为泼尼松 1mg/（kg·d），清晨顿服，维持 1～2 个月后逐渐减量；也可以直接口服泼尼松 1mg/（kg·d），清晨顿服，维持 1～2 个月后逐渐减量。上述疗法口服泼尼松减量直至小剂量（5～10mg）均需维持半年以上再酌情停药。在使用激素过程中注意补钙、补钾和保护胃黏膜。

（2）静脉注射人血丙种球蛋白（IVIG）　50％以上的患者使用 IVIG 治疗有效。单个疗程总量为 2000mg/kg，分 5 日静脉给药。部分患者初次治疗后即趋于缓解，多数患者需要继续治疗。复发治疗或维持治疗建议每月注射 1 次并逐渐减量。为使病情持续改善可加用小剂量泼尼松或其他免疫抑制药如环磷酰胺口服。

（3）血浆置换（plasma exchange，PE）　PE 能清除免疫复合物和相关抗体以减轻周围神经炎性破坏作用。近半数 CIDP 患者对 PE 反应良好。PE 治疗 CIDP 起效快，治疗总量相当于个体全部血浆量，每次 40～50mL/kg，最初每周需 2～3 次，约 3 周出现疗效，起效后逐渐减少 PE 次数。多数患者反应是暂时的，需要多次或定期进行 PE 治疗。在应用 IVIG 后 3 周内不建议进行 PE 治疗。

（4）免疫抑制药　通常在其他治疗无效时给予免疫抑制药治疗。

① 环磷酰胺：冲击治疗可每次 400mg，每周 2 次，静脉滴注；或是每次 800mg，每周 1 次，静脉滴注；上述剂量连续使用 4 周后改口服，口服剂量为 1～2mg/（kg·d），累计总量为 10g。主要副作

用是恶心、呕吐、贫血和脱发，必须监测血常规和肝功能，治疗初期隔日检查1次。

②硫唑嘌呤：口服3～4mg/(kg·d)，最多不超过300mg/d，2～3个月起效。一般总剂量10g，若疗效不满意，累计总量可达20g。

③环孢素：对某些CIDP患者有效，初始剂量为10mg/(kg·d)，后减为5mg/(kg·d)，可维持数年。为减少肾毒性可2～3次/日，口服。

（5）免疫调节药　皮质类固醇、PE或IVIG疗效不佳的CIDP患者可使用α干扰素治疗。

（6）其他治疗　可以应用B族维生素营养神经治疗，如维生素$B_1$、维生素$B_{12}$、维生素$B_6$等；严重神经痛不能耐受者可以加用卡马西平、加巴喷丁、普瑞巴林等治疗；应早期开始神经功能康复锻炼，预防肌肉萎缩和关节挛缩。

### ● 慢性炎症性脱髓鞘性多发性神经根神经病的护理措施有哪些？

答：（1）疼痛护理　认真听取患者的主诉。密切观察疼痛的部位、性质、伴随症状、诱发因素。患者因担心镇痛药的成瘾性而不愿使用镇痛药，对此应向患者及家属耐心解释疼痛原因及规律、镇痛药的药理作用，消除患者的顾虑，并在使用镇痛药后认真观察药物疗效。为患者创造安静、舒适的休养环境，使患者心情愉快、乐观。鼓励患者进行一些有益的活动，如看书、听音乐、看电视、与人聊天、缓慢深呼吸等来分散注意力。指导患者在休息时采取患侧在下的卧位，使肩部充分向前，也可进行局部按摩、湿热敷，以减轻疼痛。

（2）安全护理　设专人陪伴，清除环境内的障碍物、锐器，将日常生活用品放置在患者易取之处，并加强巡视，满足患者的生活需要。保持床单位清洁、平整。穿戴适合的衣服、鞋子，活动时动作要慢，以防引起外伤。对患者及家属做好宣教，使其了解自身的活动能力，提高安全意识。

（3）药物副作用的护理 应用人血丙种球蛋白可出现一过性头痛、心慌、恶心等副作用，应用免疫抑制药常可出现白细胞及血小板减少、肝功能损害、食欲减退、恶心、呕吐、出血性膀胱炎、口腔炎等副作用。在护理过程中，应加强巡视，密切监测生命体征变化，指导患者严格遵医嘱用药。用药期间注意检测血常规、尿常规、肝功能、血药浓度，认真观察有无并发症的发生，并及时处理。

（4）心理护理 由于患者病情进展快、病程长且对疾病的认识不足，导致情绪低落、紧张、焦虑。良好的护患关系是顺利实施心理护理的关键。选派有经验的责任护士，了解患者的心理状况，加强心理疏导、安慰、鼓励患者，在生活上给予无微不至的关怀，减轻患者思想负担。耐心为患者讲解疾病知识，使患者逐渐接受事实，缓解焦虑情绪，树立战胜疾病的信心，积极配合治疗。

（5）康复护理

① 肌力增强训练：指导患者进行足部关节、肌肉被动活动及徒手抗阻训练，2 次/天，每次 30min；并鼓励其进行肢体主动运动，为患者准备习步车，以帮助患者负重，改进平衡，增强稳定性，减轻患肢的负担及疼痛。

② 平衡活动：在坐位和站立位较慢地进行重心转移训练，可帮助患者发展肢体的稳定性。指导患者进行运动转移训练，从坐到站，再至跨步和行走，逐渐增加活动的复杂性，增加重心转移的范围或者可附加上肢的动作，如从地上拾起东西。并鼓励患者在力所能及的情况下增加速度。

③ 日常生活指导：因患者肢体无力且活动不灵，日常生活作要比正常人花费时间多且消耗大。因此，指导患者穿宽松易脱的衣服，提高穿、脱能力，走路时可用手杖帮助平衡或使用习步车；避免坐软的沙发及深凹下去的椅子，应坐两侧有扶手的沙发及椅子，且后方升高，使之有一定的倾斜度，便于起立。

**怎样对慢性炎症性脱髓鞘性多发性神经根神经病患者进行出院指导？**

答：告知患者应注意平时生活有规律，养成良好的卫生习惯，

37

减少到人群聚集的地方，加强营养和锻炼，增强自身抵抗力，注意预防感冒。遵医嘱门诊随诊。适当参加户外活动，增加与人的交往，提高生活质量。此外，还要加强肢体方面的功能锻炼；避免外伤，严格遵医嘱服药；饮食上注意营养均衡，多食高蛋白、高维生素食物，戒烟、戒酒。

● **慢性炎症性脱髓鞘性多发性神经根神经病的预后怎么样？**

答：缓解-复发型 CIDP 患者预后较持续进展型好。研究显示 CIDP 患者的长期预后取决于患者的发病年龄、临床表现形式以及治疗反应。亚急性起病或单向病程的年轻患者，其治疗效果较好。64 岁以上起病的老年人其治疗后完全恢复的可能性较 64 岁以下起病的患者小。近端无力的 CIDP 患者其缓解率较远端无力的高，且预后较好。总之，CIDP 患者远期预后一般较好，尤其是单向病程或是缓解型病程的患者；另外，经验提示患者起病后至开始治疗的时间是预后的关键，但尚需进一步研究证实。

● **怎样预防慢性炎症性脱髓鞘性多发性神经根神经病？**

答：由于 CIDP 的直接病因以及始动的诱发因素并不明确，所以缺乏明确的一级预防建议，目前尚无预防措施及预防性药物。CIDP 虽然未能证实与前驱感染事件或接种疫苗有明确关系，但一部分 CIDP 患者的复发或加重与感染相关，因此对于已经罹患 CIDP 的患者还是建议避免感染，尤其是呼吸系统和消化系统的感染。另外，一些年轻女性患者的复发与妊娠相伴随，提示孕期风险增高，在孕期应注意神经系统症状的变化。

● **怎样进行慢性炎症性脱髓鞘性多发性神经根神经病的鉴别诊断？**

答：（1）多灶性运动神经病（multifocal motor neuropathy，MMN） MMN 是仅累及运动神经的脱髓鞘性周围神经病，主要表现为以肢体远端肌肉开始的非对称性无力，以上肢为主，不伴感觉减退；部分患者血清抗神经节苷脂（GM1）抗体增高，脑脊液蛋白水平和细胞计数通常正常；电生理为多个非嵌压部位出现不完全性运动传导阻滞。MMN 一般对皮质类固醇疗效不佳，可用人血丙种球蛋白和环磷酰胺治疗。

（2）复发型 GBS　极少见，1 个月内进展至高峰，而 CIDP 平均为 3 个月。另外，复发型 GBS 多有前驱感染史，常见面神经麻痹和呼吸肌受累，CIDP 均少见。

（3）POEMS 综合征　主要表现为脱髓鞘为主的周围神经病和 M 蛋白（通常为 IgG 型，λ 轻链增多）阳性，可以同时存在脏器肿大（如肝、脾、淋巴结等）、内分泌病变（如糖尿病、甲状腺功能减退症等）和皮肤改变（肤色变深）。

（4）意义未明的单克隆丙种球蛋白病（monoclonal gammopathy of undetermined significance，MGUS）　MGUS 伴周围神经病时感觉症状突出，远端受累更明显，最常见的是 IgM 型，免疫蛋白固定电泳发现 M 蛋白是诊断 MGUS 的关键，该病对丙种球蛋白反应好，部分患者可进展为多发性骨髓瘤。

（5）副肿瘤性神经病　多为纯感觉性或感觉运动性，感觉症状较明显，病程进行性发展，部分患者血清中可检出肿瘤相关的自身抗体，周围神经受损可在癌症出现之前、之后或同时出现。

（6）遗传性运动感觉性神经病（HSMN）　根据家族史，合并色素性视网膜炎、鱼鳞病和弓形足等体征可帮助鉴别，确诊必须依靠神经活检。

（7）其他　CIDP 还应与各种原因引起的慢性多发性周围神经病鉴别，如 HIV 感染、丙型肝炎病毒、结缔组织病、淋巴瘤、白血病、糖尿病等代谢性疾病及药物等。

## 【护理查房总结】

慢性炎症性脱髓鞘性多发性神经根神经病是一组免疫介导的炎性脱髓鞘疾病，呈慢性进展或复发性病程，多伴有脑脊液蛋白-细胞分离，大部分对免疫治疗反应良好。患者在患病早期就要给予康复护理指导，告知对有运动障碍的肢体应保持其功能位置，尤其是每次翻身后应重新调整体位，以预防肩关节、髋关节外展及足下垂等并发症，避免瘫痪肢体发生失用性萎缩以及关节脱位、肢体畸形等。

## 查房笔记

## 病例 5 · 多发性神经病

### 🍀【病历汇报】

**病情** 患者女性，50 岁。因重型再生障碍性贫血（SAA）服用环孢素（CsA，免疫抑制药）常规剂量治疗 3 个月后自觉双手双足及颜面麻木，双手皮温低。入院前 2 天出现不自主震颤，每次发作可持续约 2min，发作时神志清楚，无肢体活动障碍。为求进一步诊断治疗，入住我科。

**护理体查** 体温 36.9℃，脉搏 80 次/分，呼吸 16 次/分，血压 128/88mmHg。双膝腱反射减弱，四肢肌力 4 级、肌张力减弱，针刺觉减退。

**辅助检查** 血常规：白细胞 $9.3 \times 10^9$/L，血红蛋白 89g/L，血小板 $24 \times 10^9$/L，网织红细胞 0.016。CsA 峰浓度 415ng/mL。肌电图有改变。

**入院诊断** 多发性神经病。

**主要的护理问题**

（1）感知紊乱 末梢型感觉障碍，与周围神经损伤有关。

（2）生活自理缺陷 与周围神经损伤所致肢体远端感觉异常有关。

（3）焦虑 与疾病相关。

（4）舒适的改变。

**目前的治疗措施** 停用 CsA，给予人血丙种球蛋白 20g，静脉输注，每日 1 次，连用 5 天；使用大剂量维生素 $B_1$、维生素 $B_6$、维生素 $B_{12}$，同时并用神经生长因子等神经营养药。司坦唑醇 2mg 口服，3 次/天。

### ❓ 护士长提问

● **什么是多发性神经病？**

答：多发性神经病以往称为末梢神经炎，主要表现为四肢相对对称性末梢型感觉障碍、下运动神经元瘫痪及自主神经功能障碍的综合征。是由多种原因引起的，损害多数周围神经末梢从而引起肢体远端对称性的神经功能障碍性疾病。好发于夏秋两季，发病年龄以儿童和青壮年较多见。本病以四肢麻木、软瘫为主要特征。本病可发生于任何年龄，表现可因病因而异，呈急性、亚急性和慢性经过，多数经数周至数月进展病程，进展由肢体远端向近端，缓解由近端向远端。可见复发病例。

● **多发性神经病的分类有哪些？**

答：多发性神经病（polyneuropathy）是肢体远端受累为主的多发性神经损害。临床表现为四肢相对对称性运动感觉障碍和自主神经功能障碍。病因众多，常见于药物、化学品、重金属、酒精中毒、代谢障碍性疾病、副肿瘤综合征等。根据病因可分为：

（1）中毒　异烟肼、呋喃类药物、苯妥英钠、有机磷农药、重金属等。

（2）营养障碍　B族维生素缺乏、慢性酒精中毒、慢性胃肠道疾病或手术后等。

（3）代谢障碍　卟啉病、糖尿病、尿毒症、淀粉样变性、痛风、黏液性水肿、肢端肥大症、恶病质等。

（4）感染或炎症性　急性或慢性炎症性脱髓鞘性多发性神经病、血清或疫苗接种后。

（5）自身免疫性疾病　红斑狼疮结节病、结节性多动脉炎及类风湿关节炎等结缔组织病。

（6）其他　癌性远端轴突病、癌性感觉神经元病、亚急性感觉神经元病、POEMS综合征等肿瘤相关疾病。

● **多发性神经病的病理生理改变有哪些？**

答：主要改变是周围神经轴索变性和节段性脱髓鞘及神经元变性等。轴索变性由远端向近端发展，为逆死性神经病。

（1）本病的诊断主要依据末梢型感觉障碍、下运动神经元性瘫和自主神经障碍等临床特点。神经传导速度测定可早期诊断亚临床病例，鉴别轴索与脱髓鞘病变。纯感觉性或纯运动性轴索性多发性神经病提示为神经元病。

（2）病因诊断颇为重要，是病因治疗的依据。可根据病史、病程、特殊症状及有关实验室检查进行综合分析判定。

① 药物性：呋喃类（如呋喃妥因）和异烟肼最常见。呋喃类药物可引起感觉、运动及自主神经合并受损，疼痛明显。长期服用异烟肼可干扰维生素 $B_6$ 代谢而致病，常见双下肢远端感觉异常或减退，合用维生素 $B_6$（剂量为异烟肼的 1/10）可以预防。

② 中毒性：如群体发病应考虑重金属或化学品中毒，检测尿、头发、指甲等砷含量可以确诊砷中毒。

③ 糖尿病性：表现以感觉性、运动性、自主神经性或混合性功能障碍，混合性最多见，通常感觉障碍较重，主要损害小感觉神经纤维，临床表现以疼痛为主，也可引起感觉性共济失调，可发生无痛性溃疡和神经源性骨关节病。某些病例以自主神经损害为主。

④ 尿毒症性：约占透析患者的半数，典型症状与远端轴索病相同，初期多表现感觉障碍，下肢较上肢出现早且严重，透析后可好转。

⑤ 营养缺乏性：见于慢性酒精中毒、慢性胃肠道疾病、妊娠和手术后等。

⑥ 恶性肿瘤：对周围神经损害多为局部压迫或浸润；多发性神经病也见于副肿瘤综合征和 POEMS 综合征（多发性神经病、脏器肿大、内分泌病变、M 蛋白及皮肤损害）。

⑦ 感染后：白喉性多发性神经病是白喉外毒素作用于血-神经屏障较差的后根神经节及脊神经根，见于病后 8～12 周，为感觉运动性，数日或数周可恢复。麻风性多发性神经病潜伏期长，起病缓慢，周围神经增粗并可触及，可发生大疱、溃烂和指骨坏死等营养障碍。

⑧ 自身免疫性疾病：红斑狼疮、结节病、结节性多动脉炎及类风湿关节炎等结缔组织病。

⑨ 遗传性多发性神经病：起病隐袭、慢性进展，有家族史。

● **多发性神经病的发病原因是什么？**

答：（1）中毒　如异烟肼或呋喃类药物、有机磷农药、重金属（铅、砷、汞等）以及白喉毒素等。

（2）营养缺乏或代谢障碍　B族维生素缺乏、慢性乙醇中毒、妊娠、慢性胃肠道疾病或手术后等；代谢障碍性疾病如糖尿病、尿毒症、血卟啉病、黏液性水肿、淀粉样变、恶病质等。

（3）自身免疫性　可见于GBS、急性过敏性神经病、结缔组织病（如类风湿关节炎、结节性多动脉炎、红斑狼疮、结节病）以及白喉性、麻风性多发性神经病等。

（4）遗传性　遗传性运动感觉性神经病、遗传性共济失调性多发性神经病及遗传性自主神经障碍。

（5）感染或炎症性　急性或慢性炎症性脱髓鞘性多发性神经病，血清或疫苗接种后。

（6）其他　如淋巴瘤、肺癌等所致癌性远端轴突病，癌性感觉神经元病，亚急性感觉神经元病以及POEMS综合征等。

● **多发性神经病的临床表现有哪些？**

答：（1）由于本病为多种病因引起，可发生于任何年龄，故其发病形式、病情、病程各不相同。临床表现主要为肢体远端对称性分布的感觉、运动和（或）自主神经障碍。

（2）感觉、运动、自主神经障碍的症状和体征的改变，其程度总是随病情发展而加重，受累区域亦随之由远端向近端扩展，当病情缓解时则自近端向远端恢复，程度亦减轻。

① 各种感觉缺失呈手套样、袜子样分布，可见感觉异常、感觉过渡和疼痛等刺激症状。疼痛是某些小纤维受损神经病（如糖尿病、乙醇中毒、卟啉病等神经病）以及获得性免疫缺陷综合征（艾滋病）、遗传性感觉神经病、副肿瘤性感觉神经病、嵌压性神经病、特发性臂丛神经病的显著特点。淀粉样神经病、遗传性感觉神经病可出现分离性感觉缺失。

② 肢体远端下运动神经元瘫，严重病例伴肌萎缩和肌束震颤，

四肢腱反射减弱或消失，踝反射明显，不能执行精细任务。远端重于近端，下肢胫前肌、腓骨肌及上肢骨间肌、蚓状肌、鱼际肌萎缩明显，手、足下垂和跨阈步态，晚期肌肉挛缩出现畸形。

③ 某些周围神经病的自主神经障碍表现特别明显，如糖尿病、肾功能衰竭、卟啉病、淀粉样变性等神经病。症状包括直立性低血压、肢冷、多汗或无汗、指（趾）甲松脆，皮肤菲薄、干燥或脱屑，竖毛障碍，传入神经病变导致无张力性膀胱、阳痿和腹泻等。

（3）脑脊液正常或蛋白含量轻度增高。神经传导速度测定和鉴别轴索与脱髓鞘病变，前者表现波幅降低，后者神经传导速度减慢。神经活检可确定病变性质和程度。

● **多发性神经病的治疗原则是什么？**

答：（1）病因治疗　积极查找病因，对不同的病因采取不同的治疗。如中毒所致（如农药中毒）应采取措施阻止毒物继续进入人体内，加速排泄和使用解毒药等；药物引起者应立即停药；重金属和化学中毒应立即脱离中毒环境；急性中毒应快速补液，促进排尿、排汗和通便等。营养缺乏和代谢性障碍所致者应积极治疗原发病，如糖尿病控制血糖、尿毒症采用透析治疗、乙醇中毒者需戒酒等。

（2）综合治疗　急性期应卧床休息，特别是病变累及心肌者（如维生素 $B_1$ 缺乏及白喉性多发性神经病）。各种原因所致的多发性神经病均可使用大剂量 B 族维生素（维生素 $B_1$、维生素 $B_6$、维生素 $B_{12}$ 等）、神经生长因子等，严重病例可并用辅酶 A、三磷腺苷（ATP）等。疼痛严重者可使用各种镇痛药，如卡马西平或苯妥英钠等，效果较好，恢复期采用针灸、理疗、按摩及康复治疗。

● **多发性神经病的用药原则是什么？**

答：（1）急性期轻症患者以口服泼尼松配合神经营养剂为主。

（2）早期重症患者应以静滴激素或血浆交换疗法或大剂量人血丙种球蛋白治疗为主，辅以神经营养药物，注意支持、对症治疗。

（3）对激素无效且无条件应用血浆交换疗法及大剂量丙种球蛋

白治疗者，可酌情选用环磷酰胺或硫唑嘌呤等治疗，但要注意毒副作用。

（4）有感染者应选用有效、足量的抗生素治疗。

● **该患者目前的护理措施是什么？**

答：（1）心理护理　SAA 的发病机制尚不明确，目前尚无特效的治疗手段，病情危重，预后差，病死率高，长期服用 CsA 经济负担重，治疗期间容易出现不良反应，患者及家属容易出现烦躁情绪，有明显的恐惧和焦虑。故应理解并多关心患者，告知患者 CsA 的神经毒性是可逆的，在 CsA 撤药后所有患者在 2 个月内恢复，尽量解除患者的思想顾虑，同时在治疗护理过程中，医护人员应沉着冷静、操作熟练，实施人性化服务，给予患者家属良好的心理支持，以取得理解和配合。

（2）安全护理　将患者安排在离医师、护士办公室近的病房，密切观察肢体感觉功能恢复情况，及时了解血常规各项指标，做好活动及功能锻炼指导。责任护士做好交接班，急性期保持肢体处于良好的功能位，以卧床被动运动为主并给予双足按摩，每 2h 协助翻身 1 次，护士随时将对侧床栏摇起，做好安全保护措施，防止坠床。环境温度适宜，禁用热水袋以防烫伤。恢复期鼓励患者自我肢体按摩，能下床活动时加强陪护，防止跌倒，预防各种意外损伤，活动量和时间要由小到大，循序渐进。通过责任护士及家属的密切配合，患者的日常生活能力可进一步恢复。

（3）停药后的饮食护理　临床应用 CsA，一旦怀疑有毒性作用发生时，应及时减药或停药，并通过各种方式加速药物的排泄。CsA 在神经系统的不良反应可能与其高脂溶性有关，因此，鼓励患者进食低脂、多维生素、高蛋白、易消化饮食。如每日饮适量牛奶，因牛奶是高营养食品，既是钙的最佳来源，又可为人体提供蛋白质、B 族维生素等。通过饮食指导，加速 CsA 的代谢，减轻神经毒性作用。

● **多发性神经病的预后如何？**

答：多发性神经病的预后因病因及临床表现的不同而异。如白喉性多发性神经病多在数天或数周内恢复；并发于肿瘤者可因原发肿瘤切除或控制而缓解。

● **多发性神经病患者的日常保健治疗要注意些什么？**

答：（1）饮食要易于消化并富有营养，补充富含维生素 $B_1$ 的食物，如各种杂粮、豆类和其他多种副食品。还可以多吃干果、硬果、动物内脏、蛋类、瘦猪肉、乳类、蔬菜、水果等，但是一定要注意食物加工烹调方法，否则维生素损失太多，同样引起维生素 $B_1$ 缺乏病。

（2）无湿热者宜多食滋补肝肾食物，如肉类、牛羊乳、豆类、枸杞子、山药等。

（3）有湿热者宜多食用能清热利湿的食物，如空心菜、萝卜、冬瓜、薏苡仁、豆芽等。

（4）忌食生冷、坚硬、不易消化的食物，湿热证忌食辛辣、温热的食物，如酒、辣椒、干姜、胡椒、桂皮等。

（5）任何年龄均可发病，以 20～40 岁最为多见。男性多于女性，发病不分季节。

（6）补钙很重要，排骨、深绿色蔬菜、海带、蛋黄、芝麻、水果、胡萝卜、西瓜、奶制品等都富含钙质。

（7）平时应注意预防，保持精神愉快，保证适当的睡眠和休息，夜间避免受冷风侵袭。

（8）一旦患病要注意防护。冷天外出戴口罩。眼闭合不好时应戴眼罩，以防角膜受伤。

（9）常用热水洗脸，并经常按摩局部穴位，进行必要的表情肌训练。

● **多发性神经病与其他疾病如何鉴别？**

答：（1）急性脊髓灰质炎　多有发热，肢体瘫痪不对称，无感觉障碍。脑脊液检查蛋白-细胞分离或均增高。神经传导速度测定正常，但波幅降低。肌电图可有失神经支配现象。

（2）低钾型周期性麻痹　多数以双下肢为主，少数累及四肢。

有引起低钾血症原发病表现，化验血清钾降低，心电图有助于诊断。

（3）重症肌无力　表现为眼外肌、咀嚼肌、吞咽肌或呼吸肌无力，休息后减轻，活动后加重，受累骨骼肌范围不能按神经分布解释，除肌无力外不伴神经系统症状和体征。给予甲基硫酸新斯的明0.5~1mg，肌内注射，20min后症状明显缓解为阳性，支持本病。

## 【护理查房总结】

通过护理查房，已认识到SAA患者服用常规剂量CsA时也可引起多发性神经病，通过停药及对症处理，患者能够脱离危险。由于CsA在正常血药浓度时也可发生神经系统并发症，仅靠监测血药浓度来预防并发症是不够的，应在怀疑有毒性作用时及时减药或停药。同时医务人员应多学习相关知识，熟知药物的药理作用和不良反应，认真观察病情，针对不同情况灵活应对，充分发挥药物对SAA的治疗作用，减少不良反应的发生。

查房笔记

# 第二章　脊髓疾病

## 病例 1 · 急性脊髓炎

### ✿【病历汇报】

**病情**　患者，女，29 岁，入院前 4 天开始发热，鼻塞，流涕，咽痛，白细胞 $8.0 \times 10^9$/L，中性粒细胞百分比 80%，当地医院拟诊"上呼吸道感染"，给予青霉素钠 640 万单位治疗。入院前一天晚 11 时许，突然双下肢乏力，不能行走，排尿困难，急诊转来我院。

**护理体查**　体温 39℃，脉搏 110 次/分，呼吸 24 次/分，血压 120/82mmHg。脑神经（一），双上肢肌力正常，双下肢肌力减退，左侧 T10、右侧 T10 以下腱反射迟钝，针刺觉存在，病理征（一），3h 以后，左侧 T10 以下、右侧 T12 以下针刺觉减退。

**辅助检查**　白细胞 $7.8 \times 10^9$/L，中性粒细胞百分比 72%，血钾 4.2mmol/L。腰穿：脑脊液细胞总数 $295 \times 10^6$/L，白细胞 $20 \times 10^6$/L，蛋白 1.2g/L，糖、氯化物正常。

**入院诊断**　急性脊髓炎。

**主要的护理问题**

(1) 躯体移动障碍　与脊髓炎导致肢体障碍有关。

(2) 尿潴留（排尿异常）。

(3) 感知异常（感知改变）。

(4) 自我形象紊乱。

(5) 有感染的危险。

(6) 便秘。

(7) 营养失调。

(8) 潜在并发症　压力性损伤、尿路感染、肺部感染。

（9）焦虑。

（10）舒适的改变。

（11）有失用综合征的危险。

**目前的治疗措施**

（1）大剂量甲泼尼龙冲击治疗。

（2）静脉滴注人血丙种球蛋白增强免疫。

（3）予以 B 族维生素、胞磷胆碱营养神经。

（4）抗感染，维持水、电解质平衡。

（5）留置导尿管，会阴冲洗每日 2 次。

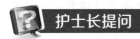 护士长提问

● **什么是急性脊髓炎？**

答：急性脊髓炎是脊髓白质脱髓鞘或坏死所致的横贯性损害。任何年龄均可发病，青壮年较多见，无性别差异，散在发病。病因不清楚，多数患者出现脊髓症状前 1～4 周有呼吸道感染、发热、腹泻等病毒感染症状或有预防接种史，但脑脊液未检出抗体，神经组织亦未分离出病毒，其发生可能为病毒感染后诱发的异常免疫应答，而不是感染因素的直接作用。病变可累及脊髓的任何节段，以胸 3～5 最为常见，其次为颈段和腰段。病理改变主要为充血、水肿、炎性细胞浸润、白质髓鞘脱失、胶质细胞增生等。

● **急性脊髓炎的治疗原则有哪些？**

答：早期诊断、及时治疗、精心护理、预防并发症。常用的药物治疗如下。①肾上腺皮质激素：急性期用大剂量甲泼尼龙短程冲击疗法。②人血丙种球蛋白。③抗生素。④B 族维生素。⑤血管扩张药如烟酸、尼莫地平、丹参。⑥神经营养药如三磷腺苷、细胞色素 C、胞磷胆碱等。

早期宜进行被动活动、按摩、针灸、理疗等康复治疗。部分肌力恢复时，应鼓励主动活动。

## ● 急性脊髓炎的临床表现有哪些？

答：起病较急，多数患者在 2～3 日内、部分患者在 1 周内症状发展至高峰。双下肢麻木、无力为首发症状。由于受累脊髓的肿胀和脊髓受牵拉，常出现病变部位有背痛、病变节段束带感。典型的临床表现为病变以下肢体瘫痪、感觉缺失和括约肌功能障碍。严重者多出现断联休克（脊髓休克），即瘫痪肢体肌张力减低、腱反射消失、病理反射引不出、尿潴留等。也可有其他自主神经功能障碍，如多汗或少汗、皮肤营养障碍等。休克期一般为 2～4 周，并发肺炎、泌尿系统感染或压力性损伤者，可延长至数月。若无并发症，2 周后可进入恢复期，表现为瘫痪肢体肌张力增高、腱反射亢进、病理反射出现。肌力恢复常自远端开始，感觉障碍的平面逐渐下降。上升型脊髓炎起病急，病情发展迅速，可出现吞咽困难、构音困难、呼吸肌麻痹，甚至死亡。

## ● 使用肾上腺皮质激素时应注意些什么？

答：（1）对于已经伴有感染的患者，使用激素的同时应使用足量抗生素，以防由于患者抵抗力降低而使感染进一步加重。

（2）应明确患者是否有消化性溃疡，如有活动性溃疡应采取适当措施加以控制，避免因此加重病情，使用肾上腺皮质激素的患者应严密监测有无上消化道出血的征兆，如粪便潜血试验阳性、便血或呕血。

（3）由于肾上腺皮质激素能够干扰机体水盐代谢，加重高血压病情，因此尽量不要用于严重的伴有高血压病患者。

（4）对于糖尿病患者，应注意监测血糖，并根据血糖情况调整降糖药物的用量。

（5）肾上腺皮质激素会引起水、电解质紊乱和钙磷代谢异常，应严密监测电解质和维持水、电解质平衡，并补钙。

（6）肾上腺皮质激素应随病情的好转遵医嘱逐渐减量，切忌突然停药，以免影响自身的皮质功能恢复。如发现有呕吐、黑粪、胃部不适、水钠潴留、高血压或有感染征象等时，应通知医师处理，同时应注意补钙、补钾。

（7）肾上腺皮质激素的给药时间应定在 8:00 和 16:00，以尽可能符合皮质激素的生理分泌规律。

（8）防止各种感染的发生，特别是防止多重感染的发生。

（9）为减少对胃肠道的刺激，可在饭后服用，或加用保护胃黏膜药物。

（10）应注意肾上腺皮质激素和其他药物之间的相互作用。

① 肾上腺皮质激素与排钾利尿药（如氢氯噻嗪或呋塞米）合用，可以造成过度失钾。

② 肾上腺皮质激素和非甾体抗炎药物如阿司匹林、对乙酰氨基酚、双氯芬酸等合用时，消化道出血和溃疡的发生率升高。

③ 近期使用巴比妥、卡马西平、苯妥英、扑米酮或利福平等药物，可能会增强代谢并降低全身性肾上腺皮质激素的作用。相反，口服避孕药或抗病毒药利托那韦可以升高肾上腺皮质激素的血药浓度。

● **饮食上患者应注意些什么？**

答：予以高蛋白、高维生素且易消化的食物，多食瘦肉、鱼、豆制品、新鲜蔬菜、水果及含纤维多的食物；多饮水以刺激肠蠕动增加，减轻便秘及肠胀气。

● **目前主要的护理措施是什么？护理措施效果如何？**

答：（1）护理措施

① 一般护理：急性期卧床休息，有呼吸困难者抬高床头；避免厚棉被等重物压迫肢体，使膝关节和髋关节处于外展、伸直的姿势；保持室内安静和空气新鲜，减少探视，防止过多人员流动；恢复期适当做床上的主动运动和被动运动及下床活动。

② 饮食指导：给予高蛋白、高维生素且易消化的饮食，供给足够的热量和水分，多食水果、蔬菜，以刺激肠蠕动，减轻便秘和肠胀气，对有吞咽异常的患者，予以流质饮食，药物必须磨碎，必要时予以鼻饲流质。

③ 病情监测：密切观察呼吸的频率、节律的变化，及时发现上行性脊髓炎的征兆，如瘫痪自下肢迅速波及上肢或延髓支配肌群，出现吞咽困难、构音困难、呼吸无力等应立即通知医师做好相应处理，注意有无药物治疗所致的不良反应。

④ 康复护理：与患者及家属共同制订康复训练计划；提供必要的康复器械和安全防护设施；指导患者早期进行肢体的被动运动和主动运动；评估患者日常生活活动的依赖程度，鼓励循序渐进、持之以恒的肢体功能锻炼，促进早日康复。

⑤ 预防并发症：保持肢体功能位置，并辅助以理疗、针灸、按摩等，防止关节变形和肌肉萎缩；温水擦拭全身，每2～3h翻身一次，必要时垫气垫床，保持床单位整洁干燥，避免皮肤的机械性刺激和骨突处受压，防止压力性损伤；鼓励咳嗽和深呼吸，协助饭后漱口，口腔护理2次/天，保持口腔清洁，预防肺部感染。

⑥ 心理护理：患者常因突然瘫痪、生活不能自理而感到沮丧，因担心自己能否重新站起来，能否回归社会继续工作，害怕自己成为家庭的包袱而产生不良情绪。护士应善于观察患者的心理反应，关心、体贴、尊重患者，多与他们交谈，倾听他们的感受，帮助他们了解本病的治疗、护理及预后等相关知识，肯定和表扬他们的每一点进步，使他们获得成功感，增强战胜疾病的信心。

⑦ 用药护理：应注意观察药物的效果与副作用，如肾上腺皮质激素应随病情好转遵医嘱逐渐减量。

⑧ 排尿异常的护理

a. 评估排尿情况：急性脊髓炎的患者早期脊髓休克，常出现尿潴留（无张力性神经源性膀胱）；进入恢复期后感觉障碍平面逐渐下降，膀胱容量开始缩小，尿液充盈到300～400mL时即自动排尿（反射性神经源性膀胱）；当膀胱功能恢复，残余尿量少于100mL时不再导尿，以防膀胱挛缩、体积缩小；护士应观察排尿的方式、次数与量，了解膀胱是否膨胀，区分是尿潴留还是充溢性尿失禁。

b. 对症护理：对于排尿困难的患者可给予膀胱区按摩、热敷或行针灸、穴位封闭等治疗，促使膀胱肌收缩；充溢性尿失禁的患者要保持床单位整洁、干燥，勤换、勤洗，保持会阴部和臀部皮肤免受尿液刺激，必要时行体外接尿或留置导尿管。

c. 留置导尿管的护理：留置导尿管的患者要防止上行性感染。严格无菌操作，定期更换导尿管和集尿袋；每天进行尿道口的清洗和消毒；观察尿液的颜色、性质和量，注意有无血尿、脓尿或结晶尿；每4h开放尿管1次，以训练膀胱排尿功能；鼓励患者多喝水，2500～3000mL/d，以稀释尿液，促进代谢产物的排泄。

（2）患者的护理效果评价 经过以上治疗和护理措施，患者的问题基本得到解决，血压控制在120/80mmHg，餐后2h血糖控制在7.0～8.5mmol/L，未见低钾等电解质紊乱，体温正常，未发生压力性损伤、呛咳等，尿液清亮，无血尿、脓尿、结晶尿等现象。患者开朗、乐观，无悲观、绝望情绪，了解疾病的相关知识，积极配合医师及护士的治疗和护理。

### 患者病情恢复后，怎样给患者做出院指导？

答：（1）本病恢复时间较长，出院后更应做好肢体功能锻炼，注意劳逸结合、持之以恒，克服急于求成的心理。

（2）合理安排饮食，保证机体有足够营养，多食瘦肉、鱼，多喝水，多食水果、蔬菜，以刺激肠蠕动，减轻便秘和肠胀气。

（3）适当体育锻炼，提高机体免疫力，注意气候变化，及时增减衣服预防受凉。

（4）按时服药，不可随意更改药物剂量和用法，并注意观察有无药物副作用。

（5）告诫家属，患者锻炼时要加以保护，有人陪伴，地面防滑、防湿，穿防滑鞋以防跌伤等意外。

（6）留置导尿的护理 护士应向患者及家属讲授有关留置导尿管的医学知识及操作注意事项，告知膀胱充盈和尿路感染的征象，及时发现和预防尿路感染。

### 急性脊髓炎的预后怎么样？

答：预后取决于脊髓急性损害程度及并发症情况。急性脊髓炎如无重要并发症，3～4 周后进入恢复期，通常在发病后 3～6 个月可基本恢复，少数病例留有不同程度的后遗症。非横贯性损害、症状较轻、肢体瘫痪不完全者恢复较快；上升型脊髓炎起病急骤，感觉障碍平面于 1～2 天内甚至数小时上升至高颈段，常于短期内死于呼吸循环衰竭。

● **什么是尿失禁？尿失禁的类型及原因有哪些？**

答：尿失禁是指排尿失去意识控制或不受意识控制，尿液不自主地流出。尿失禁可分为以下几种。

（1）真性尿失禁　即膀胱内稍有一些存尿便会不自主地流出，膀胱处于空虚状态。

原因：脊髓初级排尿中枢与大脑皮质之间联系受损，如昏迷、截瘫。因排尿反射活动失去大脑皮质的控制，膀胱逼尿肌出现无抑制性收缩；还见于因手术、分娩所致的膀胱括约肌损伤或支配括约肌的神经损伤，病变所致膀胱括约肌功能不良。

（2）假性尿失禁（充溢性尿失禁）　即膀胱内贮存部分尿液，当膀胱充盈达到一定压力时，即可不自主溢出少量尿液。当膀胱内压力降低时，排尿即停止，但膀胱仍呈胀满状态而不能排空。

原因：脊髓初级排尿中枢活动受抑制，膀胱充满尿液，内压增高，迫使少量尿液流出。

（3）压力性尿失禁　即当咳嗽、打喷嚏或运动时腹肌收缩，腹内压升高，以致不自主地有少量尿液排出。

原因：膀胱括约肌张力减低、骨盆底部肌肉及韧带松弛。多见于中老年女性。


🍀 **【护理查房总结】**

急性脊髓炎是神经内科的一种疾病，病因尚不完全明确，部分患者可基本恢复，少数病例留有不同程度的后遗症，一些重症患者可在短期内死亡。患者常因卧床、生活不能自理而焦虑，心理负担过重，心理护理对于急性脊髓炎患者尤为重要，护士应以高度的同情心和责任心加强与患者的沟通，不怕脏、不怕累，及时了解患者的心理状态，帮助患者渡过难关。并发症直接影响了该病的预后，控制急性脊髓炎的并发症是护理工作的又一重点。

**查房笔记**

# 病例 2 • 运动神经元病

## 【病历汇报】

**病情**　患者男性，75 岁，以"言语不清，饮水呛咳半年"为主诉入院。患者半年前出现言语不清，饮水呛咳，声音嘶哑，肢体无力。近 1 个月上述症状加重，言语不能，体重明显下降，走路不稳。

**护理体查**　神志清楚，构音障碍，强哭，强笑，咽反射消失，舌肌萎缩，舌肌纤颤，其余脑神经查体未见明显异常。四肢肌张力增高，右侧上下肢肌力 4 级，左侧上下肢肌力 5¯ 级，鱼际肌、蚓状肌明显萎缩，肌束颤动，感觉正常，四肢腱反射亢进，双侧巴宾斯基征阳性，右侧查多克征阳性。

**辅助检查**　TCD 示脑血管功能重度异常。

**入院诊断**　运动神经元病。

**主要的护理问题**

(1) 生活自理缺陷。

(2) 吞咽困难。

(3) 潜在并发症　肺部感染。

(4) 有失语综合征的危险。

(5) 自我形象紊乱。

(6) 营养失调。

(7) 焦虑。

**目前的治疗措施**

(1) 予以吸氧、鼻饲流质。

(2) 予以 B 族维生素、胞磷胆碱、鼠神经生长因子等营养神经。

(3) 肌肉痉挛时给予地西泮（安定）解痉。

(4) 联合使用针灸、按摩和理疗。

（5）予以氨基酸、脂肪乳等静脉营养药。

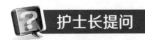 护士长提问

● **什么是运动神经元病？**

答：运动神经元病是一组病因未明、选择性侵犯脊髓前角细胞、脑干运动神经元、皮质锥体细胞和锥体束的慢性进行性变性疾病。临床上兼有上和（或）下运动神经元受损的体征，表现为肌无力、肌萎缩和锥体束征的不同组合，感觉和括约肌功能一般不受影响。好发于30岁以上者，男性多见。病因尚不明确，可能与遗传、免疫、中毒、慢性病毒感染及恶性肿瘤有关。临床通常分为肌萎缩性侧索硬化、进行性脊肌萎缩症、进行性延髓麻痹和原发性侧索硬化四种类型。主要表现为中年以后隐袭起病，进行性加重，远端肌无力、肌萎缩、肌束震颤，伴腱反射亢进或减退、病理征等，无感觉障碍。

● **运动神经元病的治疗原则是什么？**

答：本病的治疗包括病因治疗、对症治疗和各种非药物治疗。必须指出的是，本病是一组异质性疾病，致病因素多样且相互影响，故其治疗必须是多种方法的联合应用。期望用单个药物或单种治疗完全阻断疾病进展是不现实的。保证足够营养，改善全身状况。如呼吸困难时吸氧、气管切开；吞咽困难时胃管鼻饲；肌肉痉挛时给予地西泮、巴氯芬、氯唑沙宗治疗，亦可用针灸、按摩、理疗及被动运动等改善肢体状况，防止关节僵硬和肢体痉挛等。应用神经营养因子治疗本病尚在临床研究之中。

● **使用地西泮时应注意些什么？**

答：地西泮又名安定、苯甲二氮䓬，具有镇静催眠、抗焦虑、中枢性肌松弛、抗惊厥等作用，常与哌替啶等合用镇痛。主要用于焦虑症、神经官能症、惊厥以及一般性失眠。地西泮口服吸收较快，服后1h血浆浓度即达高峰。静脉注射后药物迅速进入中枢，

但又转移进入其他组织，因此中枢作用发生快，消失亦快。地西泮主要由肾脏排泄，但速度较慢，肌内注射比口服吸收慢且不规律。临床使用时必须注意以下几点：①地西泮能加强吩噻嗪类镇静药（氯丙嗪）及巴比妥类的作用，有增强中枢神经抑制的危险，故忌合用；②地西泮能引起心血管和呼吸抑制，故静脉应用时速度应缓慢；③小儿、老年体弱者、肝肾功能不良者、脑器质性疾病、呼吸功能低下者应慎用；④急性闭角型青光眼及重症肌无力患者禁用。

● 饮食上患者应注意些什么？

答：予以高营养、易消化的食物，保证机体足够的营养，多食瘦肉、豆制品、鱼虾、新鲜蔬菜和水果。

● 胃管鼻饲的注意事项有哪些？

答：鼻饲法是将导管经鼻腔插入胃内，从管内灌注流质食物、水分和药物的方法。对昏迷患者或不能由口进食者，以鼻胃管供给食物和药物，以维持患者营养和治疗的需要。鼻饲管一般插入的长度（成人）为45～55cm，鼻饲前应确认胃管在胃内方可进行鼻饲，每次鼻饲量不应超过200mL，间隔时间不少于2h，药片应研碎溶解后灌入，避免灌入速度过快，避免灌入过冷或过热的鼻饲液。避免灌入空气，以免引起腹胀；鼻饲前后均应10mL以上的温水冲洗管道；鼻饲后30min内禁止搬动患者，以防胃液反流引起呕吐、呛咳。长期鼻饲者，每天应进行口腔护理。

● 证实胃管在胃内的方法有哪些？

答：（1）连接注射器于胃管后回抽，抽出胃液，测试pH值。

（2）置听诊器于患者胃部，快速经胃管向胃内注入10mL空气，听到气过水声。

（3）将胃管末端置于盛水的治疗碗内，无气泡逸出。

（4）B超或X线定位。

● 目前主要的护理措施是什么？护理措施效果如何？

答：（1）护理措施

① 一般护理：早期或轻症者适当运动或锻炼，鼓励患者做力所能及的工作，注意劳逸结合；重症患者应卧床休息，并根据病情采取适当的卧位，如有呼吸困难时应抬高床头，有肢体瘫痪时应保持肢体于功能位置；同时还应密切观察病情的进展，重症患者仔细观察呼吸、血压，比较肌无力有无加重，如患者出现构音不清、饮水呛咳、吞咽困难、咀嚼无力等，应立即报告医师，并备好抢救器械及药物，如抽吸器、开口器、气管切开包、呼吸机、心电监护仪等，随时做好抢救准备。

② 饮食护理：见前文。

③ 症状护理

a. 对手指活动不灵活的患者，应协助做好生活护理。对双上肢活动困难的患者应喂食。帮助患者进行主动和被动的肢体功能锻炼，进行手的精细动作训练如对指、小指对掌、拇指对掌等，加强各关节活动，辅以肌肉按摩，每日数次，防止关节僵硬和肢体挛缩。

b. 对有吞咽困难的患者，应予以鼻饲，并按鼻饲要求予以护理。

④ 用药护理：应观察药物的疗效和副作用。如地西泮可产生嗜睡、头晕、乏力等副作用，静脉注射地西泮可引起呼吸抑制，应缓慢注射，并观察呼吸情况，而大剂量长期服用地西泮可产生耐受性、依赖性和成瘾性。

⑤ 心理护理：本病缺乏有效的治疗且病程进行性恶化，患者常有恐惧、绝望感，对疾病的恢复表现出失望等情绪，护士应根据患者不同的心理，给予心理疏导，体贴关心患者，取得患者的信任，帮助患者积极配合治疗和功能锻炼，鼓励患者做力所能及的事情，获得与疾病抗争的信心。

（2）患者的护理效果评价 经过以上治疗和护理措施，患者的问题基本得到解决，生命体征平稳，未发生呛咳、跌倒等现象。患者开朗、乐观，无悲观、绝望情绪，了解疾病的相关知识，积极配合医师及护士的治疗和护理。

● **患者病情恢复后，怎样给患者做出院指导？**

答：（1）保持乐观的生活态度，心情愉快，积极参与力所能及的社会活动。

（2）合理饮食，保证营养，多食瘦肉、豆制品、鱼虾、新鲜蔬菜、水果；对留置胃管出院的患者，护士应向患者及家属讲授有关鼻饲的知识和注意事项。

（3）加强肢体功能锻炼，注意循序渐进，不能操之过急。

（4）告诫家属，患者锻炼时应有人陪伴，辅以拐杖等以防跌倒，地面防滑、防湿，穿防滑鞋以免发生意外。

（5）按时服药，并遵医嘱减量或停药，注意药物副作用。

● **运动神经元病的预后怎么样？**

答：本病是一种慢性致残性神经变性病，运动神经元的预后因不同的疾病类型和发病年龄而不同。原发性侧索硬化进展缓慢，预后良好；部分进行性肌萎缩患者的病情可以维持较长时间，但不会改善；肌萎缩侧索硬化、进行性延髓麻痹以及部分进行性肌萎缩患者预后较差。发病后生存期短者数月，长者十余年，平均 3～5 年，常死于肺部感染及呼吸肌麻痹。

🍀 **【护理查房总结】**

运动神经元病是神经内科的一种疾病，是一种慢性致残性神经变性病，病因尚不完全明确，预后较差。患者常因恐惧、绝望、卧床、生活不能自理而焦虑，心理负担过重，心理护理对于运动神经元病的患者尤为重要，护士应根据患者不同的心理给予心理疏导，体贴、关心患者，取得患者的信任，帮助患者积极配合治疗和功能锻炼，鼓励患者做力所能及的事情，获得与疾病抗争的信心。

## 病例 3 • 脊髓压迫症

### ❀【病历汇报】

**病情**　男性，31 岁，入院当日上午起床时突感双上肢麻木，肩胛部轻微疼痛，按摩后疼痛缓解，但麻木未减轻。15:00 时麻木渐重，21:00 时双下肢不能行走。既往无特殊病史。

**护理体查**　神志清楚，体温 36.5℃，脉搏 77 次/分，血压 125/75mmHg。双上肢肌力 3 级，双下肢肌力 0 级，深反射消失，病理反射阴性，两侧乳头以下深、浅感觉均丧失，阴茎异常勃起，脑膜刺激征阴性，脊柱无明显压痛。

**辅助检查**　颈椎 X 线片正常。MRI 示颈 5、颈 6 椎体平面左后侧髓外硬脑膜下可见一梭形等 T1、长 T2 异常信号，其边缘光整，信号均匀，该侧蛛网膜下腔增宽，颈髓轻度受压。注射钆喷替酸葡甲胺（Gd-DTPA）后病灶轻中度强化。诊断为颈 5～6 椎体平面左背侧髓外硬脑膜下占位性病变。

**入院诊断**　脊髓压迫症。

**主要的护理问题**

（1）生活自理缺陷。

（2）肢体活动障碍。

（3）舒适的改变　与卧床有关。

（4）焦虑　与疾病有关。

（5）潜在并发症　肺炎、压力性损伤、泌尿系统感染、肢体挛缩等。

（6）有失用综合征的危险。

**目前的治疗措施**

（1）营养神经治疗　维生素 $B_1$、维生素 $B_6$、维生素 E、维生素 C、甲钴胺、叶酸等。

（2）请神经外科会诊，必要时转神经外科手术治疗。

（3）康复治疗　对瘫痪肢体积极进行康复治疗及功能训练。防止泌尿系统感染、压力性损伤、肺炎和肢体挛缩等并发症。

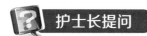

### 什么是脊髓压迫症？

答：脊髓压迫症（compressive myelopathy）是一组具有占位效应的椎管内病变。脊髓受压后的变化与受压迫的部位、外界压迫的性质及发生速度有关。随着病因的发展和扩大，脊髓、脊神经根及其供应血管受压并日趋严重，一旦超过代偿能力，最终会造成脊髓水肿、变性、坏死等病理变化，出现脊髓半切或横贯性损害及椎管阻塞，引起受压平面以下的肢体运动、感觉、反射、括约肌功能以及皮肤营养功能障碍，严重影响患者的生活和劳动能力。

### 脊髓压迫症的病因是什么？

答：脊髓压迫症病因在成人以肿瘤最为常见，约占 1/3 以上，其次是炎症，少见病因包括脊柱损伤、脊柱退行性变、颅底凹陷症等先天性疾病，以及脊髓血管畸形所致硬脑膜外及硬脑膜下血肿；在儿童则以椎管内肿瘤、外伤、感染和先天性脊柱畸形较为常见。

（1）肿瘤　椎管内肿瘤也称脊髓肿瘤，按照肿瘤的位置及与脊髓的关系，椎管内肿瘤可以分为脊髓内肿瘤、脊髓外硬脊膜内肿瘤、硬脊膜外肿瘤及椎管内外都存在的哑铃型肿瘤。肿瘤位于椎管内硬脊膜外者以转移瘤多见，硬脊膜下脊髓外的以良性神经鞘膜瘤为多，其次为神经纤维瘤、室管膜瘤，脊髓内肿瘤则以神经胶质细胞瘤常见。在儿童约 70% 以上的椎管内肿瘤为脊髓外硬脊膜内肿瘤。儿童椎管内肿瘤大多为先天性肿瘤，如畸胎瘤、皮样囊肿、表皮样囊肿等良性肿瘤，也可见神经母细胞瘤、网状细胞肉瘤及淋巴瘤等恶性病变。椎管内转移性肿瘤以肺、乳房、肾脏、胃肠道的恶性肿瘤为常见，亦偶见淋巴瘤、白血病等。

（2）炎症　椎管内急性脓肿或慢性真性肉芽肿均可压迫脊髓，

以硬脊膜外多见。非细菌性感染性脊髓蛛网膜炎以及损伤出血、化学性（如药物鞘内注射等）和某些原因不明所致的蛛网膜炎则可形成囊肿而压迫脊髓。此外，某些特异性炎症如结核、寄生虫性肉芽肿等亦可造成脊髓压迫。

（3）损伤　脊柱损伤时常合并脊髓损伤和脊柱损伤，同时又可因椎体、椎弓和椎板的骨折、脱位、小关节交错、椎间盘突出、椎管内血肿形成等原因而导致脊髓压迫。

（4）脊髓血管病变　畸形血管的扩张膨胀具有压迫作用，动脉短路静脉淤血也可导致脊髓缺血性损害，而畸形血管破裂则导致硬脑膜外出血。

（5）脊柱退行性变　椎间盘突出症、脊柱骨质增生、椎间盘病变、后纵韧带钙化、黄韧带钙化、强直性脊柱炎、类风湿关节炎等均可导致椎管狭窄，导致脊髓压迫症。

（6）先天畸形　Arnold-Chiari 畸形、颅底凹陷、寰椎枕化、颈椎融合症、脊柱裂、脊膜脊髓膨出、脊柱佝偻侧突畸形等均可造成脊髓压迫。

● **脊髓压迫症的发病机制如何？病理改变如何？**

答：脊髓压迫症的发病机制主要包括以下三方面。

（1）脊髓机械性受压　脊柱骨折、肿瘤等硬性结构直接压迫脊髓或脊神经根，引起脊髓受压、移位和神经根刺激或麻痹等症状，髓内的占位性病变直接侵犯神经组织，压迫症状较早出现，髓外硬膜内占位性病变症状进展缓慢。由于硬脊膜的阻挡，硬脊膜外占位性病变对脊髓的压迫作用相对很轻，症状往往发生在脊髓腔明显梗阻之后。

（2）浸润性改变　脊柱及脊髓的转移瘤、脓肿、白血病等浸润脊膜、脊神经根和脊髓，使其充血、肿胀，引起脊髓受压。

（3）缺血性改变　供应脊髓的血管被肿瘤、椎间盘等挤压，引起相应节段脊髓缺血性改变，使脊髓发生缺血、水肿、坏死、软化等病理变化，从而出现脊髓压迫症状；另外，脊髓局部神经细胞及传导束坏死、充血及水肿，椎管内储备空间缩小，静脉回流受阻,使脊髓水肿进一步加重,动脉受压后血运受阻使脊髓缺血、坏死,也可导致脊髓传导功能完全丧失,出现肢体麻木、无力,甚至大小便障碍。

脊髓压迫症的病理改变与脊髓压迫的发生和进展速度密切相关。

① 急性压迫病变:病变部位神经细胞和神经轴突水肿及肿胀,细胞间液增加,细胞坏死,病变远端神经纤维轴索变性、断裂、溶解和液化坏死,髓鞘脱失,最后形成纤维结缔组织样瘢痕,与蛛网膜粘连。

② 慢性压迫病变:前后不协调部位的脊髓可能明显变细,但脊髓无明显水肿,表面仅轻度充血,与蛛网膜轻度粘连,神经根可被牵拉或压迫。

● **脊髓压迫症的分类有哪些?**

答:根据病程的发展,脊髓压迫症可分为三类,其临床表现也不同。

① 急性脊髓压迫症:数小时至数日出现脊髓横贯性损害,表现为病变平面以下松弛性截瘫或四肢瘫。

② 亚急性脊髓压迫症:介于急性与慢性之间,出现持续性神经根痛,侧索受压出现锥体束征、感觉障碍及括约肌功能障碍。

③ 慢性脊髓压迫症:缓慢进展,临床上髓外与髓内病变表现不同。髓外压迫病变通常表现根痛期、脊髓部分受压期及脊髓完全受压期,三期出现的症状、体征常相互叠加。髓内压迫病变神经根刺激不明显,可早期出现大小便障碍和受损节段以下分离性感觉障碍。

● **脊髓压迫症的临床表现有哪些?**

答:(1)神经根症状 神经根性疼痛或局限性运动障碍,具有定位价值。早期病变刺激引起的根性痛,沿受损的后根分布的自发性疼痛,有时可表现相应节段"束带感"。随病变可由一侧、间歇性进展为双侧、持续性。前根受压可出现支配肌群束颤、肌无力和萎缩。

（2）感觉障碍

① 传导束性感觉障碍：脊髓丘脑束受损出现受损平面以下对侧躯体痛温觉减退或消失；后索受压出现受损平面以下同侧深感觉缺失；横贯性损害上述两束均受损，表现为受损节段平面以下一切感觉均丧失。

② 感觉传导纤维在脊髓内存在一定的排列顺序，使髓内与髓外病变感觉障碍水平及循序不同。髓外压迫的感觉障碍是由下肢向上发展；而髓内压迫的感觉障碍是自病变节段向下发展，鞍区感觉保留至最后才受累，称为马鞍回避。

③ 脊膜刺激症状：表现为与病灶对应的椎体叩击痛、压痛和活动受限，多由硬脊膜外病变引起。因此，感觉障碍对判断髓内外病变及脊髓压迫平面有重要参考价值。

（3）运动障碍　急性脊髓损害早期表现为脊髓休克，2~4周后表现为痉挛性瘫痪。慢性脊髓损伤，当单侧锥体束受压时，引起病变以下同侧肢体痉挛性瘫痪；双侧锥体束受压，则引起双侧肢体痉挛性瘫痪。初期为伸直性痉挛瘫，后期为屈曲性痉挛瘫。

（4）反射异常　脊髓休克时各种反射均不能引出。受压节段因后根、前根或前角受损出现相应节段的腱反射减弱或消失，锥体束受损则损害水平以下同侧腱反射亢进、病理反射阳性、腹壁反射及提睾反射消失。

（5）括约肌功能障碍　髓内病变早期出现括约肌功能障碍，圆锥以上病变双侧锥体束受累，早期出现尿潴留和便秘，晚期为反射性膀胱，而马尾及圆锥病变则出现大小便失禁。

（6）自主神经症状　自主神经低级中枢位于脊髓侧角，病变节段可出现泌汗障碍、皮肤划痕试验异常、皮肤营养障碍、直立性低血压等特征表现，若病变波及脊髓 C8~T1 节段则出现霍纳征。

● **脊髓压迫症有哪些辅助检查？**

答：（1）脑脊液检查　腰椎穿刺测定脑脊液动力学变化，常规及生化检查是诊断脊髓压迫症的重要方法。

① 脑脊液动力学改变：压颈试验可证明椎管是否有梗阻，但压颈试验正常并不能排除椎管梗阻。椎管部分阻塞：初压正常或略增高，压腹迅速上升，解除腹压缓慢下降，放出脑脊液后末压明显下降。椎管完全阻塞：在阻塞平面以下测压力很低甚至测不出，压腹可迅速上升，而颈静脉加压对脑脊液压力无影响，放出脑脊液后明显下降。

② 脑脊液常规及生化改变：细胞计数一般均在正常范围，炎性病变多有白细胞升高；有出血、坏死的肿瘤患者的脑脊液红细胞和白细胞计数均升高；椎管完全梗阻时脑脊液蛋白明显增高，蛋白-细胞分离，甚至可超过 10g/L，流出后自动凝结，称为 Froin 征。

（2）影像学检查

① 脊柱 X 线：拍摄正位、侧位，必要时加摄斜位。对于脊柱损伤，重点观察有无骨折错位、脱位和椎间隙狭窄等。椎旁脓肿和良性肿瘤常有阳性发现，如椎弓根间距增宽、椎弓根变形、椎间孔扩大、椎体后缘凹陷或骨质疏松。

② 脊柱 MRI：为非侵袭性检查，能清晰地显示脊髓受压部位及范围、病变大小、形状及与椎管内结构关系，必要时可增强扫描推测病变性质。

③ 脊髓 CT：有助于显示肿瘤与骨质之间的关系及骨质破坏情况。

④ 脊髓造影：可显示脊髓的形态位置及脊髓腔状态，核素扫描可判断椎管梗阻部位，随着 CT、MRI 应用，这种检查方法很少应用。

### 脊髓压迫症的诊断方法有哪些？

答：诊断脊髓压迫症的基本步骤为首先必须明确脊髓损害是压迫性的还是非压迫性的，其次确定脊髓压迫的部位或节段，进而分析压迫是在脊髓内、髓外硬膜内或硬膜外病变，以及压迫的程度，最后确定病变性质。

（1）明确是否存在脊髓压迫 根据病史中是否有脊柱外伤推断；慢性脊髓压迫症的典型表现分为根痛期、脊髓部分压迫期及脊髓完全受压期，脑脊液检查奎根试验阳性及 MRI 能提供最有价值的信息。

（2）脊髓压迫的纵向定位　早期的节段性症状对病变的节段定位有重大价值，如根痛、感觉障碍的平面、腱反射改变、肌肉萎缩、棘突压痛及叩击痛等，脊髓造影和脊髓 MRI 也可以帮助定位。如出现呼吸困难、发音低沉，表明病变位于高颈髓（C1～C4）；脐孔症（Beever's 征）阳性可见于 T10 病变；圆锥病变（S3～S5）可出现性功能障碍、大小便失禁或尿潴留等。

（3）脊髓压迫的横向定位　定位脊髓压迫的病变位于髓内、髓外硬脑膜下或是硬脑膜外（见表 2-1）。患者的症状、体征及发展顺序对于横向定位很有帮助：若感觉运动障碍自压迫水平向远端发展，同时存在感觉分离现象，较早出现括约肌功能障碍等，表明压迫位于髓内可能性大；若早期有根痛，且出现脊髓半切综合征（Brown-Sequard syndrome），则压迫位于髓外硬脑膜下可能大；若是急性压迫，根痛明显且有棘突叩击痛，压迫常位于硬脑膜外；但尚需行脊髓 CT 或 MRI 进一步确定病变部位。

表 2-1　髓内、髓外硬脑膜内和硬脑膜外病变的鉴别

| 症状、体征及检查 | 髓内病变 | 髓外硬脑膜内病变 | 硬脑膜外病变 |
|---|---|---|---|
| 早期症状 | 多为双侧 | 自一侧，很快进展为双侧 | 多从一侧开始 |
| 症状波动性 | 少见 | 常有 | 有 |
| 根痛 | 少见，部位不明确 | 早期常有，剧烈，部位明确 | 早期可有 |
| 感觉障碍 | 分离性 | 传导束性，开始为一侧 | 多为双侧传导束性 |
| 痛觉、温觉障碍 | 自上向下发展，头侧重 | 自下向上发展，尾侧重 | 双侧，自下向上发展 |
| 脊髓半切综合征 | 少见 | 多见 | 可有 |
| 肌萎缩、肌束震颤 | 早期出现，广泛明显 | 少见，局限性 | 少见 |

续表

| 症状、体征及检查 | 髓内病变 | 髓外硬脑膜内病变 | 硬脑膜外病变 |
|---|---|---|---|
| 锥体束征 | 不明显 | 早期出现，多自一侧开始 | 较早出现，多为双侧 |
| 棘突受压、叩击痛 | 无 | 较常见 | 常见 |
| 括约肌功能障碍 | 早期出现 | 晚期出现 | 较慢出现 |
| 营养障碍 | 明显 | 不明显 | 不明显 |
| 椎管梗阻现象 | 晚期出现，不明显 | 早期出现明显 | 较早期出现，明显 |
| 脑脊液蛋白升高 | 不明显 | 明显 | 较明显 |
| 腰椎穿刺后症状加重 | 不明显 | 明显 | 较明显 |
| 脊柱 X 线检查 | 无 | 可有 | 明显 |
| 脊髓造影充盈缺损 | 梭形膨大 | 杯口状 | 锯齿状 |
| 脊柱 MRI 检查 | 脊髓梭形膨大 | 髓外肿块及脊髓移位 | 髓外肿块及脊髓移位 |

（4）脊髓压迫的方位 确定病变偏左或偏右对于确定手术显露范围有较大帮助，病变通常位于先出现运动障碍的那一侧或运动障碍较重的那一侧。侧方压迫常表现为脊髓半切综合征，病灶侧出现根痛或束带感；前方压迫出现脊髓前部受压综合征；后方压迫则出现病损水平以下深感觉障碍、感觉性共济失调等。

（5）脊髓压迫病变性质 脊髓压迫定性诊断根据病变部位及发展速度。一般髓内或髓外硬脑膜下压迫以肿瘤为最常见；硬脑膜外压迫，多见于椎间盘突出，常有外伤史；炎性病变一般发病快，伴有发热与其他炎症特征；血肿压迫，常有外伤史，症状、体征进展迅速；转移性肿瘤，起病较快，根痛明显，脊柱骨质常有明显破坏。

● **脊髓压迫症的治疗方法有哪些？**

答：应及早明确诊断，尽快去除脊髓受压的病因，手术是唯一切实有效的措施。同时应积极防治并发症，进行早期康复和加强

69

护理。

(1) 病因治疗 根据病变部位和病变性质决定手术方法，如病变切除术、去椎板减压术及硬脊膜囊切开术等。急性压迫病变力争发病或外伤事件 6h 内减压；硬脑膜外转移肿瘤或淋巴瘤者应做放射治疗或化学治疗；髓内肿瘤者应视病灶边界是否清楚予以肿瘤摘除或放射治疗；恶性肿瘤或转移瘤如不能切除，可行椎板减压术，术后配合放化疗治疗；颈椎病和椎管狭窄者应做椎管减压，椎间盘突出者应做髓核摘除；硬脊膜外脓肿应紧急予手术，并给予足量抗生素；脊柱结核在根治术同时进行抗结核治疗；真菌及寄生虫感染导致脊髓压迫症可用抗真菌药或抗寄生虫药。

(2) 药物治疗

① 激素：脊髓急性损伤早期应用大剂量甲泼尼龙静脉内注射可改善损伤后脊髓血流和微血管灌注，使脊髓功能得到改善。伤后8h 内给药，脊髓功能恢复最明显，伤后 24h 内给药仍有治疗意义。

② 胃肠动力药物：西沙必利能改善脊髓损伤患者的结肠和肛门直肠功能障碍，促进排便。

(3) 康复治疗

① 心理康复治疗：髓压迫解除至脊髓功能恢复往往需要较长时间，甚至不能完全恢复，患者可能出现抑郁，也可能出现烦躁、易激惹，医护人员应告知患者脊髓功能恢复的程序，使其树立信心、积极配合治疗，必要时加用抗焦虑、抗抑郁药物。

② 脊髓功能的康复治疗：康复治疗的目的，是通过对患者功能的重新训练及重建，促进中枢神经系统的代偿功能，从而使患者恢复步行、小大便功能以及生活自理，重返工作岗位。

包括按摩、被动运动、主动运动、坐起锻炼等功能训练；另外可以进行功能重建，包括功能性神经肌肉电刺激、肌腱转移手术、交叉步态矫正术、大网膜脊髓移植术等。针对脊髓损伤患者性功能障碍可采用阴茎假体植入和真空缩窄等疗法，明显提高了脊髓损伤患者的性交频度，对改善患者性生活和婚姻满意度起到了积极作用。对瘫痪肢体的理疗，可改善患肢的血液循环，延缓和防止肌肉萎缩；步行锻炼的目的在于进一步恢复肢体功能，以达到步行和个人生活自理。重点训练单个肌肉的动作，降低痉挛状态，减轻由于不活动、肌肉紧张或肩关节半脱位等所致疼痛，进行站立、行走及日常生活动作训练；日常生活活动锻炼着重训练健手代替患手或单手操作技巧。

● **脊髓压迫症的护理措施有哪些？**

答：（1）应向患者及家属讲解功能锻炼的重要性，指导和协助患者及家属进行主动和被动运动，逐渐增加运动量，增强其生活自理能力，协助患者做好各项生活护理。

（2）保持关节功能位置，每天给予肢体按摩，防止关节变形及肌肉萎缩；长期卧床患者每1～2h翻身1次，保持床单位清洁、干燥，注意保暖，防止烫伤。

（3）应给予高营养且易消化的食物，以刺激肠蠕动增加，减轻便秘及肠气；大剂量使用激素时，注意有无消化道出血的倾向。

（4）保持患者会阴清洁，鼓励患者多喝水，如出现排尿困难，可给予导尿并留置尿管，活动锻炼时取坐位，以利于膀胱功能恢复，避免泌尿系感染。

（5）加强肢体锻炼，锻炼时要注意保护，以防跌伤等意外的发生。

（6）心理护理　耐心解释疾病的过程，稳定患者及家属的情绪，在生活中应多鼓励患者，消除其恐惧、紧张心理，使其保持乐观心情，树立战胜疾病的信心。

● **怎样做脊髓压迫症患者的出院指导？**

答：告知患者应注意平时有规律地生活，养成良好的卫生习惯，适当参加户外活动，增加与人交往，提高患者的生活质量。加强肢体方面的功能锻炼，避免外伤，严格遵医嘱服药；饮食上注意营养均衡，多食高蛋白、高维生素食物，戒烟、戒酒。

● **脊髓压迫症与其他疾病如何鉴别诊断？**

答：脊髓压迫症早期常有根痛症状，应与能引起疼痛症状的某些内脏疾病相鉴别，例如心绞痛、胸膜炎、胆囊炎、胃及十二指肠溃疡、肾结石等。当出现脊髓受压体征之后则需进一步与非压迫性脊髓病变相鉴别。

（1）急性脊髓炎　急性起病，病前常有感冒或腹泻等全身炎症症状，脊髓损害症状骤然出现，数小时至数天内发展达高峰，受累平面较清楚，易检出，肢体多呈松弛性瘫痪，常合并有感觉和括约肌功能障碍。脑脊液白细胞数增多，以单核细胞及淋巴细胞为主，蛋白质含量亦有轻度增高。细菌性所致者以中性白细胞增多为主，脑脊液的蛋白质含量亦明显增高。MRI可见病变脊髓水肿，髓内异常信号可有增强。

（2）脊髓蛛网膜炎　本病起病缓慢病程长，症状时起时伏，亦可有根痛，但范围常较广泛，缓解期内症状可明显减轻甚至完全消失。脊柱X线平片多正常。脑脊液动力试验多呈现部分阻塞，伴有囊肿形成者，可完全阻塞脑脊液，脑脊液的白细胞增多，蛋白质可明显增高。脊髓造影可见对比剂在蛛网膜下隙分散成不规则点滴状、串珠状，或分叉成数道而互不关联。

（3）脊髓空洞症　起病隐袭，早期症状常为阶段性的局部分离性感觉障碍、手部小肌肉萎缩及无力，病变多见于下颈段及上胸段，亦有伸展至延髓者。脑脊液检查一般正常。MRI可见髓内长T1、长T2信号。

（4）肌萎缩侧索硬化症　为一种神经元变性疾病，主要累及脊髓前角细胞、延髓运动神经核及锥体束，无感觉障碍，多以手部症状起病，伴肌肉萎缩和束颤。查体可有腱反射亢进、病理征阳性。电生理显示广泛神经源性损害。脑脊液检查一般无异常。MRI检查无明显异常。

### 如何防治脊髓压迫症的并发症？

答：（1）预防感染　主要是预防呼吸道感染、泌尿系统感染以及深静脉血栓。定时翻身拍背，促进排痰，对于尿潴留及尿失禁的患者，一定要加强护理，预防泌尿系统感染。

（2）预防压力性损伤　长期卧床患者要避免软组织长期受压，

特别是骶部、臀外侧和内外踝部，每 2h 翻身 1 次，压迫处皮肤擦 30%～50% 乙醇并进行局部按摩。如有皮肤发红或破溃，即用软圈垫，还可用红外线灯照射。

（3）预防关节挛缩 注意纠正卧位姿势，不得压迫患侧肢体，肢体关节应保持功能位置，给患肢各关节做简单的被动运动。

● **脊髓压迫症的预后怎么样？**

答：脊髓压迫症的预后取决于以下几种因素。

① 病变性质：髓外硬脊膜下肿瘤一般均属良性，能完全切除，其预后比不能完全切除的髓内肿瘤和恶性肿瘤好。

② 脊髓受损程度：脊髓功能障碍的程度在解除压迫之前脊髓功能尚未完全丧失者，手术效果大多良好。

③ 治疗时机：早期治疗解除病因预后好，急性压迫病变在发病 6h 内未减压则预后较差。

④ 病变进展速度：急性压迫脊髓的代偿功能来不及发挥，因此比慢性压迫预后差。

⑤ 脊髓受压平面：高位的压迫比低位压迫预后差。

⑥ 解除压迫后神经功能恢复情况：较早出现运动或感觉功能恢复则预后较好，1 个月以上仍不见脊髓功能恢复，则提示预后不良。

⑦ 其他：出现屈曲性截瘫提示预后差，脊髓休克时间越长则预后越差，合并尿路感染和压力性损伤等并发症者预后不佳。

● **怎样预防脊髓压迫症？**

答：主要是预防原发病的发生，外伤患者在搬动之前必须做好脊柱防护。

🍀 **【护理查房总结】**

急性脊髓压迫症因不能充分发挥代偿作用，预后差。并且脊髓压迫症因症状不典型常会被误诊而加重患者的病情。患者及家属承受着经济和疾病的双重压力，护士要做好心理疏导和健康宣教，积极配合医师的治疗方案，最大限度减少患者的痛苦。

## 查房笔记

## 病例4 · 脊髓空洞症

### 🍀【病历汇报】

**病情** 患者男，45岁。5个月前患者无明显诱因出现右上肢及颈部麻木疼痛，咳嗽时加重，右手拇指不灵活，并伴有温觉减退。到当地医院检查，查颈椎核磁示"Chiari畸形（Ⅰ型）并脊髓空洞形成；椎间盘轻度突出"，诊断为"脊髓空洞症"，未予特殊治疗。2天前右上肢麻木、疼痛症状逐渐加重，为求系统治疗来我院就诊。

**护理体查** 患者右上肢麻木疼痛，痛及右颈乳突部，并伴有右侧肢体痛温觉减退，右手拇指精细动作欠佳，睡眠、食纳可，大小便正常。

**辅助检查** MRI示脊髓空洞症，C3～C6椎间盘突出。

**入院诊断** 脊髓空洞症合并Chiari畸形。

**主要的护理问题** ①生活自理缺陷；②肢体活动障碍；③舒适的改变，与肢体疼痛有关；④焦虑，对疾病预后的焦虑及发病的恐惧；⑤潜在并发症（肺炎、压力性损伤、泌尿系统感染、肢体挛缩等）；⑥有失用综合征的危险；⑦知识缺乏，缺乏疾病、用药及防护相关知识。

**目前的治疗措施**

（1）予以B族维生素、ATP、辅酶A、肌苷等对症治疗。

（2）请神经外科会诊，必要时转神经外科行手术治疗。

（3）辅助康复和按摩，防止关节挛缩。

### ❓ 护士长提问

● **什么是脊髓空洞症？**

答：脊髓空洞症就是脊髓的一种慢性、进行性病变。病因不十分清楚，其病变特点是脊髓（主要是灰质）内形成管状空腔以及胶质（非神经细胞）增生。常好发于颈部脊髓。当病变累及延髓时，则称为延髓空洞症。

● **脊髓空洞症的病因是什么？**

答：确切病因尚不清楚，可分为先天发育异常性和继发性脊髓空洞症两类，后者罕见。

（1）先天性脊髓神经管闭锁不全　本病常伴有脊柱裂、颈肋、脊柱侧弯，环枕部畸形等。

（2）脊髓血液循环异常引起脊髓缺血、坏死、软化，形成空洞。

（3）机械因素　因先天性因素致第四脑室出口梗阻，脑脊液从第四脑室流向蛛网膜下隙受阻，脑脊液搏动波向下冲击脊髓中央管，致使中央管扩大，并冲破中央管壁形成空洞。

（4）其他　如脊髓肿瘤囊性变、损伤性脊髓病、放射性脊髓病、脊髓梗死软化、脊髓内出血、坏死性脊髓炎等。

● **脊髓空洞症的患者有什么临床表现？**

答：发病年龄多在20～30岁，儿童和老年人少见，男多于女，曾有家族史报告。脊髓空洞症的临床表现有三个方面，症状的程度与空洞发展早晚有很大关系，一般病程进展较缓慢，早期出现的症状多呈节段性分布，最先影响上肢，当空洞进一步扩大时，髓内的灰质和其外的白质传导束也被累及，空洞腔以下出现传导束功能障碍。因此，早期患者的症状比较局限和轻微，晚期症状则表现广泛甚至出现截瘫。

（1）感觉症状　根据空洞位于脊髓颈段及胸上段，偏于一侧或居于中央，出现单侧上肢与上胸节之节段性感觉障碍，常以节段性分离性感觉障碍为特点，痛觉、温觉减退或消失，深感觉存在，该症状也可为两侧性。

（2）运动症状　颈胸段空洞影响脊髓前角，出现一侧或两侧上肢松弛性部分瘫痪症状，表现为肌无力及肌张力下降，尤以两手的鱼际肌、骨间肌萎缩最为明显，严重者呈现爪形手畸形（图 2-1）。三叉神经下行根受影响时，多发生同侧面部感觉呈中枢型痛，温觉障碍，面部分离性感觉缺失，形成所谓"洋葱样分布"，伴咀嚼肌力弱。若前庭小脑传导束受累，可出现眩晕、恶心、呕吐、步态不稳及眼球震颤。一侧或两侧下肢发生上运动元性部分瘫痪，肌张力亢进，腹壁反射消失及巴宾斯基征阳性，晚期病例瘫痪多加重。

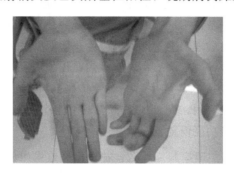

图 2-1　爪形手

（3）自主神经损害症状　空洞累及脊髓（颈 8 颈髓和胸 1 胸髓）侧角的交感神经脊髓中枢，出现霍纳综合征，病变损害相应节段，肢体与躯干皮肤可有分泌异常，多汗或少汗是分泌异常的唯一体征。少汗可局限于身体的一侧，称为"半侧少汗症"，而更多见于一侧的上半身或一侧上肢或半侧脸面，通常角膜反射亦可减弱或消失，因神经营养性角膜炎可导致双侧角膜穿孔。另一种奇异的泌汗现象是遇冷后排汗增多，伴有温度降低，指端、指甲角化过度、萎缩、失去光泽，由于痛觉、温觉消失，易发生烫伤与创伤，晚期患者出现大小便障碍和反复性泌尿系感染。

**脊髓空洞症的诊断依据有哪些？**

答：根据慢性发病和临床表现的特点，有节段性分离性感觉障碍，上肢发生下运动神经元性运动障碍，下肢发生上运动神经元性运动障碍等，多能做出明确诊断，结合影像学的表现，可进一步明确诊断。

● **脊髓空洞症的治疗方案有哪些？**

答：一般治疗采用神经营养药物，过去曾试用放射治疗，但疗效皆不确切。鉴于本病为缓慢进展性，以及常合并环枕部畸形及小脑扁桃体下疝畸形，而且这些又被认为与病因有关，因此在明确诊断后应采取手术治疗。但目前尚缺乏公认的统一的手术方式。手术的效果仍需要通过较大量病例的实践与较长时期的观察才能明确。手术的理论依据是：①进行颅颈交界区域减压，处理该部位可能存在的畸形和其他病理因素，消除病因，预防病变发展与恶化；②做空洞切开分流术，使空洞缩小，解除内在压迫因素，以缓解症状。

其他治疗包括 B 族维生素、血管扩张药、神经细胞代谢功能活化剂等，均可应用。尚可根据病情采用体疗、理疗、针刺疗法，以促进术后神经功能恢复。

● **目前主要的护理措施是什么？护理措施效果如何？**

答：（1）护理措施

① 心理护理：耐心解释疾病的过程，稳定患者及家属的情绪，在生活中应多鼓励患者，消除其恐惧、紧张心理，使其保持心情开朗，树立战胜疾病的信心。需要行手术的患者，向患者家属讲解术中可能出现的问题，使其从思想上有所准备，同时，应该注意掌握恰当的语言交流技巧，使患者有安全感、信任感，从而消除患者的恐惧和担心。

② 肢体康复护理：保持关节功能位置，每天给予肢体按摩，防止关节变形及肌肉萎缩；长期卧床患者每 1～2h 翻身 1 次，保持床单位清洁、干燥，注意保暖，防止烫伤。

③ 疼痛护理：观察患者疼痛的部位、性质，与患者进行交谈，帮助患者了解疼痛的原因和诱因；与患者讨论减轻疼痛的方法，如精神放松、听轻音乐、指导性想象、让患者回忆一些有趣的事情等使其分散注意力，以减轻疼痛。

④ 教会患者及家属在日常生活中、工作中保护无感觉区，经常想到无感觉区。

（2）患者的护理效果评价　经过以上治疗及护理，患者的护理问题基本得到解决，疼痛不适较前缓解，心态稳定，已能较平和地接受自己的病情，积极配合护理和治疗。

● **患者病情恢复后，怎样给患者做出院指导？**

答：教会患者及家属在日常生活中、工作中无感觉区的保护。每天检查几次看有无受伤，注意皮肤有无发红、水疱、烫伤、青肿、抓伤、切伤等。

注意手脚的保护。戴手套，在拿热的杯、壶、金属勺子时，用手套、厚棉布或毯子包着拿。工具的把手若过于光滑，可在把手上包一块橡皮，然后再包块布。注意脚的保护，选购或定做合适的鞋，不要让脚在鞋里磨来磨去，行走距离不要太长，注意休息。避免长时间看电视、玩扑克等静止性生活方式。避免高枕头。

● **脊髓空洞症的预后怎么样？**

答：本病进展缓慢，常可迁延数十年之久。手术近期疗效明显，但手术亦非根治性手术，应对患者进行术后随访，并通过MRI定期观察空洞及脊髓变化。

● **脊髓空洞症与其他疾病如何鉴别诊断？**

答：（1）脊髓肿瘤　脊髓髓外与髓内肿瘤都可以造成局限性肌萎缩以及节段性感觉障碍，在肿瘤病例中脊髓灰质内的星形细胞瘤或室管膜瘤分泌出蛋白性液体积聚在肿瘤上，下方使脊髓的直径加宽，脊柱后柱侧突及神经系统症状可以类似脊髓空洞症，尤其是位于下颈髓部位有时难以鉴别，但肿瘤病例病程进展较快，根痛常见，营养障碍少见，早期脑脊液中蛋白有所增高，可以与本病相区别，疑难病例通过CT、MRI可鉴别。

（2）颈椎骨关节病　可以造成上肢肌肉萎缩以及长束征象，但根痛常见，病变水平明显的节段性感觉障碍是少见的，颈椎摄片，必要时做脊髓造影以及颈椎CT或MRI有助于证实诊断。

（3）颈肋　可以造成手部小肌肉局限性萎缩以及感觉障碍，伴有或不伴有锁骨下动脉受压的证据，而且由于在脊髓空洞症中常伴有颈肋，诊断上可以发生混淆，不过颈肋造成的感觉障碍通常局限于手及前臂的尺侧部位，触觉障碍较痛觉障碍更为严重，上臂腱反射不受影响，而且没有长束征，当能做出鉴别，颈椎摄片也有助于建立诊断。

（4）尺神经麻痹　可产生骨间肌及中间两个蚓状肌的局限性萎缩，但感觉障碍相对比较轻微而局限，触觉及痛觉一样受累，在肘后部位的神经通常有压痛。

（5）麻风　可以引起感觉消失，上肢肌肉萎缩，手指溃疡，正中神经、尺神经及桡神经及臂丛神经干增粗，躯干上可以有散在的脱色素斑。

（6）梅毒　可以在两方面疑似脊髓空洞症，在少见的增殖性硬脊膜炎中，可以出现上肢感觉障碍、萎缩以及无力和下肢锥体束征，但脊髓造影可以显示蛛网膜下隙阻塞，而且病程进展也较脊髓空洞症更为迅速，脊髓的梅毒瘤可以表现出髓内肿瘤的征象，不过病程的进展性破坏迅速，而且梅毒血清反应阳性。

（7）肌萎缩侧索硬化症　不容易与脊髓空洞症相混淆，因为它不引起感觉异常或感觉缺失。

（8）穿刺伤或骨折移位　有时可引起髓内出血，聚集在与脊髓空洞症相同的脊髓平面内，但损伤病史及 X 线片中的脊椎损伤证据均足以提供鉴别的依据。

## 🍀【护理查房总结】

脊髓空洞症起病隐约，误诊时间长，病情重，恢复慢，防治措施疗效差。护理上应密切观察患者及家属的心理变化，积极进行心理干预和心理指导。教会患者日常生活注意事项，积极防治并发症。

# 第三章　脑血管疾病

## 病例 1 • 短暂性脑缺血发作

🍀【病历汇报】

**病情**　患者男性，72 岁，因发作性头晕、复视、一过性黑矇，且反复发作 3 天扶助入院。既往有高血压病、冠心病病史十余年。

**护理体查**　体温 36.0℃，脉搏 68 次/分，呼吸 20 次/分，血压 162/97mmHg。神志清楚，双瞳孔等大等圆，直径为 3mm，对光反射灵敏。右上肢肌力 4 级，右下肢肌力 3 级，左侧肢体肌力 5 级。

**辅助检查**　无影像学及病理学改变，头部 CT 和 MRI 检查正常，血常规和生化检查未见明显异常。

**入院诊断**　短暂性脑缺血发作（TIA），高血压病，冠心病。

**主要的护理问题**

（1）有受伤的危险　与突发眩晕、平衡失调及一过性黑矇有关。

（2）潜在并发症　脑卒中。

（3）知识缺乏　缺乏本病防治知识。

**目前的治疗措施**

（1）吸氧。

（2）降血压治疗。

（3）治疗心律失常、心肌病变，稳定心脏功能。

（4）抗血小板聚集、抗凝治疗。

（5）血管内介入治疗。

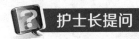

**护士长提问**

● **什么是短暂性脑缺血发作?**

答:短暂性脑缺血发作(TIA)是指颅内血管病变引起的一过性或短暂性、局灶性脑或视网膜功能障碍,症状一般持续 10～15min,多在 1h 内恢复,最长不超过 24h,可反复发作,不遗留神经功能缺损的症状和体征。凡神经影像学检查有神经功能缺损对应的明确病灶者不宜称为 TIA。近来研究证实,对于传统 TIA 患者,如果神经功能缺损症状超过 1h,绝大部分神经影像学检查均可发现对应的脑部小梗死灶,因此,许多传统的 TIA 病例实质是小卒中。

● **以何种理由诊断为 TIA?**

答:TIA 发作持续时间短,多数患者就诊时既无症状又无体征,诊断完全靠病史。详细的病史询问是 TIA 诊断的主要依据。该患者症状持续时间短,反复发作,有容易引发 TIA 的高血压病史,且无影像学及病理学改变,由此可以诊断患者为 TIA,动脉血管造影可确诊供血不足部位而造成 TIA 发作的原因。

● **TIA 的药物治疗要点是什么?**

答:TIA 发病后 2 天或 7 天内为脑卒中的高风险期,对患者进行紧急评估与干预可减少脑卒中的发生。根据发作的频率可分为偶尔发作和频繁发作两种临床形式。对于偶发(或仅发)一次者,不论由何种病因所致,都应看作是永久性脑卒中的重要危险因素,应进行适当的药物治疗。对于频繁发作即在短时间内反复多次发作者,应视为神经内科急诊处理,迅速控制其发作。

(1)抗血小板聚集剂 可能减少微栓子的发生,对预防复发有一定疗效。常用药物有以下几种。

① 阿司匹林:目前主张使用小剂量,50～150mg/d,能有效减少脑卒中复发。

② 双嘧达莫:每次 25～50mg,3 次/天。双嘧达莫和阿司匹

林联合应用，在理论上应为加强作用，但在临床实践中未能肯定联合用药优于单独使用。

③噻氯匹定：为一种较强的抗血小板聚集剂，疗效显著，作用持久，优于阿司匹林，服用阿司匹林或抗凝治疗不理想者用噻氯匹啶仍有效。

④氯吡格雷和奥扎格雷：不良反应较少，与阿司匹林合用效果更好。

（2）抗凝治疗　对频繁发作的 TIA，或发作持续时间长、每次发作症状逐渐加重，同时又无明显的抗凝治疗禁忌者（无出血倾向、无严重高血压、无肝肾疾病、无溃疡病等），可及早进行抗凝治疗。首选肝素 100mg 加入生理盐水 500mL 中静滴，20～30 滴/分；根据活化部分凝血活酶时间（APTT）调整肝素剂量，维持治疗前APTT 值的 1.5～2.5 倍为完全抗凝标准，5 天后可改口服华法林或低分子肝素钠腹壁皮下注射。

（3）钙通道阻滞药　可扩张血管，阻止脑血管痉挛。如尼莫地平 20～40mg，3 次/天。

（4）中医药治疗　常用川芎、丹参、红花等药物。

● **进行 TIA 的药物治疗时，怎样对患者进行药物护理？**

答：（1）详细告知药物的作用机制、不良反应及用药注意事项，并注意观察药物疗效情况。

（2）血液病、有出血倾向、严重的高血压病、消化性溃疡和肝、肾疾病等均为抗凝治疗的禁忌证。抗凝治疗前需检查患者的凝血机制是否正常，抗凝治疗过程中应注意观察有无出血倾向，发现皮疹、皮下瘀斑、牙龈出血等立即报告医师处理。

（3）肝素加入生理盐水中静脉滴注时，速度宜慢，10～20 滴/分，维持 24～48h。

（4）注意观察患者肢体无力或偏瘫程度是否减轻，肌力是否增加，吞咽障碍、构音不清、失语等症状是否恢复正常，如果上述症状呈加重趋势，应警惕缺血性脑卒中的发生；若为频繁发作的TIA 患者，应注意观察每次发作的持续时间、间隔时间以及伴随症状，并做好记录，配合医师积极处理。

● **预防跌倒和坠床的措施有哪些？**

答：（1）加强护理安全管理　根据科室疾病及特点，制订跌倒、坠床应急预案及护理风险防范程序，包括意外事件发生处理程序和措施，由护士长定期组织护士学习、考核。

（2）落实安全措施　责任护士应使新入院患者尽快熟悉环境，反复告知患者及其家属，容易发生意外跌倒、坠床的原因、危害和预防方法，以引起他们的重视，特别是高龄患者，指导患者正确使用手杖、助行器等辅助器具，有认知行为改变、意识障碍者使用床栏，必要时使用保护性约束，要做好解释工作。对使用降糖药、抗高血压药、镇静药、抗精神药的患者，告知有关注意事项。

（3）重点交接班　严格执行交接班制度，按护理级别巡视病房，一级护理建立护理巡视单，每 30～60min 巡视 1 次。对全病区的患者实行床头交接班，重点交接年老体弱、危重、病情变化、意识不清、特殊治疗的患者。

（4）全面评估　入院时仔细观察患者，根据年龄、疾病，既往有无跌倒、坠床史，活动能力，确定高危因素和重点人群。对所有住院患者，护士都要进行有关跌倒、坠床等意外危险因素评估。及时填写跌倒、坠床危险度评估表。高危跌倒患者需由责任护士告知患者及家庭危险因素及措施，并让患者或家属签字。

● **跌倒和坠床的评估内容主要包括哪几方面？**

答：（1）年龄　70 岁以上评价为 2 分。

（2）既往史　发生过跌倒、坠床、昏迷等，达其中一项评价为2 分。

（3）身体障碍　骨、关节异常，听力、视力障碍等，达其中一项评价为 3 分。

（4）精神障碍　痴呆、意识模糊、行动不稳等，达其中一项评价为 4 分。

（5）活动状况　使用轮椅、移动时陪护等，达其中一项评价为

4分。

（6）药物应用　使用镇静药、麻醉药、抗高血压药等，达到其中一项评价为2分。

（7）排泄　如厕障碍，大小便失禁等，达其中一项评价为1分。

0～7分危险性为Ⅰ度：有发生跌倒、坠床的可能。

8～16分危险性为Ⅱ度：容易发生跌倒、坠床。

17分以上危险性为Ⅲ度：经常会发生跌倒、坠床。

凡有以上危险因素者，均列为高危因素及重点人群。根据评估结果采取必要的干预措施，提高护理人员的安全防范意识，有效预防跌倒、坠床的发生。

● **对高危跌倒、坠床患者应采取怎样的防范措施？**

答：（1）预见患者跌倒、坠床的潜在危险因素　评估达不到分值但又有潜在危险因素的，在患者床头悬挂防止跌倒、坠床的标志，提醒所有为其服务的医护人员注意安全，落实安全规程。如外出检查时必须用轮椅或平车并有专业人员全程陪同，对年龄偏大、活动能力较差的患者，应使用约束带保护性约束，护士应及时巡视病区，协助如厕、穿衣等生活护理，活动时护士应在床边指导、协助，以免发生意外。

（2）创造安全环境　呼叫器置于患者床头，并教会正确的使用方法，将生活日用品放在患者触手可及的地方，病床加床栏并固定，保持地面清洁、干燥，让患者穿稳定性好、防滑的鞋子。夜间开地灯保证照明，使患者起床时能看清病室环境，护士及时巡视病区，提示患者注意走廊的障碍物及地面情况，防止发生意外。

（3）加强护患沟通，保证患者安全。

（4）通过防范意识教育，使每个护士自觉建立防范的安全理念，并做好相应的防护措施来保证患者的安全。

● **高血压的分级标准是什么？有哪几个危险层？**

答：（1）根据世界卫生组织的标准，18岁以上的成年人，无论性别，只要收缩压≥140mmHg和（或）舒张压≥90mmHg，就可以诊断为高血压。第一级血压为（140~159)/(90~99)mmHg，第二级为（160~179)/(100~109)mmHg，第三级为≥180/110mmHg。

（2）根据患者是否合并相关严重并发症是衡量高血压危害度更为重要的指标，分为三个危险层。

① 低度危险者：是指单纯高血压患者，无胆固醇和血糖升高，无左心室肥厚、蛋白尿、脑动脉硬化等合并症。

② 中度危险者：通常是指同时有血总胆固醇升高，伴有左心室肥厚、蛋白尿，这样的患者必须坚持服药，改善生活方式，并且至少半年检查一次心、脑、肾等靶器官。

③ 重度危险者：指同时有血总胆固醇升高和患有糖尿病，并存在心力衰竭、肾衰竭、心肌梗死、心绞痛、脑梗死、脑出血及短暂性脑缺血发作等合并症。此时患者要在医师的指导下进行联合用药，必须坚持至少每3个月检查一次靶器官，以避免发生严重的心脑血管事件。

### TIA 的预后怎么样？

答：不同病因的 TIA 患者预后不同。TIA 患者早期发生脑卒中的风险很高，发病7天内脑梗死的发生率为4%~10%，发病90天内发生率为10%~20%（平均11%）。伴有大脑半球症状的 TIA 和伴有颈动脉狭窄的患者70%预后不佳，2年内发生脑卒中的概率是40%。一般椎-基底动脉系统 TIA 发生脑梗死的较少，年轻的 TIA 患者发生脑卒中的危险度较低，单眼视觉症状的患者预后较好。最终 TIA 部分发展为脑梗死，部分继续发作，部分自行缓解。

### 怎样对 TIA 患者进行出院指导？

答：（1）保持心情愉快、情绪稳定，避免精神紧张和过度疲劳。

（2）合理饮食，宜进低盐低脂、清淡、易消化、富含蛋白质和维生素的饮食，多吃蔬菜、水果，戒烟酒，忌辛辣油炸食物和暴饮暴食，避免过分饥饿。

（3）生活起居有规律，养成良好的生活习惯，坚持适度劳动和锻炼，注意劳逸结合，经常发作者应避免重体力劳动，尽量不要单独外出。

（4）按医嘱正确服药，积极治疗高血压、动脉硬化、心脏病等。

（5）定期门诊复查，尤其出现肢体麻木乏力、眩晕、复视或突然跌倒时应随时就医。

## 🍀【护理查房总结】

TIA 为脑卒中的一种先兆表现或警示，如未经正确治疗而任其自然发展，约 1/3 的患者在数年内会发展成为完全性脑卒中。因此，积极的治疗和护理尤为重要，帮助患者及家属了解脑血管病的基本病因、危害、主要危险因素、早期症状、就诊时机以及治疗与预后的关系，指导和掌握本病的防治措施和自我护理方法，帮助寻找和去除自身的危险因素，主动采取预防措施，劝导患者改变不健康的生活方式，告知有高血压病史者应经常测量血压，了解治疗效果，出现肢体麻木、无力、头晕、头痛、复视或突然跌倒时应高度重视，及时就医，高危跌倒患者应重视跌倒危险因素并加以避免，积极治疗相关疾病，遵医嘱服药及调整药物剂量，切勿自行停药、减量或换药。

查房笔记

# 病例 2 · 脑梗死

## 🍀【病历汇报】

**病情**　患者男性，82 岁，因精神不振、吞咽困难 4 天，加重伴左侧肢体活动不灵 1 天，平车入院。既往有高血压病、冠心病、糖尿病及慢性支气管炎病史多年，结肠癌术后 1 年，脑梗死病史 1 年，遗留左侧肢体活动不灵活。

**护理体查**　体温 36.4℃，脉搏 60 次/分，呼吸 15 次/分，血压 220/130mmHg。呈昏睡状态，双侧眼球向右侧凝视，双瞳孔等大等圆，对光反射灵敏，左侧鼻唇沟浅，左上、下肢肌张力低，肌力 0 级。

**辅助检查**　脑 CT 示脑梗死、脑萎缩。

**入院诊断**　脑梗死，脑萎缩，高血压病Ⅲ级（极高危）。

**主要的护理问题**　①躯体活动障碍，与偏瘫有关；②吞咽障碍，与意识障碍或延髓麻痹有关；③语言沟通障碍，与大脑语言中枢功能受损有关；④有皮肤受损的危险——压力性损伤，与水肿和偏瘫有关；⑤有拔管的危险，与意识障碍有关；⑥生活自理缺陷，与长期卧床有关。

**目前的治疗措施**　入院后给予营养支持、吸氧、吸痰、溶栓、防治感染以及改善微循环、脑代谢等药物治疗。入院后予插鼻胃管行鼻饲流质。入院后 4 天患者出现喘憋，神志转为浅昏迷状态，予以心电监护，示心率 120 次/分，血氧饱和度 94%，血压 160/120mmHg。自主呼吸，右上、下肢可见疼痛逃避动作，全身水肿，留置尿管，气管切开，痰液较多，医嘱下病危通知书。病情稳定后停病危通知书。现患者住院 54 天，目前嗜睡，鼻饲流质饮食，全身水肿明显减轻，持续导尿，自主呼吸，气管切开，痰液不多，体温正常，右上、下肢疼痛刺激可见活动。抽血示目前患者血钾 2.8mmol/L，白蛋白 25g/L。

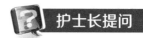 护士长提问

● **哪些病因能够造成脑梗死？**

答：（1）脑动脉粥样硬化　脑血栓形成最常见的病因是脑动脉粥样硬化，它多与主动脉弓、冠状动脉、肾动脉及其他外周动脉粥样硬化同时发生。但脑动脉硬化的严重程度并不与其他部位血管硬化完全一致。高血压常与脑动脉硬化并存，两者相互影响，使病情加重。高脂血症、糖尿病等则往往加速脑动脉硬化的进程。

（2）脑动脉炎　如钩端螺旋体感染引起的脑动脉炎。

（3）胶原系统疾病、先天性血管畸形、巨细胞动脉炎、肿瘤、真性红细胞增多症、血液高凝状态等。

● **脑梗死的临床表现是什么？**

答：（1）本病好发于中老年人，多见于 50～60 岁或以上的动脉硬化者，且多伴有高血压、冠心病或糖尿病；年轻发病者以各种原因的脑动脉炎为多见；男性稍多于女性。

（2）通常患者可有某些未引起注意的前驱症状，如头晕、头痛等；部分患者发病前曾有 TIA 史。

（3）多数患者在安静休息时发病，不少患者在睡眠中发生，次晨被发现不能说话，一侧肢体瘫痪。病情多在几小时或几天内达到高峰，也可为症状进行性加重或波动。多数患者意识清楚，少数患者可有不同程度的意识障碍，持续时间较短。神经系统体征主要决定于脑血管闭塞的部位及梗死的范围，常见为局灶性神经功能缺损的表现，如失语、偏瘫、偏身感觉障碍等。

（4）临床分型　根据梗死的部位不同可分为前循环梗死、后循环梗死和腔隙性梗死；根据起病形式可分为以下几种。

① 可逆性缺血性神经功能缺失：此型患者的症状和体征持续时间超过 24h，但在 1～3 周内完全恢复，不留任何后遗症。可能是缺血未导致不可逆的神经细胞损害，侧支循环迅速而充分地代偿，产生的血栓不牢固，伴发的血管痉挛及时解除等。

② 完全型：起病 6h 内病情达高峰，为完全性偏瘫，病情重，甚至出现昏迷，多见于血栓-栓塞。

③ 进展型：局灶性脑缺血症状逐渐进展，阶梯式加重，可持续 6h 至数日。临床症状因血栓形成的部位不同而出现相应动脉支配区的神经功能障碍。可出现对侧偏瘫、偏侧深感觉障碍、失语等，严重者可引起颅内压增高、昏迷、死亡。

④ 缓慢进展型：患者症状在起病 2 周以后仍逐渐发展。多见于颅内动脉颅外段血栓形成，但颅内动脉逆行性血栓形成亦可见。多与全身或局部因素所致的脑灌流减少有关。此型病例应与颅内肿瘤、硬脑膜下血肿相鉴别。

● **脑梗死的诊断要点有哪些？**

答：中老年患者，有高血压病、高脂血症、糖尿病等病史，在安静休息时发病为主，症状逐渐加重；发病时意识清醒，而偏瘫、失语等神经系统局灶体征明显等，诊断一般不难，结合头部 CT 及 MRI 检查可明确诊断。

● **对于一般的躯体活动障碍的患者，护士应提供怎样的护理措施？**

答：(1) 生活护理　保持床单位整洁、干燥、无渣屑，减少对皮肤的机械性刺激。患者需在床上大小便时，为其提供方便的条件、隐蔽的环境和充足的时间；指导患者学会和配合使用便器，便盆置入与取出动作要轻柔，注意勿拖拉和用力过猛，以免损伤皮肤。帮助卧床患者建立舒适卧位，向患者及家属讲明翻身、拍背的重要性，协助定时翻身、拍背。每天全身用温水擦拭 1～2 次，促进肢体血液循环，增进睡眠。鼓励患者摄取充足的水分和均衡的饮食，养成定时排便的习惯，便秘者可适当运动和按摩下腹部，促进肠蠕动，预防肠胀气，保持大便通畅。注意口腔卫生，保持口腔清洁；协助患者洗漱、进食、如厕、沐浴和穿脱衣服等，增进舒适感和满足患者基本的生活需求。

(2) 安全护理　运动障碍的患者要防止跌倒，确保安全。床铺要有保护性床栏；走廊、厕所要装扶手，以方便患者起坐、扶行；地面要保持平整干燥，防湿、防滑，去除门槛；呼叫器和经常使用的物品应置于床头患者伸手可及处；运动场所要宽敞、明亮，没有障碍物阻挡；患者最好穿防滑软橡胶底鞋，穿棉布衣服，衣着应宽松；患者在行走时不要在其身旁擦过或在其面前穿过，同时避免突然呼唤患者，以免分散其注意力；上肢肌力下降的患者不要自行打开水或用热水瓶倒水，防止烫伤；步态不稳者，选用三角手杖等合适的辅助工具，并有人陪伴，防止受伤。

（3）心理护理　给患者提供有关疾病、治疗及预后的可靠信息；关心、尊重患者，多与患者交谈，鼓励患者表达自己的感受，指导克服焦躁、悲观情绪，适应患者角色的转变；避免任何不良刺激和伤害患者自尊的言行，尤其在协助患者进食、洗漱和如厕时不要流露出厌烦情绪；正确对待康复训练过程中患者所出现的诸如注意力不集中、缺乏主动性、畏难情绪、悲观情绪、急于求成心理等现象，鼓励患者克服困难，摆脱对照顾者的依赖心理，增强自我照顾能力与自信心；营造一种和谐的亲情氛围和舒适的休养环境。

● **针对该患者的偏瘫护理重点是什么？**

答：该脑梗死患者偏瘫且合并糖尿病，局部神经营养障碍，压迫过久会引起皮肤破溃形成压力性损伤。一旦发生，可能因感染、发热而加重病情，严重者还可引发败血症而致患者死亡。所以要注意定时翻身、拍背。翻身频率一般2h左右1次，有皮肤破溃者及时处理。每次大便后应用温水清洗干净，擦干后扑上爽身粉。病情稳定后尽早给患者行肢体被动运动，鼓励患者做肢体主动运动，防止肌肉萎缩和关节变形。

● **脑梗死患者在用药方面应特别注意什么？**

答：脑梗死患者常联合应用溶栓、抗凝、血管扩张药及脑代谢活化剂等治疗，护士应耐心解释各类药物的作用、不良反应及使用注意事项，指导患者遵医嘱正确用药。

（1）使用溶栓、抗凝药物时应严格把握药物剂量，密切观察意识和血压变化，定期进行神经功能评估，监测出凝血时间、凝血酶原时间，观察有无皮肤及消化道出血倾向，如黑粪、牙龈出血、皮肤青紫瘀斑等。如果患者出现严重的头痛、急性血压增高、恶心或呕吐，应考虑是否并发颅内出血，立即停用溶栓、抗凝药物，协助紧急头颅 CT 检查。同时还要观察有无栓子脱落引起的小栓塞，如肠系膜上动脉栓塞可引起腹痛，下肢静脉栓塞时可出现皮肤肿胀、发红及肢体疼痛、功能障碍等，发现异常应及时报告医师处理。近来的研究表明，对于神经系统症状轻微或快速自发缓解的急性脑梗死患者，溶栓治疗也有较好的疗效。

（2）使用扩血管药尤其是尼莫地平等钙通道阻滞药时，因能产生明显的扩血管作用，松弛血管平滑肌，使脑血流量增加，可导致患者头部胀痛、颜面部发红、血压降低等，应检测血压变化、减慢输液速度（一般小于每分钟 30 滴），指导患者和家属不要随意自行调节输液速度，出现上述症状应及时报告医护人员。

（3）使用右旋糖酐-40 改善微循环时，可出现发热、皮疹甚至过敏性休克，用药前应先做好皮试，用药时应密切观察患者。

### 怎样对该患者的气管切开进行护理？

答：（1）将患者安置于安静、清洁、空气清新的病室内，室温保持在 20℃，相对湿度保持在 60%，气管套口覆盖 2～4 层温湿纱布，定时用紫外线消毒室内空气。

（2）及时吸痰，气管切开的患者咳嗽、排痰困难，应随时清除气道中的痰液，吸痰时要严格遵守操作规程，注意无菌操作，吸痰动作宜轻、稳、快。

（3）充分湿化，气管切开的患者失去湿化功能，容易产生气道阻塞、肺不张和继发性感染等并发症。可采用持续气管滴药和雾化吸入湿化气道，防止痰液结痂。

（4）若气管导管为硅胶固定导管，定时清洁消毒即可；若为不锈钢活动导管，则应将气管内套管取出清洁，班班消毒。常用过氧化氢（双氧水）浸泡消毒法、煮沸消毒法，必要时随时消毒。及时调整套管带的松紧度，容一小手指为宜，固定套管，防止脱落。气管与皮肤之间的无菌纱布垫保持清洁、干燥，每日更换，必要时随时更换。观察气管切开口有无红肿异味及分泌物，操作前后认真洗手消毒。患者经气管切开术后不能发音，可采用书面交谈或动作表示，此时更应多关心、体贴患者。

● **如何为该患者制订一个饮食食谱以供家属参考？**

答：鼻饲饮食包括混合奶和匀浆饮食。混合奶可用食品包括：牛奶、豆浆、鸡蛋、浓米汤、肉汤、植物油、食盐等。匀浆饮食可用食品包括：米粥、鸡蛋、鱼虾、鸡肉、瘦肉、猪肝、蔬菜、油盐等。患者为高龄患者且合并其他慢性疾病，所以给予鼻饲饮食原则为低脂（脂肪摄入量<50g/d）、高蛋白［蛋白供给量 1.5～2g/(kg·d)］、高热量（总热量供给为 12.5MJ/d）、高纤维饮食。低脂饮食有利于改善血管硬化，高热量饮食可减少总入量，高纤维食物可防止长期卧床所致的便秘。另外此患者血压高、胆固醇高，要限制钠盐的摄入<2g/d，胆固醇的摄入<300mg/d。患者血钾 2.8mmol/L，低于正常值 3.5mmol/L，在饮食中可适当增加一些高钾食物及饮料，如橙汁。患者白蛋白 25g/L，低于正常值 35g/L，应予高蛋白饮食，其蛋白供给量为 100～120g/d。同时告知家属在配制饮食中禁用高糖食物，防止患者血糖升高。

● **患者出院回家时，有再发脑梗死的可能，护士应告知患者家属哪些应急措施？**

答：对轻型患者可让其平卧，头抬高 30°左右，无论采取何种运输方式，应将患者尽可能在 1～2h 内送至附近的医院。重症患者最好叫 120 急救车，在等车时如患者出现意识障碍、呕吐等症状，可将头偏向一侧，保持呼吸道通畅。

● **如何给该患者做出院指导？**

答：（1）保持正常心态和有规律的生活，克服不良嗜好，合理饮食。

（2）康复训练要循序渐进，持之以恒，将被动运动逐渐改为主动运动，床上活动改为床旁活动，并有专人在旁照护，防止跌倒。

（3）积极防治高血压病、糖尿病、高脂血症、心脏病。高血压病患者服用抗高血压药时，要定时服药，不可擅自服用多种抗高血压药或自行停药、换药，防止血压骤升骤降；使用降糖、调脂药物时，也需按医嘱定时服药。

（4）定时门诊复查，检查血压、血糖、血脂、心脏功能以及智能、瘫痪肢体、语言的恢复情况，并在医师的指导下继续用药和进行康复训练。

（5）如果出现头昏、头痛、视物模糊、言语不利、肢体麻木、乏力、步态不稳等症状时，应随时就医。

## ❀【护理查房总结】

脑梗死应根据病因、发病机制、临床类型、发病时间等确定针对具体病例的治疗与护理方案，实施以分型、分期为核心的个体化治疗与护理，重点是急性期的护理、早期溶栓治疗。应告知患者和家属本病的早期症状和就诊时机，帮助分析和消除不利于本病康复的因素，落实康复计划。

**查房笔记**

## 病例 3 · 腔隙性脑梗死

### ❀【病历汇报】

**病情**　患者男性，76岁，因头晕、头痛、咳痰半个月余，突然加重2天，由家属背送入院。既往有肺结核、慢性阻塞性肺气肿、高血压病病史。

**护理体查**　体温 38.2℃，脉搏 88 次/分，呼吸 22 次/分，血压 176/107mmHg。神志清醒，双侧瞳孔等大等圆，对光反射灵敏，右上肢肌力2级，右下肢肌力3级，左侧肢体肌力5级。

**辅助检查**　胸部X线见哑铃状阴影，痰涂片抗酸染色镜检见抗酸杆菌呈（＋）；头部CT扫描可见深穿支供血区多个病灶，呈腔隙性阴影，边界清晰；MRI显示腔隙性病灶，呈T1低信号、T2高信号；TCD检查发现颈动脉粥样硬化斑块；血常规示白细胞计数 $23.6×10^9$/L，中性粒细胞计数 $24.2×10^9$/L，中性粒细胞百分比92％，淋巴细胞计数 $0.7×10^9$/L；生化检查显示血糖、血清总胆固醇、血清三酰甘油和低密度脂蛋白胆固醇增高。

**入院诊断**　腔隙性脑梗死，肺结核，慢性支气管炎，高血压病。

**主要的护理问题**

（1）体温过高　与结核杆菌感染、支气管炎症有关。

（2）气体交换受损　与气道阻塞、通气不足、呼吸肌疲劳、分泌物过多和肺泡呼吸面积减少有关。

（3）清理呼吸道无效　与分泌物增多而黏稠、气道湿度减低和无效咳嗽有关。

（4）有受伤的危险　与平衡失调有关。

**目前的治疗措施**

（1）低流量吸氧，吸痰。

（2）雾化治疗。

（3）抗凝、抑制血小板聚集，扩张血管、抗感染、改善呼吸治疗。

（4）抗结核治疗。

（5）物理降温。

（6）按时予以翻身、拍背、口腔护理等基础护理。

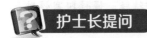

**护士长提问**

● **什么是腔隙性脑梗死？**

答：腔隙性脑梗死，又称小动脉闭塞性脑梗死，属于脑梗死症型中症状最轻微，也是唯一一种能够通过可靠用药、饮食调节、康复锻炼、控制血压及血脂等综合性治疗措施达到彻底治愈的脑梗死。间歇性脑梗死、间隙性脑梗死等都是俗称，规范名称为腔隙性脑梗死。而多数腔隙性脑梗死由于发病部位多，病灶面积小，所以又称为多发腔隙性脑梗死。腔隙性脑梗死的临床诊断一般是指直径在 $15\sim20$mm 以下的新鲜或陈旧性脑深部小梗死的总称。这些小动脉闭塞后，可引起多个大小不同的脑软化灶，最后形成大大小小的腔隙，它可通过头颅 CT 确诊。常见 $3\sim10$mm 的低密度区，小于 2mm 的病灶 CT 不能显示。

● **腔隙性脑梗死的药物治疗要点是什么？**

答：腔隙性脑梗死的可靠治疗药物同其他症型脑梗死的治疗一样，都应该包括合理的、具有针对性的中西药物。已知临床验证取得较好效果的有具有抗血小板聚集作用的阿司匹林肠溶片（拜阿司匹林）；活血化瘀、芳香开窍、降脂抗凝类的中药，都是治疗腔隙性脑梗死的临床必备药物，能够增效、减毒，从而实现全面治疗，可避免拜阿司匹林的用药抵抗（占 47%），在起效快及长效优势强等方面都是同类药品中的首选。

● **腔隙性脑梗死的病因是什么？**

答：腔隙性脑梗死的病因根据栓子来源可以分为以下几种。

（1）心源性 占60%～75%，常见病因为慢性心房颤动，栓子主要来源是风湿性心瓣膜病、心内膜炎赘生物及附壁血栓脱落等，以及心肌梗死、心房黏液瘤、心脏手术、心脏导管、二尖瓣脱垂和钙化、先天性房室间隔缺损（静脉反常栓子）等。

（2）非心源性 如动脉粥样硬化斑块脱落、肺静脉血栓或凝块、骨折或手术时脂肪栓和气栓、血管内治疗时血凝块或血栓脱落等；颈动脉纤维肌肉发育不良（女性多见）；肺感染、败血症、肾病综合征的高凝状态等可引起腔隙性脑梗死。

（3）来源不明 约30%的腔隙性脑梗死来源尚不明。

## ● 腔隙性脑梗死的发病先兆是什么？

答：（1）头晕、头痛突然加重或由间断性头痛变为持续性剧烈头痛。一般认为头痛、头晕多为缺血性脑梗死的先兆，而剧烈头痛伴恶心、呕吐则多为出血性脑梗死的先兆。

（2）短暂性视力障碍，表现为视物模糊，或视野缺损，看东西不完整，这种现象多在1h内自行恢复，是较早的脑梗死预报信号。

（3）语言与精神改变，指发音困难、失语，写字困难；个性突然改变，沉默寡言、表情淡漠或急躁多语、烦躁不安，或出现短暂的判断或智力障碍，嗜睡。

（4）其他先兆表现，如恶心、呕吐或呃逆，或血压波动并伴有头晕眼花或耳鸣，不明原因的反复鼻出血，常为高血压脑出血的近期先兆。

（5）困倦与嗜睡，表现为哈欠连连，是呼吸中枢缺氧的反应。随着脑动脉硬化加重，动脉管腔愈来愈窄，脑缺血严重恶化。80%左右的人在缺血性脑梗死发作5～10天前频频打哈欠，所以，千万不要忽略了这一重要的报警信号。

（6）躯体感觉与运动异常，如发作性单侧肢体麻木或无力、手握物体失落，原因不明的晕倒或跌倒，单侧面瘫，持续时间在24h以内。追访观察，此类现象发生后3～5年，约有半数以上的人发生缺血性脑梗死。

（7）剃须刀落地现象，是指在刮脸过程中，当头转向一侧时，突然感到持剃须刀的手臂无力，剃须刀落地，可同时伴有说话不清，但1～2min后可完全恢复正常。这是由于颈部转动时，加重了已经硬化的颈动脉狭窄程度，导致脑供血不足，发生一过性脑缺血。提示缺血性脑梗死随时可能发生。

（8）一过性黑矇，指正常人突然出现眼前发黑，看不见物体，数秒或数分钟即恢复常态，既没有恶心、头晕，也无任何意识障碍。这是因视网膜短暂性缺血所致，提示颅内血流动力学改变或微小血栓暂时性堵塞视网膜动脉，为脑血管病的最早报警信号。

● **怎样对腔隙性脑梗死患者进行常规护理？**

答：（1）饮食营养问题　发病的当天需禁食，以静脉输液维持营养，48h后根据病情而定，可给予鼻饲饮食，供给药物和营养。每天要准确记录患者液体出入量，以便了解每日输入量和排出量是否平衡，能否满足机体需要。

（2）卧床休息　患者绝对卧床休息，尽量减少探视和不必要的搬动，以降低脑代谢，减少脑需氧量，减少感染的机会。病室要保持安静、空气流通。有躁动不安者应特别注意环境安静，适当避光，减少刺激，并加床栏以防坠床、碰伤。

（3）消化道出血的防治　急性脑血管病均有发生消化道出血的可能，如果患者出现意识障碍加重、体温持续升高、心率快、血压低、频繁呃逆、有咖啡样胃液从口角流出，或者从鼻饲管内抽取咖啡样胃液，提示有消化道出血。应及时报告医师进行处理。

（4）防治压力性损伤　由于神志障碍，老年人皮肤干燥多皱、弹性差、抵抗力差，皮肤损伤后修复能力弱，易发生压迫损伤或压力性损伤。因此，要做好皮肤护理，定时更换卧位，每2h翻身1次，同时给受压部位做环形按摩，以减轻对局部的压迫，促进局部血液循环。每天给患者擦浴2次，随时清理大小便，保持其皮肤清洁、干燥、舒适，防止发生压力性损伤。

（5）保持呼吸道通畅　有意识障碍的患者呼吸道分泌物多、不易咳出，且因舌肌松弛易引起舌后坠、吞咽反射迟钝或消失，鼻咽部及口腔的分泌物、呕吐物等易积聚在喉头而发生呼吸道阻塞，并易被吸入肺内引起吸入性肺炎。注意保持口腔清洁及呼吸道通畅，随时清除呼吸道分泌物，定时翻身拍背，患者取侧卧位或平卧头偏向一侧，利于分泌物排出。必要时用吸痰器吸出呼吸道分泌物。如果有舌根后坠现象，就用舌钳将舌轻轻拉出。

● **该患者在饮食方面有哪些宜忌？**

答：（1）腔隙性脑梗死患者宜进食的食物如下。

① 各种杂粮，如绿豆、小米、玉米、豆类。各种新鲜水果（如山楂）以及大蒜、鱼、芹菜、香菇、脱脂奶、精猪肉、植物油等。

a. 香菇：性味平。具有补气益胃、活血化瘀的功效。可降低血液中胆固醇含量，降低血压，加快血液循环，改善心脑及微循环供血。加热后营养不被破坏。对高血压病、动脉硬化有良好疗效。

b. 芹菜：有清热利湿、醒神健脑、平肝凉血的功效。可降低血中胆固醇的含量，对防治高血压病、脑血管意外、冠心病等有一定疗效。

c. 山楂：具有活血化瘀、软化血管、降血压、降血脂等作用。可用来泡茶、煮粥、煎汁，是心脑血管病患者的极好食品。

② 可多吃含碘丰富的食物，如海带、紫菜、虾米等，碘可减少胆固醇在动脉壁的沉积，防止动脉硬化的发生。

③ 长期饮用混合奶（鲜牛奶 600mL，浓米汤 350mL，鸡蛋 2 个，白糖 50g，香油 10g，盐 3g）。

④ 为预防便秘，应多吃一些富含纤维的食物，如芹菜、韭菜及水果等。

⑤ 要维持体内有充足的水，使血液稀释。晚餐要清淡。晚睡前、晨起时各饮 1～2 杯温开水。

⑥ 饮食中应有适当蛋白质，常吃些蛋清、瘦肉、鱼类和各种豆类及豆制品，以供给身体所需要的氨基酸。

（2）腔隙性脑梗死患者最好不要吃的食物如下。

① 高脂肪、高热量食物：若连续长期进高脂肪、高热量饮食，可使血脂进一步增高，血液黏稠度增加，动脉粥样硬化斑块容易形

成，最终导致血栓复发。忌食肥肉、动物内脏、鱼卵等，少食花生等含油脂多、胆固醇高的食物；忌用或少用全脂乳、奶油、蛋黄、肥猪肉、肥羊肉、肥牛肉、动物内脏、黄油、猪油、牛油、羊油、椰子油；不宜采用油炸、煎炒、烧烤烹调。

② 肥甘甜腻、过咸刺激助火生痰之品：少食甜味饮品、奶油蛋糕；忌食过多酱、咸菜等。

③ 生冷、辛辣刺激性食物如浓茶、白酒、麻椒、麻辣火锅等，还有热性食物如羊肉、狗肉等。

④ 大量引用烈性酒，对血管有害无益。据调查，酗酒也是引起脑梗死的诱因之一。

**对于长期发热的患者，怎样给家属做降温指导和饮食护理建议？**

答：（1）降温指导

① 物理降温法（高热、寒战或刚服过退热药的患者不可冷敷或擦浴），用冷湿毛巾或冰冷湿毛巾敷于额部，同时用温水湿毛巾（或一半酒精加一半水）揉擦颈部，四肢自上而下擦至腋窝、腹股沟处，并反复揉擦直至皮肤发红，用力不宜过重，半小时后测量体温。

② 疾病诊断明确、物理降温效果不明显的，可在医师指导下服用退热药。若出现大汗淋漓，则多饮糖盐水，更换内衣，以防着凉。如有面色苍白、皮肤湿冷和呼吸急促等症状，是虚脱表现，应及时告知护士和主治医师，以便及时处理。

（2）饮食护理建议

① 发热期间选用高营养、易消化的流质，如豆浆、藕粉、果泥和菜汤等。

② 体温下降、病情好转，可改为半流质，如面条、粥，配以高蛋白、高热量菜肴，如豆制品、鱼类、蛋黄等以及各种新鲜蔬菜。

③ 恢复期改为普通饮食，食欲好者可给鸡肉、鸭肉、牛肉、鱼肉、猪肉、蛋、牛奶和豆类等。

● **肺结核的治疗时间长、痊愈较慢，部分患者在病情稳定后需回家进行调养，其用药方面有哪些注意事项？**

答：肺结核治疗原则为早期、规律、联合、适量、全程，患者及家属切记要持之以恒地治疗，不可随意间断或减量、减药或加量、换药。患者必须具备足够的药物并将每日服药纳入日常生活中，宜将药固定放置于容易看到的地方，以免漏服。如未能按时服药，应在24h内采取补救措施及时补上，但不能一次双份剂量，以免影响血药浓度。长期服用抗结核药必须注意药物的不良反应，如利福平宜早晨空腹服用。抗结核药物大多对肝脏有损害，故可同时加服护肝药，并定期复查肝功能、肾功能、听力、视力等。在服药期间，避免进食酒精及含酒精类饮料、奶酪等，同时戒烟、戒酒。

● **慢性阻塞性肺疾病（COPD）患者呼吸功能较差，如何帮助该患者进行呼吸功能锻炼？**

答：COPD患者需要增加呼吸频率来代偿呼吸困难，这种代偿多数是依赖于辅助呼吸肌参与呼吸，即胸式呼吸，而非腹式呼吸。然而胸式呼吸的有效性低于腹式呼吸，患者容易疲劳。因此，护理人员可指导患者进行缩唇呼气、腹式呼吸、膈肌起搏（体外膈神经电刺激）、吸气阻力器等呼吸锻炼，以加强胸、膈呼吸肌肌力和耐力，改善呼吸功能。

（1）缩唇呼吸　缩唇呼吸的技巧是通过缩唇形成的微弱阻力来延长呼气时间，增加气道压力，延缓气道塌陷。患者闭嘴经鼻吸气，然后通过缩唇（吹口哨样）缓慢呼气，同时收缩腹部。吸气与呼气时间比为1∶2或1∶3。缩唇大小程度与呼气流量以能使距口唇15～20cm处与口唇等高的蜡烛火焰随气流倾斜又不至于熄灭为宜。

（2）膈式或腹式呼吸　患者可取立位、平卧位或半卧位，两手分别放于前胸部和上腹部。用鼻缓慢吸气时，膈肌最大限度下降，腹肌松弛，腹部凸出，手感到腹部向上抬起。呼气时用口呼出，腹肌收缩，膈肌松弛，膈肌随腹腔内压增加而上抬，推动肺部气体排出，手感到腹部下降。

另外，可以在腹部放置小枕头、杂志或书锻炼腹式呼吸，如果吸气时物品上升，证明是腹式呼吸。缩唇呼吸和腹式呼吸每天训练3～4组，每组重复8～10次。腹式呼吸锻炼需要增加能量消耗，因此指导患者只能在疾病恢复期如出院前进行训练。

## 【护理查房总结】

腔隙性脑梗死是唯一一种能够通过可靠用药、饮食调节、康复锻炼、控制血压及血脂等综合性治疗措施达到彻底治愈的脑梗死。因此，合理有效的治疗和护理对于患者的预后有重大意义。该患者合并肺部疾病，在治疗腔隙性脑梗死的同时也必须联合用药治疗患者的肺部疾病，改善呼吸功能。为患者及家属进行有效的宣教对于患者的自我护理、家庭护理能起到至关重要的作用。

查房笔记

## 病例 4 · 脑血栓形成

### 🍀【病历汇报】

**病情**　中年男性患者，主因"情绪激动后突发左侧肢体活动不能 12h"入院。2h 前与爱人争吵后出现左侧肢体活动不能，起初自觉无力，未在意，经休息后症状逐渐加重，不能经口进食，无意识丧失，无大小便失禁。近期无发热、上呼吸道感染病史。否认乙型肝炎、结核病等传染病史，否认手术史、外伤史及药物或食物过敏史。

**护理体查**　体温 36.5℃，脉搏 75 次/分，呼吸 20 次/分，血压 120/70mmHg。神志清楚，失语，两侧鼻唇沟对称，伸舌居中，颈软，左侧肢体肌力 2 级，两侧巴宾斯基征阴性。

**辅助检查**　头颅 CT 未见明显异常，腰穿脑脊液正常，压力正常。肝功能、肾功能、血糖、血脂、甲状腺功能、传染四项均正常。

**入院诊断**　右侧脑血栓形成。

**主要的护理问题**

(1) 躯体活动障碍　与偏瘫或平衡能力降低有关。

(2) 吞咽障碍　与意识障碍或延髓麻痹有关。

(3) 语言沟通障碍　与大脑语言中枢功能受损有关。

**目前的治疗措施**

(1) 丁苯酞软胶囊 0.2g，3 次/日。

(2) 扩血管治疗　生理盐水 250mL＋丹参多酚酸盐 200mg 静脉滴注；生理盐水 500mL＋桂哌齐特 320mg 静脉滴注。

### ❓ 护士长提问

● **什么是脑血栓形成？**

答：脑血栓形成是脑血管疾病中最常见的一种。指颅内外供应脑组织的动脉血管壁发生病理改变，血管腔变狭窄或在此基础上形成血栓，造成脑局部血流中断，脑组织缺血、缺氧、软化、坏死，出现相应的神经系统症状与体征，常出现偏瘫、失语。

● **脑血栓形成的病因有哪些？**

答：脑动脉粥样硬化是引起脑血栓形成最常见的原因，以至于最新的脑血管疾病分类将脑血栓形成更名为"动脉粥样硬化性血栓性脑梗死"。发生动脉粥样硬化的脑动脉主要供应脑部的大中动脉，最容易发生狭窄的部位在颈部颈总动脉分叉处、椎动脉进入颅腔处以及基底动脉起始和分叉处。

● **脑血栓形成的临床表现是什么？**

答：（1）该病发病年龄一般比脑出血的发病年龄略高，多发生于55～65岁的中老年人，而且男性多于女性。

（2）脑血栓多在安静状态下发病（如睡眠时），而在急起或夜间如厕时发现半身瘫或偏瘫。起病缓慢、逐渐加重是其很重要的特点。

（3）发病后神志多清楚，无意识障碍。

（4）根据血管闭塞部位的不同，临床表现症状也不同。属于颈内动脉系统血栓形成者，以出现对侧偏瘫、感觉障碍或失语等为主要症状；发生在椎-基底动脉系统的血栓形成，则多见眩晕、恶心、呕吐、复视、交叉性运动及感觉障碍、构音障碍、吞咽困难、饮水发呛等症状。

（5）脑血栓患者多有短暂性脑缺血发作病史，以及高血压病和脑动脉硬化、高脂血症、糖尿病等病史。

（6）该病的病死率较其他脑血管病为低，但大面积梗死引起的神经功能障碍不易恢复，往往留有较严重的后遗症。

● **脑血栓形成的诊断依据有哪些？**

答：中年以上，有高血压病及动脉硬化病史，突然发病，一至数天内出现脑局灶性损害的症状、体征；并可归因于某颅内动脉闭塞综合征。临床应考虑急性血栓性脑梗死可能。

CT 或 MRI 检查发现梗死灶可以确诊。有明显感染或炎症性疾病史的年轻患者需考虑动脉炎的可能。

● **脑血栓形成的治疗原则及治疗方法有哪些？**

答：急性期以尽早改善脑缺血区的血液循环、促进神经功能恢复为原则。

（1）改善脑的血液循环　恢复血运，一般采用扩容和血管扩张药治疗，可以改善脑的血液循环，增加脑血流量，促进侧支循环建立，以图缩小梗死范围，常用的药物有右旋糖酐-40、706 代血浆、烟酸、罂粟碱等。有人采用脱水与扩容相结合的方法治疗急性脑梗死，有效率达 90％。

（2）抗凝疗法　适应于存在高凝状态的患者，目的是防止血栓发展加重病情。必须掌握适应证、禁忌证。

（3）溶血栓疗法　早期溶栓是指发病 6h 以内的处理手段。常用链激酶、尿激酶溶解血栓。

（4）防治脑水肿　临床上目前最常用的防治脑水肿药物有三大类，即提高血浆渗透压药、利尿药及自由基清除剂。常用甘露醇、甘油及地塞米松（或泼尼松）等。

（5）高压氧治疗

① 提高血氧供应，增加有效弥散距离，促进侧支循环的形成。

② 增加了病变部位脑血液灌注。

③ 为神经组织的再生和神经功能的恢复提供良好的物质基础。

（6）外科手术治疗　其适应证如下：

① 颈内动脉外段血栓形成，管腔完全闭塞或狭窄程度超过 50％者，做血栓摘除以及动脉内膜切除术。如果双侧颈内动脉颅外段都有血栓形成，可选择狭窄严重的一侧，先做血栓摘除术，使血流量增加。

② 颈内动脉血栓形成尚未建立良好的侧支循环者，可做颞浅动脉和大脑中动脉分支吻合术。

③ 大网膜移植术和脑-颞肌瓣覆盖术治疗脑梗死，通过临床观察，带血管蒂大网膜颅内移植，较游离的网膜移植和颞肌瓣脑表面

覆盖效果好。

④ 如已形成脑软化灶，临床有颅高压表现或有脑疝迹象者，经降颅压药物治疗效果不显著，应迅速手术清除软化坏死组织，或行颞肌下减压术。

⑤ 颈椎病变压迫椎动脉时，可根据具体情况采取手术治疗。

（7）其他治疗　中医中药治疗、头颅超声波治疗、神经活化剂的应用。控制血压、血脂和血糖（目的是控制脑卒中的危险因素）。一般支持疗法：脑血栓急性期必须卧床休息，加强护理。如有心肺合并症者，必要时吸氧、补液。昏迷患者注意呼吸道通畅，及时吸痰、翻身。

（8）恢复期　继续加强瘫痪肢体功能锻炼和言语功能训练，除药物外，可配合使用理疗、体疗和针灸等。此外，可长期服用抗血小板聚集药，如双嘧达莫（潘生丁）或阿司匹林等，有助于防止复发。

### ● 对该患者的一般护理是什么？

答：（1）选择阳光充足、清洁、整齐、安静的环境，温度 $22\sim24℃$。

（2）体位　患者宜采取平卧位，以便较多的血液供给脑部。禁用冰袋等冷敷头部以免血管收缩、血流减少而加重病情。

（3）饮食护理　护理人员向患者讲解饮食对于疾病治疗及康复的重要作用，鼓励患者进食低盐、低脂、低糖、低胆固醇、易消化食物。多吃优质蛋白质，如牛奶、鸡肉、鸭肉、鱼肉、蛋类（蛋黄应少吃）、豆制品。

### ● 目前就该患者瘫痪、感知能力改变、语言沟通障碍的护理措施是什么？

答：（1）躯体活动障碍

① 生活护理：安全护理及康复护理。

② 用药护理：脑血栓患者常联合应用溶栓、抗凝、血管扩张药及脑代谢活化剂治疗。护士应耐心解释各类药物的作用、不良反

应及使用注意事项，指导患者遵医嘱正确用药。

③ 心理护理：做好心理护理，首先要建立良好的护患关系，这是取得心理护理成效的关键。护士要表现出良好的语言、表情、态度或行为，如对大小便失禁的患者，护士不仅要关心他们，经常为其更换床单、擦洗、更衣，同时还要进行语言安慰，做到感情真实、诚恳，这样患者在得到护士照顾和关怀后，精神上感到满足和充实。

（2）吞咽障碍

① 评估吞咽障碍的程度：观察患者能否进食，进食不同稠度食物的吞咽情况，饮水时有无呛咳，以及采用不同姿势技巧时的吞咽、进食效果，评估有无营养障碍。

② 饮食护理：鼓励能吞咽患者进食，进食高蛋白、高维生素的食物，选择软食、半流食或糊状的黏稠食物，避免粗糙、干硬、辛辣刺激性食物，鼓励患者用舌头将食物后送以利吞咽。进食后应保持坐位 30～60min，防止食物反流。患者吞咽困难、不能进食时应给予营养支持，遵医嘱胃管鼻饲，做好留置胃管的护理。

③ 防止窒息：进食前应休息，因为疲劳有可能增加误吸的危险。注意进食时保持环境的舒适、安静。告诉患者进食时不能说话。如果出现呛咳、呕吐，应立即让患者取头侧位，及时清理口腔分泌物和呕吐物，保持口腔清洁。

（3）语言沟通障碍

① 心理护理：患者常因无法表达自己的需要和感情而烦躁、自卑。护士应耐心解释不能说话的原因，关心、体贴、尊重患者，避免挫伤其自尊心；鼓励患者克服羞怯心理；鼓励患者大声说话，及时给予表扬和肯定。

② 沟通方法指导：鼓励患者采取任何方式向医护人员或家属表达自己的需要，可借助卡片、笔、图片、表情进行简单有效的沟通。

③ 语言康复训练：肌群运动训练、发音训练、复述训练、命名训练、刺激法训练。

● **脑血栓的健康指导包括什么？**

答：（1）健康知识的指导

① 由于患者缺乏疾病的相关知识，应向其讲解疾病的相关知识，多与患者交谈取得信任，同时向患者及家属讲解相同疾病的康复病例，增强患者康复的信心。

② 告知患者及家属注意休息，劳逸结合，加强护理。

③ 嘱其按时服用口服药，控制好血压。

④ 注意饮食，保持情绪稳定，定期复查。

（2）饮食指导　选择低盐、低脂、清淡、易消化、无刺激的食物。每日用盐在 2～3g，多食新鲜的蔬菜瓜果等。保持良好的饮食习惯，忌暴饮暴食等。

（3）用药指导　由于脑血栓患者的用药是长期的甚至是终身的，所以提倡选择副作用小的、效果好的、廉价的、长效的药物，以利于患者的依从性。

（4）自我护理指导

① 遵医嘱服药，不要随意增减药量，有问题要及时与医师联系。

② 有计划地做肢体功能锻炼和语言训练。

③ 要保持稳定的情绪，尽量避免过喜或过悲。

（5）心理指导　脑血栓给患者造成的心理负担及精神压力非常大，因此许多患者都丧失了治疗的信心，并对疾病有恐惧和恐慌等心理，针对此类患者应给予安慰，用热情的语言和行为、耐心的关爱来照顾患者，减轻患者的心理负担，有针对性地进行心理调节，以缓解压力，消除心理负担，积极配合治疗。从而使患者树立战胜疾病的信心和毅力，对减少疾病的复发起到了积极的作用。通过以上的健康指导，确实提高了患者的生活质量，提高了患者的自我价值，同时也达到了最佳的治疗效果。

● **脑血栓的预后如何？**

答：脑血栓形成急性期的病死率为 5%～15%；存活约 50% 患

者可留有不同程度的后遗症。

● **脑血栓的鉴别诊断有哪些?**

答：脑梗死有时颇似小量脑出血的临床表现，但活动中起病、病情进展快、发病时血压明显升高常提示脑出血，CT 检查发现出血灶可以确诊。

● **如何预防脑血栓?**

答：(1) 要预防脑血栓应注意控制血压，将血压控制在一定的水平上。但也应注意不要将血压降得过低，因为低血压可引起脑供血不足，易导致脑血管栓塞。

(2) 应积极治疗糖尿病、高脂血症等可能导致脑血栓形成的各种疾病。对于已有短暂性脑缺血发作症状和病史者，以及有冠心病病史者，应长期预防治疗。

(3) 平时尽量不吸烟、不大量饮酒。

(4) 做定期检查，最好每年检查 1 次胆固醇和血脂。

(5) 脑血栓患者也应该注意自身的饮食，如肥胖者应限制主食的摄入量，控制体重；少吃或不吃动物脂肪和动物内脏，少吃猪肉、牛肉、羊肉，要吃也应以瘦肉为好；多吃富含维生素的食品，如富含维生素 C 的新鲜水果等，富含维生素 $B_6$ 的豆制品、乳类、蛋类，富含维生素 E 的绿叶蔬菜、豆类等。饮食应以清淡为主，避免过咸，最好不吃咸菜。

(6) 控制血压、注意饮食是预防脑血栓的重要方面，但最重要的是能积极治疗，可从疾病根源入手，使机体能量代谢达到平衡，保证人体新陈代谢的正常。

❁ **【护理查房总结】**

脑血栓形成是脑梗死常见的类型，动脉粥样硬化是本病的根本病因，因此，临床上脑血栓形成主要指大动脉粥样硬化型脑梗死。脑动脉硬化导致脑内动脉管腔狭窄，使脑组织处于缺血状态，由于激动、兴奋、过度用力及体位改变等常引起一过性意识丧失、眩晕、肢体麻木、偏瘫、昏迷等。在进行溶栓、抗凝治疗时，要告知患者出血倾向的早期表现，监测生命体征，如发现鼻出血及齿龈出血或皮肤出血点等要及时告诉医护人员，以免发生颅内出血并发症。向患者做好疾病的相关知识宣教。

**查房笔记**

## 病例 5 • 脑出血

### ❀【病历汇报】

**病情** 患者男性，60 岁，因突起右侧肢体活动障碍、意识障碍 2 天入院。既往有高血压病二十余年，14 年前曾患脑出血，未遗留后遗症。入院 2 天前患者突发右侧肢体活动障碍、意识障碍，入住当地医院，1 天后转入我院急诊行左侧颅内血肿穿刺引流术，引流出暗红色血液，第二天平车转入我科接受治疗。

**护理体查** 体温 38.4℃，脉搏 110 次/分，呼吸 24 次/分，血压 200/130mmHg，血氧饱和度 91%。神志浅昏迷，双瞳孔等大等圆，直径 2mm，对光反射灵敏。左侧头部见血肿穿刺引流管，伸舌、示齿不合作，颈软，右侧肢体肌力 0 级，肌张力减低，左侧肢体肌张力正常。喉部有痰鸣音，双下肺有少许哮鸣音。

**辅助检查** 头颅 CT 示左侧基底节区脑出血。肝功能示总蛋白 59.1g/L、白蛋白 29.9g/L、总胆红素 38.8$\mu$mol/L、直接胆红素 27.1$\mu$mol/L；血常规示白细胞计数 22.4×10$^9$/L，中性粒细胞计数 21.2×10$^9$/L，中性粒细胞百分比 95%，淋巴细胞计数 0.7×10$^9$/L，血小板计数 459×10$^9$/L；血尿素氮升高 13.66mmol/L，血氯升高 110.5mmol/L。心电图检查示窦性心律，左心室肥大伴继发性复极异常。胸部 X 线片示双下肺感染，双侧少量胸腔积液。

**入院诊断** 脑出血，高血压病，肺部感染。

**主要的护理问题** ①生活自理缺陷；②清理呼吸道无效；③肢体活动障碍；④活动无耐力；⑤语言沟通障碍；⑥有失用综合征的危险；⑦舒适的改变；⑧焦虑；⑨水、电解质紊乱；⑩潜在并发症（脑疝、误吸、拔管、压力性损伤、上消化道出血）；⑪便秘；⑫大小便失禁。

**目前的治疗措施**

（1）甘油果糖、甘露醇降低颅内压。

（2）氧气雾化吸入、止咳化痰。

（3）营养神经、抗感染、维持水及电解质平衡等对症支持治疗。

（4）中心管道吸氧、吸痰；胃管鼻饲流质。

（5）心电监护，记录 24h 出入量。

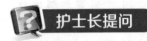

### 护士长提问

#### ● 什么是脑出血？

答：脑出血系指原发性非外伤性脑实质内出血，占急性脑血管病的 20%～30%。年发病率为（60～80）/10 万，急性期病死率为 30%～40%。在脑出血中大脑半球出血占 80%，脑干和小脑出血占 20%。

#### ● 脑出血的先兆表现有哪些？

答：相比较而言，脑出血一般起病较急，发病时间只有数分钟或数小时，但仍有其逐步发展演变的过程。在起病初期会或多或少表现出一些异常情况，即出现一些有预兆的前驱表现。先兆症状出现后的第一年内发生脑出血的危险性很大，尤其在前两个月内最为危险。一旦出现这些先兆表现，就预示着脑出血即将发生或已是脑出血的前驱阶段。这时如能仔细观察，就能及时发现异常，并到医院争分夺秒地进行治疗，从而控制疾病发展，避免严重后果。

常见的脑出血的先兆症状如下。

① 突然感到一侧身体麻木、无力、活动不便，手持物掉落，嘴歪、流涎，走路不稳。

② 与人交谈时突然讲不出话来，或吐字含糊不清，或听不懂别人的话。

③ 暂时性视物模糊，以后可自行恢复正常，或出现失明。

④ 突然感到头晕，周围景物出现旋转，站立不稳，甚至晕倒在地。这些表现可以短暂地出现一次，也可以反复出现或逐渐

加重。

当上述先兆症状出现时，患者既要高度重视，又不能过度紧张以致惊慌失措。情绪要稳定，避免因血压波动而加重病情。应尽快将患者送到医院就诊，并详细告诉医师已出现的预兆表现，以便明确诊断，及时治疗。

● **脑出血的病因与发病机制是什么？**

答：（1）病因

① 高血压病并发细小动脉硬化：为脑出血最常见的病因，多数在高血压病和动脉硬化并存情况下发生。

② 颅内动脉瘤：主要为先天性动脉瘤，少数是动脉硬化性动脉瘤和外伤性动脉瘤。动脉瘤经血流旋涡和血压的冲击，常使其顶端增大、破裂。

③ 脑动静脉畸形：因血管壁发育异常，常较易出血。

④ 其他：脑动脉炎、脑底异常血管网症（烟雾病）、血液病（白血病、再生障碍性贫血、血小板减少性紫癜、血友病等）、抗凝及溶栓治疗、淀粉样血管病、脑肿瘤细胞侵袭血管或肿瘤组织内的新生血管破裂出血。

（2）发病机制 脑出血的发病主要是在原有高血压病和脑血管病变的基础上，用力和情绪改变等外加因素使血压进一步骤升所致。其发病机制可能与以下因素有关。

① 血管壁病变在血流冲击下会导致脑小动脉形成微动脉瘤，后者可在血压剧烈波动时破裂，引起出血。

② 脑动脉的外膜及中层在结构上远较其他器官的动脉薄弱，血压升高时血管容易破裂，可能是脑出血比其他内脏出血多见的一个原因。

③ 高血压性脑出血的发病部位以基底节区最多见，主要是因为供应此区的豆纹动脉从大脑中动脉呈直角出发，在原有病变的基础上，受到压力较高的血流冲击后容易导致血管破裂。

● **脑出血的临床表现有哪些？**

答：脑出血常发生于 50～70 岁，男性略多，冬春季易发，多有高血压病史。

发病前常无预感，少数有头晕、头痛、肢体麻木和口齿不清等前驱症状；多在情绪紧张、兴奋、排便、用力时发病。起病突然，往往在数分钟至数小时内病情发展至高峰。血压常明显升高，并出现头痛、呕吐、偏瘫、失语、意识障碍、大小便失禁等。呼吸深沉、带有鼾声，重则呈潮式呼吸或不规则呼吸。深昏迷时四肢呈弛缓状态，局灶性神经体征不易确定，此时应与其他原因引起的昏迷相鉴别；若昏迷不深，查体时可能发现轻度脑膜刺激征以及局灶性神经受损体征。由于出血部位和出血量不同，临床表现各异，分述如下。

(1) 壳核出血 最常见，占脑出血的 50%～60%。壳核出血最常累及内囊而出现偏瘫 (92%)、偏身感觉障碍 (42%) 及偏盲，优势半球出血可有失语。出血量小于 30mL 时，临床症状轻，预后较好；出血量大于 30mL 时，临床症状重，可出现意识障碍和占位效应，也可引起脑疝，破坏丘脑下部及脑干时出现相应症状，甚至死亡。

(2) 丘脑出血 占脑出血的 10%～15%。患者常出现丘脑性感觉障碍 (对侧偏身深浅感觉减退、感觉过敏或自发性疼痛)、丘脑性失语 (言语缓慢而不清、重复语言、发音困难等)、丘脑性痴呆 (记忆力和计算力减退、情感障碍等) 和眼球运动障碍 (眼球向上注视麻痹等)，出血侵及内囊可出现对侧肢体瘫痪，多为下肢重于上肢。

(3) 脑干出血 约占 10%，绝大多数为脑桥出血。常表现为突然发病，剧烈头痛、眩晕、复视、呕吐、一侧面部麻木等。出血常先从一侧开始，表现为交叉性瘫痪，头和眼转向非出血侧，呈"凝视瘫肢"状。脑桥出血多迅速波及两侧，出现双侧面部和肢体瘫痪。双侧病理反射阳性，头和双眼回到正中位置，双侧瞳孔极度缩小，系交感神经纤维受损所致，故对光反射存在。由于破坏了联系丘脑下部调节体温的纤维而出现中枢性高热，同时呼吸不规则，病情常迅速恶化，多数在 24～48h 内死亡。

（4）小脑出血 约占脑出血的 10%，多见于一侧半球，尤以齿状核处出血多见。开始常为一侧枕部疼痛、眩晕、呕吐、患侧肢体共济失调，可有脑神经麻痹、眼球震颤、两眼向病变对侧同向凝视，可无肢体瘫痪。由于临床表现并不具备明确特征，诊断存在一定困难。凡高血压病患者突起一侧后枕部剧痛、呕吐、严重眩晕、凝视麻痹、意识障碍逐渐加重、无明显瘫痪者，需考虑小脑出血的可能。头颅 CT 检查可明确诊断。

（5）脑叶出血 脑叶出血又称皮质下白质出血，CT 应用于临床后发现脑叶出血并不少见，占脑出血的 5%～10%，年轻人多由血管畸形（包括隐匿性血管畸形）、烟雾病、淀粉样血管病等引起，老年人常见于高血压动脉硬化。脑叶出血的部位以顶叶多见，以后依次为颞叶、枕叶、额叶，40% 为跨叶出血。

① 顶叶出血：偏瘫较轻，而偏侧感觉障碍较重；对侧下象限盲；优势半球出血可出现混合性失语。

② 颞叶出血：对侧中枢性面舌瘫及以上肢为主的瘫痪，对侧上象限盲；优势半球出血可出现感觉性或混合性失语；可有颞叶癫痫、幻嗅、幻视。

③ 枕叶出血：对侧同向性偏盲，可有一过性黑矇和视物变形；多无肢体瘫痪。

④ 额叶出血：前额痛，呕吐，痫性发作，对侧偏瘫，精神障碍，优势半球出血可出现运动性失语。

（6）脑室出血 占脑出血的 3%～5%。突然头痛、呕吐、立即昏迷或昏迷加深；双侧瞳孔缩小，四肢肌张力增高，病理反射阳性，早期出现去大脑强直，脑膜刺激征阳性。常出现丘脑下部受损的症状和体征，如上消化道出血、中枢性高热、大汗、应激性溃疡、急性肺水肿、血糖增高、尿崩症等。若出血量小，仅部分脑室有血，表现酷似蛛网膜下腔出血，患者意识清楚或仅有轻度障碍，预后良好。

● **哪些实验室检查结果可支持脑出血的诊断？**

答：（1）血液检查 可有白细胞计数增高，超过 $10×10^9/L$ 者

占 $60\%\sim80\%$，重症脑出血急性期白细胞可增高至 $(15\sim20)\times 10^9/L$。血液尿素氮和血糖升高。

（2）影像学检查　头颅 CT、MRI、数字减影血管造影（DSA）检查可早期发现脑出血的部位、范围和出血量，对多灶性脑出血以及脑出血合并脑梗死诊断明确，可鉴别脑梗死和脑肿瘤，并可检出同时存在的脑水肿和脑移位。对于中青年非高血压性脑出血或 CT、MRI 检查怀疑有血管异常时可进行 DSA 检查，可清晰地显示异常血管、对比剂外漏的破裂血管和部位。

（3）腰椎穿刺检查　脑脊液压力常增高，多为血性脑脊液。重症脑出血根据临床表现可以确定诊断者，不宜行腰穿检查，以免诱发脑疝。

### ● 脑出血的诊断要点是什么？

答：50 岁以上有高血压病病史者，在情绪激动或体力活动时突然发病，迅速出现不同程度的意识障碍及颅内压增高症状，伴偏瘫、失语等体征，应考虑本病。CT 等检查可明确诊断。

### ● 脑出血的治疗方法是什么？

答：脑出血急性期治疗的主要原则是防止再出血、控制脑水肿、维持生命功能和防治并发症。

（1）一般治疗　卧床休息，保持呼吸道通畅，吸氧，鼻饲，预防感染等。

（2）调控血压　急性期脑出血患者的血压一般比平时高，是由于脑出血后颅内压增高，为保证脑组织供血的代偿性反应。当颅内压下降时血压也随之下降。因此，脑出血急性期一般不应用抗高血压药物降血压。当收缩压超过 200mmHg 或舒张压超过 110mmHg 时，可适当给予作用温和的抗高血压药物如硫酸镁等。急性期后，血压仍持续过高时可系统地应用抗高血压药。

（3）控制脑水肿　脑出血后，由于脑实质内突然出现了血肿的占位效应，引起脑室受压，中线结构移位，颅内压急剧增高时可出现脑疝，危及生命。因此，控制脑水肿、降低颅内压是脑出血急性期处理的一个重要环节。可选用：①20％甘露醇125～250mL，快速静滴，3～4次/天；②病情比较平稳时可用甘油果糖250mL静滴，1～2次/天；③呋塞米20～40mg肌注或缓慢静脉注射，1～2次/天。

（4）止血药和凝血药　仅用于并发消化道出血或有凝血障碍时，常用药物有氨基己酸、对羧基苄胺、氨甲环酸、酚磺乙胺、仙鹤草素等。应激性溃疡导致消化道出血时，用西咪替丁、奥美拉唑等静脉滴注，对预防和控制消化道出血有较好效果。

（5）手术治疗　对大脑半球出血量在30mL以上和小脑出血在10mL以上，均可考虑手术治疗，开颅清除血肿，对破入脑室者可行脑室穿刺引流。经皮颅骨钻孔、血肿穿刺抽吸亦为可行的治疗方法。

（6）早期康复治疗　脑出血病情稳定后宜尽早进行康复治疗。有条件的医院应建立脑卒中单元（SU），脑卒中患者均应收入SU治疗。SU是指改善住院脑卒中患者的医疗管理模式，专为脑卒中患者提供药物治疗、肢体康复、语言训练、心理康复和健康指导、提高疗效的组织系统。脑卒中单元的核心工作人员包括医师、专科护士、物理治疗师、职业治疗师、语言训练师和社会工作者。将脑卒中的急救、治疗、护理及康复有机地融为一体，使患者得到及时、规范的诊断和治疗，有效降低病死率和致残率，改善患者的预后，提高生活质量，缩短住院时间和减少医疗费用，有利于出院后的管理和社区治疗与康复。

### 脑出血的预防包括什么？

答：脑出血的患者预防包括一级预防、二级预防、三级预防。

（1）一级预防　对未发生过脑出血的患者的可治性脑出血危险因素进行普查及合理治疗。

（2）二级预防　预防已患过脑出血的再发。可用药物治疗，主要是控制高血压、降血脂。定期进行健康检查，复查血脂、血流动力学、经颅多普勒超声，必要时行头颅CT和脑血管造影，早期诊断、早期治疗。

(3) 三级预防 主要是对并发症及后遗症的康复治疗。

● **该患者首要的治疗措施是什么?**

答:脑出血急性期积极控制脑水肿,降低颅内压,控制高血压并维持在适当水平,防治感染和消化道出血。该患者处于脑出血急性期,出血造成颅内压升高,极易形成脑疝而危及患者生命。首要解决的问题是降低颅内压,防止脑疝。血肿穿刺引流和使用脱水药、利尿药均为控制患者颅内压,且应密切观察病情,尤其是生命体征、神志、瞳孔的变化,及早发现脑疝的先兆表现,一旦出现,应立即报告医师及时抢救。

● **患者使用甘露醇脱水时应注意什么?应怎样计算补液量?**

答:颅高压患者使用 20%甘露醇静脉滴注脱水时,要保证绝对快速输入,20%甘露醇 100~250mL 要在 15~30min 内滴完,注意防止药液外漏,并注意尿量与血电解质的变化,尤其注意有无低钾血症发生。患者每日补液量可按尿量加 500mL 计算,总量在1500~2000mL 以内,如有高热、多汗、呕吐或腹泻者,可适当增加摄入液量。

● **饮食上患者应注意什么?**

答:患者为脑出血急性期,急性期患者应给予高蛋白、高维生素、高热量饮食,并限制钠盐的摄入(<3g/d),因为钠盐潴留会加重脑水肿。有意识障碍、消化道出血的患者宜禁食 24~48h,然后酌情给予鼻饲流质,如牛奶、豆浆、藕粉、蒸蛋或混合匀浆等,4~5 次/天,每次约 200mL。待患者进入恢复期,应给予清淡、低盐、低脂、适量蛋白质、高维生素食物,戒烟戒酒,忌暴饮暴食。

● **目前主要的护理措施是什么?护理措施效果如何?**

答:(1) 绝对卧床休息,抬高床头 15°~30°,避免不必要的搬动。注意保持病房安静,严格限制探视,避免各种刺激。翻身时,注意保护头部,动作宜轻柔缓慢,以免加重出血。避免咳嗽和用力排便。

(2) 按时予脱水药降颅压治疗。密切观察生命体征,尤其是瞳孔变化，控制血压，防止发生脑疝。开通并保持静脉通路，一旦发生脑疝，立即静脉使用脱水药降低颅压；备好气管切开包、脑室穿刺引流包、监护仪、呼吸机和抢救药物。定期遵医嘱监测患者是否有电解质紊乱，如低钾血症等，并及时做出对症处理。

（3）保持呼吸道通畅，持续中心吸氧，注意血氧饱和度的变化，按时给予雾化吸入，协助患者轻拍背部，必要时予负压吸痰。

（4）每2h翻身拍背1次，及时吸出口腔、鼻腔分泌物，遵医嘱给予雾化吸入，每天2次。

（5）按时监测体温，发热时首先给予物理降温，必要时按医嘱给予解热药。

（6）观察并判断患者头痛的性质、持续时间、发作次数、程度及伴随症状等，作好记录，报告医师。

（7）躁动时给予约束带保护性约束，加保护性床栏。勤巡视、勤观察，防止患者躁动时发生拔管和坠床意外。

（8）评估患者全身皮肤情况，及时记录患者皮肤完整性，按时给予翻身按摩，保持皮肤清洁、干净，床上垫气垫床，防止发生压力性损伤。

（9）观察患者尿液颜色及尿量的变化，多鼻饲温水，以利冲洗尿路。

（10）待患者神志清楚后，指导患者缓慢进食；喂食时，不要催促患者，宜予糊状食物，健侧喂入。餐毕喂数口温开水，使口内残留食物吞食干净。

（11）必要时鼻饲流质饮食，进食前要先确认胃管在胃内后方可注入食物。

（12）观察患者有无头晕、黑粪、呕血等失血性休克表现，监测大便的性质、颜色、量，进行大便潜血试验检查，及时发现有无便血。

（13）给予低盐、低脂、纤维素多的食物，促进肠蠕动，维持正常的肠道活动，防止便秘时过度用力。

（14）协助医师完成各项检查，注意观察药物的疗效与不良反应，发现异常情况及时报告医师处理。

（15）注意保持瘫痪肢体功能位置，防止足下垂，被动运动关节和按摩患肢，待患者意识恢复后尽早开始肢体功能锻炼和语言康复训练。

（16）恢复期鼓励患者独立完成生活自理活动，以增进患者自我照顾的能力。

## 患者的护理效果评价：

经过以上治疗及护理，患者的护理问题基本得到解决。血压控制在160/100mmHg以下，未发生脑疝，患者意识障碍无加重并逐渐清醒，未见低钾血症等电解质紊乱；体温正常，偶有低热，予以温水擦浴；双肺哮鸣音已消失，患者能自行咳痰；未发生压力性损伤，未见患肢肌肉萎缩，生活需要得到满足，未发生拔管、误吸等现象。

● **若患者行腰椎穿刺检查，应怎样进行护理？**

答：（1）术前护理

① 评估患者的文化水平、合作程度以及是否做过腰椎穿刺检查等；指导患者了解腰椎穿刺的目的、特殊体位、过程与注意事项，消除患者的紧张、恐惧心理，征得患者和家属的签字同意。

② 备好穿刺包、压力表包、无菌手套、所需药物、氧气等，若用普鲁卡因局麻时先做好过敏试验。

③ 指导患者排空大小便，在床上静卧15～30min。

（2）术中护理

① 指导和协助患者保持腰椎穿刺的正确体位。

② 观察患者的呼吸、脉搏及面色的变化，询问有无不适感。

③ 协助患者摆放术中测压体位，协助医师测压。

④ 协助医师留取所需的脑脊液标本，督促标本送检。

（3）术后护理

① 指导患者去枕平卧4～6h，告知卧床期间不可抬高头部，

可适当转动身体。

②观察患者有无头痛、腰背痛、脑疝及感染等穿刺后并发症。穿刺后头痛最多见，多发生在穿刺后 1～7 天，可能为脑脊液量放出较多或持续脑脊液外漏所导致的颅内压降低。应指导多进饮料、多饮水，延长卧床休息时间至 24h，遵医嘱静滴生理盐水等。

③保持穿刺部位的纱布干燥，观察有无渗液、渗血。24h 内不宜淋浴。

● **患者恢复后，怎样给患者做出院指导？**

答：（1）避免情绪激动，去除不安、恐惧、愤怒、忧郁等不良心理，保持正常心态。

（2）给予低盐、低脂、适量蛋白质、富含维生素与纤维素的清淡饮食，多吃蔬菜、水果，少食辛辣刺激性强的食物，戒烟戒酒。

（3）生活有规律，保持大便通畅，避免大便时用力过度和憋气。

（4）坚持适度锻炼，避免重体力劳动。如坚持做保健操、散步、打太极拳等。

（5）尽量做到日常生活自理，康复训练时注意克服急于求成的心理，做到循序渐进、持之以恒。

（6）定期复查血压、血糖、血脂、血常规等项目，积极治疗高血压病。如出现头痛、呕吐、肢体麻木无力、进食困难、饮水呛咳等症状时应及时就医。

● **脑出血的预后如何？**

答：脑出血的预后取决于出血部位、出血量以及是否发生并发症。轻型病例治疗后可明显好转，甚至恢复工作；中至大量的脑出血，发病后 1 个月内病死率为 30％～35％。

● **腰椎穿刺术的适应证和禁忌证分别是什么？**

答：（1）适应证

①诊断性穿刺

a. 脑血管病：观察颅内压高低，脑脊液是否为血性，以鉴别病变为出血性或缺血性，帮助确定治疗方案。

b. 中枢神经系统炎症：各种脑膜炎、脑炎，如流行性乙型脑炎、流行性脑膜炎、结核性脑膜炎、病毒性脑炎、真菌性脑膜炎等，可通过脑脊液检查加以确诊，并追踪治疗结果。

c. 脑肿瘤：脑脊液压力增高，脑细胞数增加，蛋白含量增多有助于诊断，且脑和脊髓的转移性癌可能从中找到癌细胞。

d. 脊髓病变：通过脑脊液动力学改变及常规、生化等检查，可了解脊髓病变的性质，鉴别出血、肿瘤或炎症。

e. 脑脊液循环障碍：如吸收障碍、脑脊液鼻漏等，可通过穿刺注入示踪剂，再行核医学检查，以确定循环障碍的部位。

② 治疗性穿刺

a. 缓解症状和促进恢复：对颅内出血性疾病、炎症性病变和颅脑手术后的患者，通过腰穿引流出炎性或血性脑脊液。

b. 鞘内注射药物：如注入抗菌药物可以控制颅内感染，注入地塞米松和 α-糜蛋白酶可以减轻蛛网膜粘连等。

（2）禁忌证

① 穿刺部位皮肤和软组织有局灶性感染或有脊柱结核者，穿刺有可能将细菌带入蛛网膜下隙或脑内。

② 颅内病变伴有明显颅高压或已有脑疝先兆，特别是疑有后颅凹占位病变者，腰椎穿刺能促进或加重脑疝形成，引起呼吸骤停或死亡。

③ 开放性颅脑损伤或有脑脊液漏者。

④ 脊髓压迫症的脊髓功能处于即将丧失的临界状态。

⑤ 血液系统疾病、应用肝素等药物导致出血倾向及血小板计数$<50 \times 10^9$/L 者。

### 临床肌力的分级及各级表现如何？

答：临床肌力分为 0～5 级。

（1）0 级　完全瘫痪，不能做任何自由运动。

（2）1 级　可见肌肉轻微收缩。

（3）2 级　肢体能在床上平行移动。

(4) 3 级　肢体可以克服重力，能抬离床面。

(5) 4 级　肢体能做对抗外界阻力的运动。

(6) 5 级　肌力正常，运动自如。

● **高血压病患者应怎样合理使用抗高血压药？**

答：严格遵医嘱服用抗高血压药，不可骤停和自行更换，亦不宜同时服用多种抗高血压药，避免血压骤降或过低致脑供血不足。应根据患者的年龄、基础血压、患病后血压等情况来判定最适合血压水平，应缓慢降压，不宜使用强抗高血压药（如利血平）。

❀ **【护理查房总结】**

脑出血病是神经内科的常见病、多发病，部分患者可恢复生活自理或工作，相当一部分患者留有失语、偏瘫、智能障碍等严重后遗症，还有一部分患者可在短期内死亡。对于脑出血患者，护理得当可延长患者的生命，提高患者的生活质量。在护理脑出血患者时，要特别注意以下事项。

(1) 严密观察患者的神志、瞳孔和生命体征情况，防止脑疝发生；一旦发生脑疝，立即静脉使用脱水药、降颅压药物，防止脑疝进一步加重。

(2) 急性期绝对卧床休息 2～4 周，避免不必要的搬动。

(3) 神经系统症状稳定 48～72h 后，患者即可开始早期康复训练，但应注意不可过度用力或憋气。

**查房笔记**

## 病例 6 • 蛛网膜下腔出血

### 【病历汇报】

**病情**　患者女性，78 岁，因突发恶心、呕吐、四肢乏力半天入院。既往有高血压病 3 级（极高危）、吸入性肺炎病史，子宫内膜癌子宫切除术后、胆囊切除术后、右侧乳房切除术后。

**护理体查**　体温 37.6℃、脉搏 92 次/分、呼吸 20 次/分，血压 150/90mmHg。神志清楚，双侧瞳孔等大等圆，约 3.5mm，对光反射灵敏。

**辅助检查**　头颅 CT 提示蛛网膜下腔出血；脑室内积血；左侧后交通动脉瘤；右侧大脑中动脉动脉瘤；脑室扩张，考虑脑积水。血常规示白细胞 $12.5\times10^9$/L，中性粒细胞百分比 88%；生化示血钾 3.42mmol/L。入院后第 1 天血沉 27mmol/L，总胆红素 31.9$\mu$mol/L，直接胆红素 7.4$\mu$mol/L，间接胆红素 24.5$\mu$mol/L。

**入院诊断**　蛛网膜下腔出血，高血压病 3 级（极高危），吸入性肺炎，右侧乳房切除术后，胆囊切除术后，子宫切除术后。

**主要的护理问题**

（1）意识障碍　与患者蛛网膜下腔出血及中度昏迷的神志有关。

（2）躯体移动障碍　与患者意识障碍和四肢乏力有关。

（3）疼痛（头痛）　与脑水肿、颅内高压、血液刺激脑膜或继发性脑血管痉挛有关。

（4）体温过高　与患者脑出血及吸入性肺炎有关。

（5）潜在并发症（再出血）。

（6）有拔管的危险　与意识障碍有关。

（7）生活自理缺陷　与长期卧床有关。

（8）自我形象紊乱　与患者多种疾病及多次手术有关。

（9）清理呼吸道无效　与吸入性肺炎无法用力咳嗽有关。

**目前的治疗措施**

（1）入院后遵医嘱予以书面病危通知书，卧床休息，暂禁食。

（2）持续心电监测及血氧饱和度监测，低流量吸氧。

（3）治疗上维生素 $K_1$、氨基己酸止血，尼莫地平微泵泵入改善脑血管痉挛，甘露醇脱水。

（4）患者入院后在局麻下行微创钻颅右侧侧脑室穿刺引流术，术后安返病房，予 0.9％氯化钠 2mL＋尿激酶 4 万 U（每隔 6h 一次）、地塞米松 5mg（每隔 12h 1 次）侧脑室注入，脑室引流管出管不夹，神志转为中度昏迷，双侧瞳孔约 2.5mm，对光反射迟钝，加用头孢吡肟抗感染。

（5）术后第 2 天改为鼻饲流质。

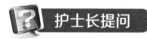 **护士长提问**

● **蛛网膜下腔出血（SAH）的病因和发病机制是什么？**

答：（1）病因　SAH 最常见的病因为颅内动脉瘤（75％～80％）破裂，其次是动静脉畸形和高血压性动脉硬化，还可见于血液病、各种感染所致的脑动脉炎、烟雾病、肿瘤破坏血管、抗凝治疗的并发症等。

（2）发病机制　由于 SAH 的病因不同，其发病机制也不一样。一般来说，脑动脉瘤好发于动脉分叉处，80％位于基底动脉环前部，特别是颈内动脉与后交通动脉、大脑前动脉与前交通动脉分叉处最为多见。由于该处动脉内弹力层和肌层的先天性缺陷，在血液涡流的冲击下渐向外突出而形成动脉瘤；脑血管畸形的血管壁常见为先天性发育不全、变性、厚薄不一；脑动脉硬化时，脑动脉中纤维组织替代了肌层，内弹力层变性断裂和胆固醇沉积于内膜，加上血流的冲击，逐渐扩张而形成动脉瘤。因此，在脑血管已形成上述病变的基础上，当重体力劳动、情绪变化、血压突然升高、饮酒（特别是酗酒）时，脑底部及脑表面血管易发生破裂，血液流入蛛网膜下隙。

颅内脑动脉瘤破裂，血液进入蛛网膜下隙，可引起颅内压突然升高，甚至因脑推移压迫脑干以致猝死。血液刺激脑膜可发生无菌性脑膜炎，血凝块和血液刺激分泌大量渗出液，可出现蛛网膜粘连，阻碍脑脊液循环和吸收，出现不同程度的正常颅压脑积水。当血液进入蛛网膜下隙后，直接刺激血管或因血细胞破坏产生多种血管收缩物质（如 5-羟色胺、肾上腺素、去甲肾上腺素、氧合血红蛋白等）刺激血管，使部分患者发生血管痉挛，这种痉挛多为局限性，也可为广泛性，严重时可导致脑梗死。

● **蛛网膜下腔出血的临床表现有哪些？**

答：（1）各个年龄组均可发病，青壮年更常见，女性多于男性；先天性动脉瘤破裂者多见于 20～40 岁的年轻人，50 岁以上发病者以动脉硬化多见。

（2）起病急骤，由于突然用力或情绪兴奋等诱因，出现剧烈头痛、呕吐、面色苍白、全身冷汗，数分钟至数小时内发展至最严重程度。半数患者有不同程度的意识障碍，有些患者可伴有局灶性或全身性癫痫发作。少数患者可出现烦躁、谵妄、幻觉等精神症状以及头晕，颈、背及下肢疼痛等。

（3）发病数小时后体查可发现脑膜刺激征（颈项强直、凯尔尼格征、布鲁津斯基征）阳性。脑神经中最常见的是一侧动眼神经麻痹，提示可能为该侧后交通动脉的动脉瘤破裂。亦偶见其他脑神经受累。少数患者可有短暂性或持久性局限性神经体征，如偏盲、偏瘫、失语等。眼底检查可见玻璃体下片状出血，约 10%的患者可有视盘水肿。上述症状和体征的出现与出血引起的脑水肿、出血破入脑实质直接破坏和压迫脑组织以及并发脑血管痉挛导致脑梗死有关。

（4）老年人蛛网膜下腔出血的临床表现常不典型，头痛、呕吐、脑膜刺激征等都可不明显，而精神症状及意识障碍较重。个别重症患者可很快进入深昏迷，出现去大脑强直，因脑疝形成而迅速死亡。

● **实验室及其他检查结果中哪些可支持 SAH 的诊断？诊断要点是什么？**

答：（1）头颅 CT 检查 这是诊断 SAH 的首选方法。CT 显示蛛网膜下隙内高密度影可以确诊 SAH。CT 检查还可初步判断颅内动脉瘤的位置、动态，了解出血的吸收情况，有无再出血、继发脑梗死等。

（2）脑脊液检查 蛛网膜下腔出血最具诊断价值和特征性的检查是腰椎穿刺脑脊液化验，其压力增高（>200mmH$_2$O），肉眼观察为均匀一致血性。镜检可见大量红细胞，由于应激，可见白细胞略增高。

（3）脑血管影像学检查 确定 SAH 的病因诊断，脑数字减影血管造影（DSA）是最有意义的辅助检查，宜在发病 3 日内或 3 周后进行。螺旋 CT 血管显像（CTA）和磁共振血管显像（MRA）也可发现动脉瘤或动静脉畸形。

（4）TCD 检查 可检测 SAH 后脑血管有无痉挛。

诊断要点：在活动中或情绪激动时突然出现头痛、呕吐、脑膜刺激征阳性，头颅 CT 检查显示蛛网膜下隙内高密度影，脑脊液检查为均匀一致血性，可明确诊断。若能行 DSA 检查，可明确病因（先天性动脉瘤或脑动静脉畸形）。

● **确诊为蛛网膜下腔出血后，怎样进行治疗？**

答：蛛网膜下腔出血的治疗原则是制止继续出血，减少并发症，治疗原发病和预防复发。

（1）一般治疗 对急性蛛网膜下腔出血的一般处理与高血压性脑出血相同。如维持生命体征稳定、降低颅内压、纠正水电解质平衡紊乱、预防感染等。

（2）防治再出血

① 安静休息：应强调绝对卧床休息 4～6 周，应避免一切可能使患者血压和颅内压增高的因素。对头痛和躁动不安者应用足量有效的镇痛药、镇静药，以保持患者能安静休息。

② 抗纤溶药物：为制止继续出血和预防再出血，一般主张在

急性期使用大剂量止血药。常用止血药如下。

a. 氨基己酸（EACA）：能抑制纤维蛋白溶酶原的形成。对因纤维蛋白溶解活动性增加所致的出血有良好的效果。第一天先用 4～6g EACA 溶于 5％葡萄糖液 100mL 静滴，15～30min 内滴完；此后持续静滴 1g/h，维持 12～24h；之后 20～24g/d，持续 7～10 天；逐渐减量至 8g/d，共用 2～3 周。

b. 氨甲苯酸（止血芳酸，PAMBA）：每次 0.4g，2 次/天，静滴。

c. 巴曲酶或维生素 $K_3$ 等。

（3）防治脑动脉痉挛及脑缺血　能降低细胞内钙离子水平的药物均能扩张血管，解除蛛网膜下腔出血引起的血管痉挛。常用药物有尼莫地平输注液，10mg/d，6h 内缓慢静滴，共 7～14 天；或在出血后口服尼莫地平片 40～60mg，4～6 次/天，持续 3 周。β 受体激动药也能使血管平滑肌松弛，解除血管痉挛，常用异丙肾上腺素和盐酸利多卡因。

（4）放脑脊液疗法　腰椎穿刺放出少量脑脊液（5～10mL），对缓解头痛、减少出血引起的脑膜刺激症状有一定效果。也有人认为腰椎穿刺放出脑脊液可防止出血后大脑导水管粘连所致梗阻性脑积水。对于大量 SAH 的患者，行脑脊液置换或脑室引流均已应用于临床，但有引起脑脊液动力学改变、诱发脑疝的危险，故应用本法时应小心操作，谨防脑疝发生。

（5）防治脑积水　轻度的急慢性脑积水可先行药物治疗，经内科治疗无效者可考虑脑室穿刺脑脊液外引流和脑脊液分流术。

（6）手术治疗　对于颅内血管畸形，可采用手术切除、血管内介入治疗以及 γ 刀治疗；颅内动脉瘤可行手术切除或血管内介入治疗。

● 怎样在护理上预防患者的再出血？

答：（1）活动与休息　蛛网膜下腔出血的患者应绝对卧床休息 4～6 周，告诉患者及家属绝对卧床的重要性，为患者提供安静、安全、舒适的休养环境，控制探视，避免不良的声、光刺激，治疗护理活动也应集中进行，避免频繁地接触和打扰患者休息。如经治疗护理1个月左右，患者症状好转，经头颅CT检查证实血液基本吸收或经DSA检查没有发现颅内血管病变者，可遵医嘱逐渐抬高床头、床上坐位、下床站立和适当活动。

（2）避免诱因 告诉患者及家属容易诱发再出血的各种因素，指导患者与医护人员密切配合，避免精神紧张、情绪波动、用力排便、屏气、剧烈咳嗽及血压过高等。如便秘时给予缓泻药，血压过高时遵医嘱降压，患者烦躁时给予镇静处理等。

（3）病情监测 蛛网膜下腔出血再发率较高，以5～11天为高峰，81%发生在首次出血后1个月内，颅内动脉瘤初次出血后24h内再出血率最高，2周时再发率累计为19%。再出血的临床特点为：首次出血后病情稳定好转的情况下，突然再次出现剧烈头痛、恶心、呕吐、意识障碍加重，原有局灶性症状和体征重新出现等。应密切观察病情变化，发现异常及时报告医师处理。

● **意识障碍有哪几种？分别有怎样的表现？**

答：以觉醒度改变为主的意识障碍分为嗜睡、意识模糊、昏睡、昏迷，以及一种特殊类型为谵妄。

（1）嗜睡 这是程度最浅的一种意识障碍。患者经常处于睡眠状态，给予较轻微的刺激即可被唤醒，醒后意识活动接近正常，但对周围环境的鉴别能力较差，反应迟钝，刺激停止又很快入睡。

（2）意识模糊 这是较嗜睡更深的意识障碍。患者能保持简单的精神活动，但对时间、地点、人物的定向能力发生障碍，各种反射活动存在。

（3）昏睡 表现为意识范围明显缩小，精神活动极迟钝，对较强刺激有反应，如压迫眶上神经、摇动身体等。不易唤醒，醒时睁眼，但缺乏表情，对反复问话仅作简单回答，回答时含混不清，常答非所问。

（4）昏迷 意识活动丧失，对外界各种刺激或自身内部的需要不能感知，这是最严重的意识障碍。可有无意识的活动，任何刺激均不能被唤醒。按程度不同又分为三个阶段。

① 轻度昏迷：意识大部分丧失，无自主运动，对声、光刺激无反应，对疼痛刺激尚可出现痛苦表情或肢体退缩等防御反应。各种生理反射如吞咽、咳嗽、角膜反射、瞳孔对光反射等可存在，体温、脉搏、呼吸多无明显改变，可伴谵妄或躁动。

② 中度昏迷：随意活动完全消失，对各种刺激均无反应，对剧烈刺激可有防御反应。角膜反射减弱、瞳孔对光反射迟钝、无眼球运动。

③ 深度昏迷：意识完全丧失，各种生理反射消失，可有呼吸不规则、血压下降、大小便失禁、全身肌肉松弛、去大脑强直等。

（5）谵妄　这是一种特殊类型的意识障碍，为一种以兴奋性增高为主的高级神经中枢急性功能失调状态。在意识模糊的同时，伴有明显的精神运动兴奋，如躁动不安、喃喃自语、抗拒喊叫等。有丰富的视幻觉和错觉。夜间较重，多持续数日。见于感染中毒性脑病、颅脑外伤等。事后可部分回忆而有如梦境，或完全不能回忆。

意识障碍者感知能力、对环境的识别能力及日常生活活动能力均发生改变。昏迷者由于意识部分或完全丧失所致无自主运动、不能经口进食、咳嗽与吞咽反射减弱或消失、排便与排尿控制能力丧失或留置导尿管，除血压、脉搏、呼吸等生命体征可有改变外，易发生肺部感染、尿路感染、口腔炎、结膜炎、角膜炎、角膜溃疡、压力性损伤、营养不良及肢体挛缩畸形等。

● **该患者目前主要的护理措施是什么？**

答：（1）严密观察病情变化　密切观察血压、脉搏、呼吸、神志、瞳孔的变化，并做好详细记录。

（2）绝对卧床休息　保持环境安静，避免各种刺激，做好患者的生活护理，定时更换体位，以免一侧长期受压，防止压力性损伤形成，睡卧气垫以减轻局部受压。

（3）加强患者的营养，给予低盐、低脂的鼻饲流质饮食。待患者神志转为清醒后鼓励患者经口进食，指导家属应小口慢慢喂食以免误吸及呛咳。

（4）保证呼吸道通畅，必要时吸痰或气管插管。

(5) 在应用止血药、尼莫地平时要注意观察药物的疗效、患者神志及血压的改变。

(6) 适当地使用物理降温,必要时遵医嘱予以药物降温,并记录降温效果。退热时应更换衣服及被褥,及时擦干汗液,保持皮肤清洁。

(7) 加强患者的口腔护理 应补充足够的水、盐及维生素,以补充发热的消耗,保证水及电解质平衡。帮助患者完成生活护理。

(8) 遵医嘱应用止血药及改善脑血管痉挛的药物,密切观察药物的疗效。输液速度宜缓慢,避免血压下降。

(9) 训练家属定时协助患者排便,行留置导尿的护理。训练膀胱功能,防止尿路上行感染。

(10) 为患者做肢体的主动及被动运动,防止肢体失用及萎缩。给家属讲解功能训练的重要性,教会家属保持关节的功能位,防止关节变形而失去功能。恢复期鼓励并协助患者行肢体康复锻炼。

(11) 心理护理 关心患者及患者家属,耐心告知病情,特别是绝对卧床与预后的关系,详细介绍 DSA 检查的目的、程序与注意事项,鼓励患者消除不安、焦虑、恐惧等不良心理,保持情绪稳定,安静休养。

## ● 怎样给蛛网膜下腔出血患者做出院指导?

答:(1) 保持良好的生活习惯,合理饮食;保持大便通畅,养成定时排便的习惯,排便时不要憋气;保证充足的睡眠时间和较高的睡眠质量。

(2) 保持良好的心态,避免情绪波动、剧烈活动及重体力劳动。

(3) 如确诊为动脉瘤或脑血管畸形者应指导患者尽早手术,解除潜在威胁,以防复发。

(4) 女性患者 1~2 年内避免妊娠和分娩。

## ❀【护理查房总结】

蛛网膜下腔出血的预后取决于病因、病情、出血情况及神经系统体征。颅内血管畸形所致者 90％可恢复，再出血风险较小。护理也是至关重要的一部分，在护理上要特别注意以下几项。

（1）蛛网膜下腔出血的患者应绝对卧床休息 4～6 周，避免不良的声、光刺激。

（2）避免诱因。

（3）严密观察病情，防止再出血。若在病情好转后再次出现剧烈头痛、恶心、呕吐、意识障碍加重时，应立即报告医师处理。

查房笔记

# 第四章 中枢神经系统感染性疾病

## 病例 1 • 单纯疱疹病毒性脑炎

### 🍀【病历汇报】

**病情**　患者男性，43 岁，退休教师。10 天前不明原因出现嘴唇疱疹，未在意，故未用药。近 4 天自觉头痛，3h 前头痛加重，伴恶心，无呕吐，至当地诊所就诊，肌注药物不详，而后突然出现抽搐，当时意识不清，四肢震颤，无大小便失禁，无口舌咬伤，约 1min，患者抽搐症状消失，神志模糊，急来我院就诊。

**护理体查**　体温 38.8℃，脉搏 88 次/分，呼吸 18 次/分，血压 120/80mmHg，神志模糊，颈强直，病理征（＋），四肢肌力及肌张力正常。既往体健。

**辅助检查**　腰穿压力 190mmH$_2$O，总细胞数为 15×10$^9$/L，白细胞计数为 10×10$^9$/L。脑脊液常规化验示潘氏蛋白阳性。脑电图示广泛轻中度异常范围脑电地形图。头颅 CT 示以颞叶中心波及额叶的低密度病灶。头颅 MRI 示左侧丘脑缺血性改变，左侧颞叶脑炎。

**入院诊断**　单纯疱疹病毒性脑炎。

**主要的护理问题**

(1) 体温过高　与病毒感染有关。

(2) 急性意识障碍　与脑实质炎症有关。

(3) 躯体移动障碍　与意识状态（患者处于朦胧状态）有关。

(4) 营养失调（低于机体需要量）　与摄入不足有关。

(5) 潜在并发症（颅内压增高）　与颅内感染有关。

（6）有受伤的危险。

（7）体液不足。

**目前的治疗措施**

（1）予以甘露醇及甘油果糖注射液脱水、降颅压治疗。

（2）应用阿昔洛韦抗病毒治疗。

（3）静脉滴注地塞米松以增强免疫力和抗变态反应的能力。

（4）给予营养神经。

（5）患者出现抽搐现象时应用对症治疗，如静脉注射地西泮。

（6）补液及维持血电解质平衡，对症支持治疗。

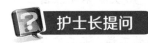 护士长提问

● **什么是单纯疱疹病毒性脑炎？**

答：单纯疱疹病毒性脑炎（HSE）是一种急性坏死性脑炎，它是由单纯疱疹病毒（HSV）引起的急性中枢神经系统感染。病变主要侵犯颞叶、额叶和边缘叶脑组织，且发病无季节性。HSE占所有脑炎的 5%～20%。早期诊断困难，如治疗不及时，后遗症重。本病以往报道预后差，病死率高达 40%～70%，目前由于阿昔洛韦等特异性抗病毒药物的广泛应用，使多数患者得到早期有效治疗，病死率明显下降，但存活者中仍残留有相当程度的神经系统功能缺损症状。HSE 发生的原因是 HSV 感染所致，HSV 是一种嗜神经的 DNA 病毒，1941 年从患者的脑中分离出来。HSV 分为Ⅰ型和Ⅱ型，Ⅰ型 HSV 引起的感染占 HSE 的 90%。HSV Ⅰ型经嗅神经和三叉神经侵入脑组织，选择性损害额叶基底部和颞叶；儿童期患者主要由Ⅱ型 HSV 经产妇生殖器感染，占 6%～15%。

● **HSE 的病理生理是什么？**

答：HSE 的病理生理大致可分为两期。

第一期为发病初期，主要是不对称性的额叶、颞叶脑实质炎症反应、水肿。病变部位表面的脑回增厚，脑沟变窄，脑膜可见充

血、渗出甚至坏死、软化。此期一般在发病1周内。

第二期为坏死出血期，主要表现为额叶和颞叶脑实质的出血、坏死。HSE急性期过后，可有神经胶质细胞增生和脑组织萎缩。原发感染潜伏期为2~21天，平均为6天。

### ● 单纯疱疹病毒性脑炎的临床表现有哪些？

答：HSE的临床表现共分两型。

Ⅰ型疱疹病毒性脑炎：多见于成年人，四季均可发病，多急性起病，约有1/4患者可有口唇疱疹史，发病后患者体温可高达38~40℃，并有头痛，有轻微的意识和人格改变如注意力涣散、反应迟钝、言语减少、情感淡漠。多数患者有不同程度的意识障碍，表现为意识模糊或谵妄，随病情加重可出现嗜睡、昏睡、昏迷。部分患者可有偏盲、偏瘫、失语、眼肌麻痹、共济失调，甚至脑疝形成而死亡。

Ⅱ型疱疹病毒性脑炎：多见于新生儿和青少年。特点为：①急性暴发性起病；②主要表现为肝脏、肺脏等广泛的内脏坏死和弥漫性的脑损害；③子宫内胎儿感染可造成婴儿先天性畸形、视网膜发育不全。新生儿发病后的病死率极高。

### ● 单纯疱疹病毒性脑炎的治疗原则是什么？

答：及早确定诊断并进行病因治疗，辅以免疫治疗和对症支持治疗。病因治疗主要为使用抗病毒药物，首选阿昔洛韦或更昔洛韦，对上述两者耐药时可用膦甲酸钠、西多福韦。HSE的预后与抗病毒治疗的早晚及病情的严重程度有关。应用干扰素、转移因子和肾上腺皮质激素（如地塞米松、甲泼尼龙）可增强机体免疫力和抗变态反应的能力。昏迷、高热抽搐、精神错乱、躁动患者应给予对症治疗。恢复期患者进行理疗、针灸、按摩等以帮助肢体功能恢复。

### ● 目前主要的护理措施是什么？护理措施效果如何？

答：（1）一般护理　急性期患者应卧床休息，可适当抬高床头30°~45°，即半卧位，膝关节下垫一软枕头使腿屈曲或两腿伸直，半卧位对循环、呼吸的影响介于立位和卧位，患者最感舒适；在就餐前和餐后 1h 内抬高床头；昏迷患者应予 Sims 体位（半俯卧位），即面向的一侧身子稍向上，上肢屈曲，下肢髋关节、膝关节稍屈曲，对侧上肢在旁侧伸展，下肢伸向前，这种体位可以防止昏迷时呕吐物所致的误吸、窒息，对循环系统的影响最小；有明显颅高压的患者，应抬高床头 10°～15°，以减轻脑水肿、改善头部血液供应；有瘫痪的患者每种体位不能超过 2h，应及时更换体位。伴有瘫痪的患者应将瘫痪肢体保持良好姿势，指导患者做各种关节的主动和被动活动，以防止关节挛缩，一般活动 2～3 次/天，每次15～30min，活动时手法要轻柔，不能快、不能粗暴、不能引起疼痛，否则拉伤肌肉、韧带和关节。有精神症状的患者起居活动时应随时有人在旁看护，协助完成日常生活照顾。

（2）饮食护理　给予易消化、高蛋白、丰富维生素的饮食。蛋白质分配在三餐中的比例应符合要求。若有精神症状的患者，可提供安全的进餐用具，协助进餐；若有意识障碍的患者，患者的病情多处于危重状态，此时的静态能量消耗（REE）一般占能量消耗（TEE）的 75%～100%，应在住院期间提供胃肠内营养支持（EN）。EN 可以改善患者的代谢反应、提高免疫力、减少炎症反应、保证热量的摄入、缩短住院时间。

（3）症状护理

① 高热的护理：患者发病后体温可高达 39～41℃，护士应清楚体温过高的隐患，知道如何防止体温过高的方法并维持正常体温。采取的措施有：监测体温，每 4h 1 次，必要时监测血常规中白细胞计数；摄取足量的液体（至少 2000mL/d）；体温超过 39℃时给予温水擦浴或冰袋物理降温；遵医嘱药物降温，观察降温效果并记录；做好口腔护理，2 次/天以上；严格遵医嘱给予抗病毒药物，保证药物浓度。

② 精神异常的护理：护理人员应清楚精神症状的出现与额叶、颞叶等部位脑组织的损害有关，教育患者家属及其守护者，使他们知道患者的行为是一种病理状态，以获得更多的社会支持；如出现

颞叶癫痫发作，应保持抗癫痫药物的正确使用，保证用药浓度，控制发作以减少患者的冲动行为，同时应加强对患者的防护；密切观察患者的语言和各种行为表现，如有无自伤或伤人行为，及时发现异常行为先兆，进行有效的护理干预，如对患者的行为适当给予限制，必要时专人看护，采取隔离或约束性保护；转移环境中的危险物品，减少环境中的各种刺激因素等；帮助患者保持个人卫生、做好饮食等生活护理；加强护患之间的沟通交流。无论哪种病理性行为，护理人员都应给予高度重视，发现有加重情况，应及时与医师联系，必要时请精神科会诊处置。

③ 颅内高压的护理：护理人员应清楚颅内压增高可能出现的后果，能准确判断并能采取相应的急救措施；密切观察有无颅内压增高的表现及脑疝形成的征象；遵医嘱用药；教会患者调整钠的摄入量，如低盐饮食；通过护理患者使脑组织灌注量能保持最佳状态，不发生脑疝。

④ 运动和感觉障碍的护理：要维持患者的皮肤完整性，不出现破损、烧伤或压力性损伤，测定危险因素和皮肤完整性的变化，视患者的具体情况制订翻身计划并具体落实。

⑤ 失语、眼肌麻痹、共济失调的护理：向患者详细介绍住院的环境，解释呼叫系统并评估患者运用的能力；移去危险物品，将患者安置在可水平升降的床位，夜间保持床在最低水平并支起护栏防护；失语患者应评估其失语的类型，建立交流方式以达到有效沟通。

（4）用药护理　告知药物作用及用法，指导患者正确用药，注意观察药物不良反应。

① 抗病毒药：护士应掌握常用抗病毒药物的作用及不良反应，以便针对性地进行健康教育指导。这类药物应首选阿昔洛韦，一般常用剂量为 15～30mg/(kg·d)，分 3 次静脉滴注，连用 14～21 天。若病情较重，可延长治疗时间或再重复治疗一个疗程。本药为一种鸟嘌呤衍生物，分子量小，容易通过血-脑脊液屏障，对单纯疱疹病毒有抑制作用，能抑制细胞内正在复制的 DNA 病毒的合

成，达到抗 HSV 的作用。但因本药呈碱性，与其他药物混合容易引起 pH 值的改变，加药时应尽量避免其配伍禁忌，注意用药前临时配药。不良反应有变态反应、恶心、呕吐、腹痛、下肢抽搐、舌及手足麻木感；血液尿素氮、血清肌酐值升高，肝功能异常等；一般在减量或终止给药后缓解。

②免疫治疗药：干扰素是细胞经病毒感染后产生的一组活性糖蛋白，具有广谱抗病毒活性作用，而对宿主细胞损害小；转移因子可致正常淋巴细胞致敏而活化为免疫淋巴细胞；肾上腺皮质激素则常在提示存在病毒引起变态反应性脑损害时才进行大剂量冲击疗法。在这些药物使用过程中，应密切观察药物的作用及可能出现的不良反应，发现问题及时与医师联系，采取相应措施。

（5）心理护理　护士应主动向患者家属介绍疾病的相关知识，特别是对有精神症状的患者家属，以期获得更多的社会支持；定时探视患者，态度和蔼、语言亲切；对木僵患者多给予鼓励，避免言语的不良刺激加重木僵状态；不在患者面前谈论任何不利于疾病的事情。

## 患者的护理效果评价：

（1）护士随时观察患者的发热热型，协助医师去除热原，控制患者的体温。1 周内将患者体温降至正常。

（2）患者叙述达到最舒适的状态或舒适感增加。

（3）患者能得到足够的营养，患者无口渴及饥饿感，患者的电解质紊乱及低蛋白血症及时得到纠正，患者出入量平衡。

（4）护士严密观察患者的意识状态，并维持其最佳水平，患者未发生意外如坠床、跌倒、自伤、他伤、走失。

（5）患者的基本生活需要得到满足。

● **饮食上患者应注意什么？**

答：应给予高热量、高蛋白、高维生素、易消化的饮食，多饮水，保证机体对能量的需求。轻者给予流食或半流食，要少量多次，以减少呕吐。昏迷或吞咽困难者，应给予静脉输液或鼻饲补充营养和热量。

● **患者抽搐发作时应注意些什么？**

答：患者保持平卧位，将患者衣领松开，头转向一侧，以免呼吸道分泌物及呕吐物反流入气管导致呛咳、窒息。保护好舌头，将缠有纱布的压舌板或筷子、毛巾、小布卷等置于患者的一侧上、下臼齿之间，以防咬伤舌头和颊部，在发作期间不要轻易搬动患者，注意不要给患者喂药，以防窒息。由于患者全身骨骼肌呈持续性收缩，可能有人会强制性按压患者的四肢，这种试图制止抽搐而减少患者痛苦的做法是万万不可取的，如果掌握不好力度，很容易造成患者骨折及肌肉拉伤。遵医嘱给予镇静药物，并观察效果及药物反应。

● **为什么 HSE 患者一定要做腰穿？**

答：给 HSE 患者做腰穿的目的如下。

① 检查脑脊液的性质，对诊断脑炎、脑膜炎及单纯疱疹病毒性脑炎有重要意义。

② 做腰椎麻醉，鞘内注射药物进行治疗。

③ 测定颅内压力和了解蛛网膜下隙有无阻塞、出血等。

● **患者病情恢复后，怎样给患者做出院指导？**

答：(1) 告知患者出院后按医嘱定时服药，并学会自行观察用药后的效果，同时了解各种药物的副作用，一旦出现，应予对症处理。

(2) 注意保暖，预防感冒。

(3) 指导患者注意劳逸结合，如锻炼不宜过长、过累，定时作息，以保证充足的休息和睡眠。

(4) 定期来院复查，开始每月 1 次，以后每 3 个月 1 次。病情完全康复后可逐步恢复正常生活及工作。

● **单纯疱疹病毒性脑炎的预后怎么样？**

答：预后取决于疾病的严重程度和治疗是否及时。本病如未经抗病毒治疗、治疗不及时或不充分、病情严重则预后不良，病死率可高达 60％～80％。如发病前几日内及时给予足量的抗病毒药物治疗或病情较轻，多数患者可治愈。但约 10％患者可遗留不同程度的瘫痪、智力下降等后遗症。

## ❀【护理查房总结】

单纯疱疹病毒性脑炎预后取决于疾病的严重程度和治疗是否及时。如未经抗病毒治疗、治疗不及时或不充分、病情严重则预后不良，病死率可高达 60％～80％。所以作为临床护士应密切观察患者的病情，积极配合医师处理和预防并发症，促进疾病的恢复和转归。

**查房笔记**

## 病例 2 · 新型隐球菌性脑膜炎

### ❀【病历汇报】

**病情**　患者男性，41 岁，因"反复头痛，伴发热 5 个月余，加重 20 天"入院。5 个多月前无明显诱因出现头痛，以午后明显，晨起后减轻，伴发热（体温 37.8～39℃），无恶心、呕吐，无视物旋转，无咳嗽、咳痰，无胸痛，无盗汗及咯血等。近 20 天来再次出现头痛，呈持续性胀痛，不能耐受，诊断为结核性脑膜炎，给予抗结核治疗，症状无明显好转后来我科治疗。病程中诉视物模糊、成双，出现短暂意识丧失，双手抽搐，持续约 10min。

**护理体查**　体温 37.8℃，脉搏 88 次/分，呼吸 24 次/分，血压 120/70mmHg。意识清楚，双侧瞳孔等大等圆，直径为 3mm，对光反射灵敏，眼球活动范围正常，无眼震，双侧鼻唇沟对称，双肺呼吸音清，颈软，四肢肌力、肌张力正常，四肢腱反射对称。

**辅助检查**　肺部 CT 示右上肺陈旧性结核；头颅 MRI 平扫未见异常。脑脊液常规示黄色，蛋白定性（＋＋），脑脊液压力为 460mmH$_2$O（↑），GLU 1.41mmol/L（↓），脑脊液氯 109.3mmol/L（↓），细胞数 210×10$^6$/L（↑）。脑脊液细菌检查：墨汁染色（＋），革兰染色检出孢子。

**入院诊断**　结核性脑膜炎［脑脊液墨汁染色（＋），革兰染色检出孢子，后确诊为新型隐球菌性脑膜炎］。右上肺陈旧性结核。

**主要的护理问题**

(1) 发热　与感染有关。

(2) 水、电解质紊乱　与使用利尿药有关。

(3) 有脑疝的危险　与颅内高压有关。

(4) 营养失调（低于机体需要量）　与意识障碍、发热有关。

(5) 舒适的改变　与头痛有关。

（6）焦虑或恐惧　对疾病预后的焦虑及发病的恐惧。

（7）知识缺乏　缺乏疾病、用药及防护相关知识。

### 目前的治疗措施

（1）两性霉素 B 及氟康唑抗真菌治疗。

（2）甘露醇降低颅内压。

（3）抗结核、补液及对症支持治疗。

（4）中心管道吸氧。

（5）心电监护。

### ?　护士长提问

● **新型隐球菌性脑膜炎的临床表现有哪些？**

答：起病隐匿，进展缓慢。早期可有不规则低热或间歇性头痛，后持续并进行性加重；免疫功能低下的患者可呈急性发病，常以发热、头痛、恶心、呕吐为首发症状。神经系统检查多数患者有明显的颈强和凯尔尼格征。少数出现精神症状如烦躁不安、人格改变、记忆衰退。大脑、小脑或脑干的较大肉芽肿引起肢体瘫痪和共济失调等局灶性体征。大多数患者出现颅内压增高症状和体征，如视盘水肿及后期视神经萎缩，不同程度的意识障碍，脑室系统梗阻出现脑积水。由于脑底部蛛网膜下隙渗出明显，常有蛛网膜粘连而引起多数脑神经受损的症状，常累及听神经、面神经和动眼神经等，其中以视神经受损最为多见。

● **哪些人群易患新型隐球菌性脑膜炎？其传播途径是怎样的？**

答：新型隐球菌广泛分布于自然界，如水果、奶类、土壤、鸽和其他鸟类的粪便中，为条件致病菌，当宿主的免疫力低下时致病。鸽和其他鸟类可为中间宿主，养鸽者新型隐球菌感染的发生率要比一般人群高出几倍。新型隐球菌性脑膜炎虽可发生于正常人，但更常见于恶性肿瘤如淋巴瘤、应用皮质激素或免疫抑制药、免疫缺陷性疾病（如艾滋病）、全身慢性消耗性疾病、严重创伤及大剂量使用抗生素者等。主要通过呼吸道侵入肺部并形成胶冻样结节性病灶，也可经皮肤、黏膜或肠道侵入人体。

● **新型隐球菌性脑膜炎的诊断依据有哪些？**

答：（1）有免疫力低下或缺陷等基础疾病。

（2）亚急性或慢性起病，头痛并伴有发热、恶心、呕吐和脑膜刺激征表现。

（3）腰椎穿刺检查提示有颅内压增高、淋巴细胞轻度到中度增高，糖明显降低，脑脊液涂片墨汁染色或其他检查方法发现新型隐球菌或其他抗原、抗体。

（4）头颅 CT 检查发现有脑膜增强反应、脑实质内的局限性炎性病灶。具备上述条件即可诊断。

● **新型隐球菌性脑膜炎的治疗方法是什么？**

答：（1）抗真菌治疗

① 两性霉素 B：目前药效最强的抗真菌药物，但因其不良反应多且严重，主张与氟胞嘧啶联合治疗，以减少其用量；成人首次用两性霉素 B 1～2mg/d，加入 5％葡萄糖液 500mL 内静脉滴注，6h 滴完；以后每日增加剂量 2～5mg，直至 1mg/(kg·d)，通常维持 12 周；也可经小脑延髓池、侧脑室或椎管内给药，以增加脑的局部或脑脊液中药物浓度。

② 氟康唑：广谱抗真菌药，耐受性好，口服吸收良好，血及脑脊液中药物浓度高，对新型隐球菌性脑膜炎有特效，每日 200～400mg，每日 1 次口服，5～10 天可达稳态血浓度，疗程一般 6～12 个月。

③ 氟胞嘧啶（5-FC）：可干扰真菌细胞中嘧啶的生物合成。单用疗效差，且易产生耐受性，与两性霉素 B 合用可增强疗效，剂量 50～150mg/(kg·d)，3～4 次/天，1 个疗程为数周至数月。

（2）对症及全身支持治疗　颅内压增高者可用脱水药，并注意防治脑疝；有脑积水者可行侧脑室分流减压术，并注意水及电解质平衡。因本病病程较长，病情重，机体消耗很大，应注意患者的全身营养、全面护理、防治肺感染及泌尿系统感染。

● **新型隐球菌性脑膜炎的首选药物是什么？**

答：两性霉素 B 是一种多烯类杀真菌药，具有广谱抗真菌作用，对新型隐球菌、念珠菌、曲霉菌、毛霉菌等敏感，是治疗新型隐球菌性脑膜炎的首选药物，也是目前药效最强的抗真菌药物。

● **使用两性霉素 B 应注意什么？**

答：两性霉素 B 在常温下药效易降低，应置于冰箱保存，使用时应现配现用。两性霉素 B 的水溶液如酸性过强或含过多电解质，可发生凝集，溶液变得混浊，并出现沉淀。因此，需先用注射用水稀释（勿用葡萄糖氯化钠溶液或生理盐水作为稀释液，以免发生浑浊），再将每日药量加入 5％葡萄糖溶液中。严格掌握输液速度，滴速过快可增加不良反应，控制滴速在 20～25 滴/分，必须在 6h 以上滴完；滴注时间过长也会降低药物效价，有条件者最好使用输液泵维持恒定的速度，用药前后应用 5％葡萄糖液冲洗输液管或使用单一输液管。另外两性霉素 B 遇光易失效，故应避光保存，滴注过程中用黑布包裹输液瓶及输液管，最好选用避光输液管。因该药物不良反应多且严重，要密切观察。

● **目前主要的护理措施是什么？护理措施效果如何？**

答：（1）卧床休息　头部置软枕，抬高 15°～30°，昏迷时头偏向一侧，给予氧气吸入。

（2）饮食护理　注意全身营养，给予高热量、高维生素饮食；意识不清时鼻饲维持营养。

（3）病情观察

① 观察意识、瞳孔和生命体征的变化。

② 观察有无头痛、恶心、呕吐、颈强、视盘水肿等颅内高压表现。

③ 有无癫痫发作、人格改变、记忆力减退等精神症状。

④ 有无肢体瘫痪、共济失调等表现。

（4）对症护理

① 脑水肿、颅内高压的护理：按时给予脱水、降颅压治疗。一旦发生脑疝，立即静脉使用脱水、降颅压药物。备好气管切开包、脑室穿刺引流包、监护仪、呼吸机和抢救药物。定期遵医嘱监测患者有无电解质紊乱，如低钾等。及时做出对症处理。

② 癫痫发作者的护理：抽搐发作时必须有专人在旁守候，观察意识及瞳孔的变化，以及抽搐的部位、持续时间、间隔时间。解除衣领、腰带等，将缠有纱布的压舌板或小布卷置于患者一侧上、下磨牙间以防咬伤舌和面颊部。有义齿者取出，头偏向一侧，及时吸出呼吸道分泌物和呕吐物。发作过程中予以床栏保护，躁动时给予约束带保护性约束。切勿强行按压制止患者的抽搐动作或抽搐肢体，以免肌肉关节的损伤、骨折、脱臼。

③ 高热者的护理：按时监测体温，发热时首先给予物理降温，必要时按医嘱给予解热药。

④ 头痛的护理：观察并判断患者头痛的性质、持续时间、发作次数、程度及伴随症状等，作好记录，报告医师。

（5）用药护理

① 严格遵守给药原则，早期给药，必要时可多途径给药，合并用药，药量及疗程要足够。

② 注意观察用药副作用并及时处理。

a.两性霉素 B（AMB）：可引起高热、寒战、血栓性静脉炎、头痛、恶心、呕吐、血压降低、低钠血症、氮质血症等，偶可出现心律失常、癫痫发作、白细胞或血小板减少等。

b.氟康唑（Fcz）：可引起恶心、腹痛、腹泻、胃肠胀气及皮疹等。

c.氟胞嘧啶：可出现恶心、厌食、白细胞及血小板减少、皮疹及肝肾功能损害。

（6）心理护理

① 热忱耐心地对待患者，细致严密地观察病情，使患者了解自己疾病的病理以及所需要的检查和治疗，以期密切合作。

② 做好患者家属、同事、朋友的工作，从各方面关心体贴患者，使患者拥有一个良好的支持系统及健康的心理状态。

## 患者的护理效果评价：

经过以上治疗及护理，患者的护理问题基本得到解决。患者头痛不适较前缓解，未发生脑水肿及颅内高压，未见低钾等电解质紊乱；体温正常，偶有低热，予以温水擦浴。生活需求基本得到满足，已能较平和地接受自己的病情。

● **腰椎穿刺的正确体位和穿刺部位是怎样的？如何给要做腰椎穿刺的患者进行健康教育？**

答：(1) 体位　指导患者左侧卧位，曲颈抱膝，尽量使脊柱前屈，有利于拉开椎间隙。背部要与检查床垂直，脊柱与床平行。

(2) 穿刺部位　穿刺部位的确定是沿双侧髂嵴最高点作一连线，与脊柱中线相交处为第 4 腰椎棘突，然后选择第 4、5 腰椎间隙进针，如失败可选择第 3、4 腰椎间隙或第 5 腰椎与骶骨间隙。

(3) 健康教育　告知患者腰穿的意义，术前让患者排空大小便，术后去枕平卧 4～6h。低颅压头痛是腰穿后最常见的并发症，大多在穿刺后 24h 出现，可持续 5～8 天。告知患者咳嗽、喷嚏或站立时可使头痛加重，如出现头痛应立即告知医护人员。疼痛的部位一般以前额和后枕部显著，跳痛和胀痛多见，还可伴有颈部和后背痛。平卧位可缓解头痛，并应大量饮水，必要时遵医嘱输入 500～1000mL 生理盐水。

● **患者病情恢复后，怎样给患者做出院指导？**

答：如患者临床症状消失，无头痛、发热、呕吐、抽搐、脑膜刺激征等，脑脊液生化检测压力、蛋白、氯化物、葡萄糖含量正常；连续 4 次检测脑脊液真菌培养无新型隐球菌生长及脑脊液墨汁染色未发现新型隐球菌，准予出院。出院后随访 6 个月至 1 年，定期行脑脊液检查、病原学检查。并注意加强营养、适当进行体育运动，提高机体免疫力，避免受凉及感冒，保持平稳的心态。严格遵照医嘱服药，慎用皮质激素。

● **新型隐球菌性脑膜炎的预后怎么样？**

答：本病常进行性加重，预后不良，病死率较高。未经治疗者常在数月内死亡，平均病程 6 个月。治疗者也常见并发症和神经系统后遗症，可在数年内病情反复缓解和加重。

● **新型隐球菌性脑膜炎与结核性脑膜炎如何鉴别？**

答：本病临床表现、脑脊液常规、影像学特点等与结核性脑膜炎极为相似，两者鉴别需依靠病原学证据（表 4-1）。

**表 4-1　新型隐球菌性脑膜炎与结核性脑膜炎的鉴别**

| 鉴别点 | 新型隐球菌性脑膜炎 | 结核性脑膜炎 |
|---|---|---|
| 发患者群 | 免疫力低下患者及鸽或其他鸟类接触者 | 结核病接触者 |
| 起病形式 | 亚急性或慢性 | 亚急性 |
| 意识障碍 | 少见，多为阵发性 | 多见 |
| 发热 | 早期不明显，以后多不规则 | 较早出现发热 |
| 脑神经受累 | 视神经受累或视盘水肿 | 展神经受累多见 |
| 腰椎穿刺压力 | 明显增高 | 增高 |
| 脑脊液细胞数 | 轻中度升高，$200 \times 10^6/L$ 以下多见 | 中度升高，$(200 \sim 500) \times 10^6/L$ 多见 |
| 脑脊液外观 | 微浊或淡黄色 | 无色透明或微黄，静置后可有薄膜形成 |
| 脑脊液蛋白 | 轻中度增高 | 明显增高，多大于 $1g/L$ |
| 脑脊液糖 | 明显降低 | 降低 |
| 脑脊液氯化物 | 降低 | 多明显降低 |
| 涂片找菌 | 墨汁染色找隐球菌 | 结核杆菌，但概率很小 |
| 新型隐球菌抗原检测 | 阳性 | 阴性 |

脑脊液（CSF）抗酸染色仅少数为阳性，CSF 培养出结核杆菌可确诊为结核性脑膜炎。

CSF 离心沉淀后涂片做墨汁染色，检出新型隐球菌可确定诊断为新型隐球菌性脑膜炎。

● **新型隐球菌性脑膜炎疗效评判标准有哪些？**

答：（1）痊愈　临床症状体征消失，脑脊液压力白细胞计数正常，连续 4 次脑脊液墨汁染色及培养阴性。

（2）好转　临床症状体征减轻，脑脊液中白细胞计数有时不正常，或临床症状、体征消失，但脑脊液压力大于 $200mmH_2O$。

（3）无效　恶化或死亡。

❀ **【护理查房总结】**

新型隐球菌性脑膜炎起病隐匿，误诊时间长，病情重，恢复慢。护理上应密切观察病情变化，及早发现颅内压增高的表现；积极防治治疗药物的副作用，预防并发症的发生；并运用护理程序，对患者实行身心整体护理，使患者能顺利完成治疗，早日康复。

查房笔记

# 病例 3 • 结核性脑膜炎

## 🍀【病历汇报】

**病情**　患者男性，56 岁，肺结核病史 3 年，不规律抗结核治疗 1 年，症状有所减轻。1 年前出现头痛。近 10 天咳嗽、咳痰加重，出现发热，体温最高达 39℃，头痛明显，并伴恶心、呕吐，为胃内容物，非喷射状。在当地诊所消炎、对症治疗无效，近日出现烦躁、谵语入院。

**护理体查**　体温 37.5℃，脉搏 90 次/分，呼吸 20 次/分，血压 100/60mmHg，血氧饱和度 100%，咳嗽、咳痰加重，体质消瘦，躁动不安，谵妄。否认乙型肝炎等传染病史，否认手术史、外伤史及药物或食物过敏史。

**辅助检查**　阳性检查结果及体征：颈部强直，脑膜刺激征阳性；胸部 X 线检查示胸廓对称，气管居中，双肺野可见广泛斑点状、斑片状密度增高、不均匀、边缘模糊的阴影。脑脊液检查：颅内压 230mmH$_2$O，氯化物测定 107.0mmol/L，糖定量 0.49mmol/L，蛋白定量 563mg/L。生化全套：总胆红素 33.5$\mu$mol/L，直接胆红素 17.9$\mu$mol/L，谷丙转氨酶 58U/L，钠 127.7mmol/L，氯 91.1mmol/L。红细胞沉降率（血沉）65mm/h。C 反应蛋白 112.3mg/L。

**入院诊断**　结核性脑膜炎，双侧亚急性血行播散型肺结核。

**主要的护理问题**

（1）疼痛　头痛。

（2）发热　与播散型肺结核有关。

（3）潜在并发症　颅内高压或脑疝。

（4）有坠床的危险　意识障碍，躁动不安。

（5）有窒息的危险。

（6）营养失调　低钾血症、低钠血症、低氧血症。

（7）有感染的危险。

**目前的治疗措施**

（1）抗结核治疗（利福平、异烟肼、乙胺丁醇、吡嗪酰胺）。

（2）抗感染、降颅压、激素、保肝、对症、支持治疗（左氧氟沙星、甘露醇、地塞米松、护肝宁、奥美拉唑、高浓度氯化钠、10％氯化钾）。

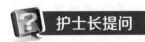 护士长提问

● **什么是结核性脑膜炎？**

答：结核性脑膜炎（TBM）是由结核杆菌引起的脑膜和脊膜的非化脓性炎症性疾病。在肺外结核中有5％～15％的患者累及神经系统，其中又以结核性脑膜炎最为常见，占神经系统结核的70％左右。

● **结核性脑膜炎的病因是什么？**

答：结核杆菌经血播散后在软脑膜下种植，形成结核结节，结节破溃后大量结核杆菌进入蛛网膜下隙引起TBM。

● **结核性脑膜炎的临床表现是什么？**

答：多起病隐匿、慢性病程，也可急性或亚急性起病，可缺乏结核接触史，症状往往轻重不一，其自然病程发展一般有如下表现。

（1）结核中毒症状　低热、盗汗、食欲减退、全身倦怠无力、精神萎靡。

（2）脑膜刺激症状和颅内压增高　早期表现为发热、头痛、呕吐及脑膜刺激征。颅内压增高在早期由于脑膜、脉络丛和室管膜炎性反应，脑脊液生成增多，蛛网膜颗粒吸收下降，形成交通性脑积水所致。颅内压多为轻中度增高，通常持续1～2周。晚期蛛网膜、脉络丛粘连，呈完全性或不完全性梗阻性脑积水。颅内压多明显增高，表现头痛、呕吐和视盘水肿。严重时出现去脑强直发作或去皮质状态。

（3）脑实质损害 如早期未能及时治疗，发病 4～8 周时常出现脑实质损害症状，如精神萎靡、淡漠、谵妄或妄想，部分性、全身性癫痫发作或癫痫持续状态，昏睡或意识模糊；肢体瘫痪若因结核性动脉炎所致，可呈卒中样发病，出现偏瘫、交叉瘫等；如由结核瘤或脑脊髓蛛网膜炎引起，表现为类似肿瘤的慢性瘫痪。

（4）脑神经损害 颅底炎性渗出物的刺激、粘连、压迫，可致脑神经损害，以动眼神经、展神经、面神经和视神经最易受累，表现视力减退、复视和面神经麻痹等。

（5）老年人 TBM 的特点 头痛、呕吐较轻，颅内压增高症状不明显，约半数患者脑脊液改变不典型，但在动脉硬化基础上发生结核性动脉内膜炎而引起脑梗死的较多。

● **结核性脑膜炎的诊断依据是什么？**

答：根据结核病病史或接触史，出现头痛、呕吐等症状，脑膜刺激征，结合 CSF 淋巴细胞增多及糖含量减低等特征性改变。CSF 抗酸涂片、结核杆菌培养和 PCR 检查等可作出诊断。

● **结核性脑膜炎的治疗原则及治疗方法有哪些？**

答：本病的治疗原则是早期给药、合理选药、联合用药及系统治疗，只要患者临床症状、体征及实验室检查高度提示本病，即使抗酸染色阴性亦应立即开始抗结核治疗。

（1）抗结核治疗 异烟肼、利福平、吡嗪酰胺或链霉素、乙胺丁醇是治疗 TBM 最有效的联合用药方案。

① 异烟肼：异烟肼可抑制结核杆菌 DNA 合成，破坏菌体内酶活性，对细胞内、外结核杆菌均有杀灭作用。无论脑膜有无炎症，均能迅速渗透到脑脊液中。单独应用易产生耐药性。主要不良反应有末梢神经炎、肝损害等。

② 利福平：利福平与细菌的 RNA 聚合酶结合，干扰 mRNA 的合成，抑制细菌的生长繁殖，导致细菌死亡。对细胞内、外结核杆菌均有杀灭作用。利福平不能透过正常的脑膜，只部分通过炎性

脑膜，是治疗结核性脑膜炎的常用药物。单独应用也易产生耐药性。主要不良反应有肝毒性、过敏反应等。

③ 吡嗪酰胺：在酸性环境中杀菌作用较强，pH 5.5 时杀菌作用最强，能杀灭酸性环境中缓慢生长的吞噬细胞内的结核杆菌，对中性和碱性环境中的结核杆菌几乎无作用。吡嗪酰胺渗入吞噬细胞后进入结核杆菌体内，菌体内的酰胺酶使其脱去酰胺基，转化为吡嗪酸而发挥杀菌作用。吡嗪酰胺能够自由通过正常脑膜和炎性脑膜，是治疗结核性脑膜炎的重要抗结核药物。主要不良反应有肝损害、关节酸痛、肿胀、强直、活动受限、血尿酸增加等。

④ 链霉素：为氨基糖苷类抗生素，仅对吞噬细胞外的结核菌有杀灭作用，为半效杀菌药。主要通过干扰酰胺基-tRNA 与核蛋白体 30S 亚单位结合，抑制 70S 复合物的形成，抑制肽链延长、蛋白质合成，致细菌死亡。链霉素能透过部分炎性的血脑屏障，是结核性脑膜炎早期治疗的重要药物之一。主要不良反应有耳毒性和肾毒性。

⑤ 乙胺丁醇：与二价锌离子络合，干扰多胺和金属离子的功能，影响戊糖代谢和脱氧核糖核酸、核苷酸的合成，抑制结核杆菌的生长。对生长繁殖状态的结核杆菌有作用，对静止状态的细菌几乎无影响。主要不良反应有视神经损害、末梢神经炎、过敏反应等。

WHO 建议应至少选择三种药物联合治疗，常用异烟肼、利福平和吡嗪酰胺，轻症患者治疗 3 个月后可停用吡嗪酰胺，再继续用异烟肼和利福平 7 个月。耐药菌株可加用第四种药如链霉素或乙胺丁醇。利福平不耐药菌株，总疗程 9 个月已足够；利福平耐药菌株需连续治疗 18～24 个月。由于中国人为异烟肼快速代谢型，成年患者每日剂量可加至 900～1200mg，但应注意保肝治疗，防止肝损害并同时服用 B 族维生素，以预防该药导致的周围神经病。

（2）皮质类固醇　用于脑水肿引起颅内压增高，伴局灶性神经体征和蛛网膜下腔阻塞的重症患者，可减轻中毒症状，抑制炎症反应及减轻脑水肿。成人常选用泼尼松口服，3～4 周后逐渐减量，

2～3 周内停药。

（3）药物鞘内注射　脑脊液蛋白定量明显增高、有早期椎管梗阻、肝功能异常致使部分抗结核药物停用、慢性、复发或耐药的情况下，在全身药物治疗的同时可辅以鞘内注射，异烟肼 50mg、地塞米松 5～10mg、α-糜蛋白酶 4000U、透明质酸酶 1500U，每隔2～3 天 1 次，注药应缓慢。症状消失后每周 2 次，体征消失后 1～2 周 1 次，直至 CSF 检查正常。脑脊液压力较高的患者慎用此法。

（4）降颅压　颅内压增高者可选用渗透性利尿药，如 20％甘露醇、甘油果糖或甘油盐水等，同时需及时补充丢失的液体和电解质。

● **结核性脑膜炎的护理措施有哪些？**

答：（1）密切观察病情变化

① 观察体温、脉搏、呼吸、血压、神志、双瞳孔大小及对光反射情况等，早期发现颅内高压或脑疝便于及时采取抢救措施。

② 应绝对卧床休息，保持室内安静，护理操作尽量集中进行，减少对患者的刺激。

③ 遵医嘱使用肾上腺皮质激素、脱水药、利尿药和呼吸兴奋药。配合医师做腰椎穿刺，颅压高时腰椎穿刺应在应用脱水药半小时后进行，腰穿后去枕平卧 4～6h，以防脑疝发生。

④ 对急性脑积水或慢性脑积水急性发作者，用药物降颅压无效，护士应随时做好侧脑室穿刺术前的准备工作。

（2）对有呼吸功能障碍患者，应保持呼吸道通畅，取侧卧位，以免仰卧舌根后坠堵塞喉头。解松衣领，及时清除口、鼻、咽喉分泌物及呕吐物，防误吸窒息或发生吸入性肺炎。必要时吸氧或进行人工辅助呼吸。

（3）确保患者安全，在惊厥发作时齿间应置牙垫，防舌咬伤，并防惊厥时坠床跌伤。

（4）皮肤、黏膜的护理　防止压力性损伤和继发感染，保持床单位干燥、整洁。呕吐后及时清除颈部、耳部残留物。昏迷及瘫痪患者勤翻身拍背。骨突处垫气垫或软垫，防长期固定体位、局部血液循环不良产生压力性损伤和坠积性肺炎。

（5）做好饮食护理，保持水、电解质平衡，评估患者的进食及营养状况，为患者提供足够热量、蛋白质及维生素食物，以增强机体抗病能力。对昏迷不能吞咽者，可鼻饲和静脉补液，维持水、电解质平衡。

（6）心理护理

① 结核性脑膜炎病情重、病程长，疾病和治疗给患者带来不少痛苦。医护人员对患者应和蔼可亲、关怀体贴。护理治疗操作时动作轻柔，及时解除患者不适，为其提供生活方面的周到服务。

② 家人对患者的预后尤为担心，护理人员应予以耐心解释和心理上的支持，克服焦虑心理，密切配合治疗护理。

● **如何对结核性脑膜炎患者做出院指导？**

答：（1）要有长期治疗的思想准备，坚持全程、合理用药。

（2）做好病情及药物毒性作用的观察，定期门诊复查。

（3）制订良好的作息，保证休息时间，适当地进行户外活动。注意饮食，供给充足的营养。

（4）避免继续与开放性结核病患者接触，以防重复感染。积极预防和治疗各种急性传染病，防止疾病复发。

（5）应对瘫痪肢体进行理疗、被动活动等功能锻炼，防止肌挛缩。对失语和智力低下者，应进行语言训练和适当教育。

● **结核性脑膜炎的预后怎样？**

答：预后与患者的年龄、病情、治疗是否及时有关，发病时昏迷是预后不良的重要指征；临床症状、体征完全消失，脑脊液的细胞数、蛋白、糖和氯化物恢复正常提示预后良好。即使经过适当的治疗，仍有约 1/3 的 TBM 患者死亡。

● **结核性脑膜炎与新型隐球菌性脑膜炎如何鉴别？**

答：新型隐球菌性脑膜炎系有身体其他脏器的恶性肿瘤转移到脑膜所致，通过全面检查可发现颅外的癌性病灶。极少数患者合并脑结核瘤，表现连续数周或数月逐渐加重的头痛，伴有痫性发作及急性局灶性脑损伤，增强 CT 显示大脑半球等部位的单发病灶，CSF 检查通常多为正常。

## 🍀【护理查房总结】

结核性脑膜炎是由结核杆菌引起的脑膜和脊膜的非化脓性炎症性疾病。在肺外结核中有 $5\%\sim15\%$ 的患者累及神经系统，其中又以结核性脑膜炎最为常见，约占神经系统结核的 $70\%$。本病的治疗原则是早期给药、合理选药、联合用药及系统治疗，患者常有发热体征，要监测体温变化，告知患者及家属观察体温变化和伴随症状的意义，讲解降温的方法，包括物理降温、药物降温等。指导家属配合护士及时更换汗湿的衣物，保持床单位干燥、清洁。

### 查房笔记

# 病例 4 ● 化脓性脑膜炎

## 🍀【病历汇报】

**病情**　患者男性，23 岁。2 天前受凉后出现咽痛，未给予任何治疗。于 1 天前突然出现发热，体温 38.5℃，头痛，以额部为重，频繁恶心，颈部僵硬、疼痛，伴意识模糊，四肢乏力，无呕吐、抽搐、角弓反张。

**护理体查**　体温 37.0℃，脉搏 100 次/分，呼吸 20 次/分，血压 131/83mmHg。发育正常，营养中等，急性病容，表情痛苦，昏睡，推入病房，查体不完全合作。全身皮肤、黏膜无瘀斑及脓疱，浅表淋巴结未触及肿大，五官端正，咽无疱疹，双侧扁桃体Ⅱ度肿大，颈强直有四指。双肺呼吸音粗糙，未闻及干湿啰音。心率 100 次/分，律齐，心音有力，心前区未闻及杂音。全腹软，无压痛及反跳痛，肠鸣音 3 次/分。脊柱生理弯曲，四肢无畸形，活动可。

**辅助检查**　昏睡状，查体不完全合作，双侧瞳孔等大等圆，直径约 3mm，对光反射灵敏，余脑神经检查正常，四肢肌张力正常，肌力 4 级，浅感觉左＜右，深感觉正常，双侧膝腱反射对称。指鼻试验准、稳，轮替动作笨拙，闭目难立征不合作。颈强直有四指，凯尔尼格征阳性，布鲁津斯基征阳性。双侧病理征未引出。

**入院诊断**　化脓性脑膜炎。

**主要的护理问题**

（1）急性意识障碍　与脑组织受损，功能障碍有关。

（2）体温过高　与细菌感染有关。

（3）疼痛（头痛）　与颅内外血管舒缩功能障碍或脑部器质性病变等因素有关。

（4）便秘　与肠道蠕动减弱和摄入的食物及水分过少有关。

（5）营养失调　低于机体需要量。

（6）焦虑。

**目前的治疗措施**

（1）抗菌治疗。

（2）对症支持治疗 脱水，降颅压，高热时使用物理降温或使用解热药，补液，营养支持疗法。

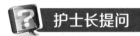

● **什么是化脓性脑膜炎？**

答：化脓性脑膜炎是由化脓性细菌感染所致的炎症，是中枢神经系统常见的化脓性感染。通常急性起病，好发于婴幼儿、儿童。

● **化脓性脑膜炎的病因是什么？**

答：化脓性脑膜炎最常见的致病菌为肺炎球菌、脑膜炎双球菌及流感嗜血杆菌 B 型，其次为金黄色葡萄球菌、链球菌、大肠杆菌、变性杆菌、厌氧杆菌、沙门菌及铜绿假单胞菌等。

● **化脓性脑膜炎可以分为哪几类？**

答：本病潜伏期 1～7 日，一般 2～3 日，临床上按病情及表现分为三型。

（1）普通型 占病例的 90％。急性起病，先出现上呼吸道感染症状，如咽痛、流涕，进入败血期后出现高热、畏寒、寒战。70％的病例皮肤黏膜出现暗红色或紫红色大小不等、分布不匀的瘀点、瘀斑。

（2）暴发型 此型多见于儿童，病情凶猛，如不及时抢救可于 24h 内死亡。常高热、头痛、呕吐。严重者精神萎靡、意识障碍，时有惊厥，少尿或无尿。脑实质损害患者迅速进入昏迷，惊厥频繁，肢体偏瘫，血压高，一侧瞳孔散大，对光反射消失，眼球固定，很快出现呼吸衰竭而死亡。此型又分为暴发休克型和暴发脑炎型。

（3）轻型 仅出现皮肤黏膜出血点，涂片染色可发现病原菌，此型多见于儿童。

## ● 化脓性脑膜炎的临床表现是什么？

答：（1）感染症状　发热、寒战或上呼吸道感染表现等。

（2）脑膜刺激征　表现为颈项强直，凯尔尼格征和布鲁津斯基征阳性。但新生儿、老年人或昏迷患者脑膜刺激征常不明显。

（3）颅内压增高　表现为剧烈头痛、呕吐、意识障碍等。腰穿时检测颅内压明显升高，有的甚至形成脑疝。

（4）局灶症状　部分患者可出现局灶性神经功能损害的症状，如偏瘫、失语等。

（5）其他症状　部分患者有比较特殊的临床特征，如脑膜炎双球菌脑膜炎（又称流行性脑脊髓膜炎）菌血症时出现的皮疹，开始为弥散性红色斑丘疹，迅速转变成皮肤瘀点，主要见于躯干、下肢、黏膜以及结膜，偶见于手掌及足底。

## ● 如何诊断化脓性脑膜炎？

答：根据急性起病的发热、头痛、呕吐，查体有脑膜刺激征，脑脊液压力升高、白细胞明显升高，即应考虑本病。确诊必须有病原学证据，包括脑脊液细菌涂片检出病原菌、血细菌培养阳性等。

（1）常规实验室检查

① 血常规：白细胞总数及中性粒细胞计数明显增加。贫血常见于流感杆菌脑膜炎。

② 血培养：早期、未用抗生素治疗者可得阳性结果。能帮助确定病原菌。

③ 咽拭子培养：分离出致病菌有参考价值。

④ 瘀点涂片：流行性脑脊髓膜炎患儿皮肤瘀点涂片查见细菌阳性率可达50％以上。

（2）脑脊液检查

① 常规：可见典型化脓性改变。脑脊液外观混浊或稀米汤样，压力增高。镜检白细胞甚多，可达每升数亿个。

② 生化：糖定量不但可协助鉴别细菌或病毒感染，还能反映治疗效果。蛋白定性试验多为强阳性，定量在 1g/L 以上。

③ 细菌学检查：将脑脊液离心沉淀，做涂片染色，常能查见病原菌，可作为早期选用抗生素治疗的依据。

（3）影像学检查 影像学检查的诊断和鉴别诊断意义有限。部分患者表现为增强后脑膜和脑皮质增强信号，但无增强表现亦不能排除诊断。影像学检查的真正意义在于了解脑膜炎的中枢神经系统并发症，如脑脓肿、脑梗死、脑积水、硬脑膜下积脓和静脉窦血栓形成等。

● **化脓性脑膜炎的治疗原则及治疗方法是什么？**

答：（1）抗菌治疗 应掌握的原则是及早使用抗生素，通常在确定病原菌之前使用广谱抗生素，若明确病原菌则应选用对病原菌敏感的抗生素。

① 未确定病原菌：第三代头孢菌素的头孢曲松或头孢噻肟常作为化脓性脑膜炎首选用药，对脑膜炎双球菌、肺炎球菌、流感嗜血杆菌及 B 型链球菌引起的化脓性脑膜炎疗效比较肯定。

② 确定病原菌：应根据病原菌选择敏感的抗生素。

a. 肺炎球菌：对青霉素敏感者可用大剂量青霉素，成人每天 2000 万～2400 万 U，儿童每天 40 万 U/kg，分次静脉滴注。对青霉素耐药者，可考虑用头孢曲松，必要时联合万古霉素治疗。2 周为 1 个疗程，通常开始抗生素治疗后 24～36h 内复查脑脊液，以评价治疗效果。

b. 脑膜炎球菌：首选青霉素，耐药者选用头孢噻肟或头孢曲松，可与氨苄西林或氯霉素联用。对青霉素或 $\beta$-内酰胺类抗生素过敏者可用氯霉素。

c. 革兰阴性杆菌：对铜绿假单胞菌引起的脑膜炎可使用头孢他啶，其他革兰阴性杆菌脑膜炎可用头孢曲松、头孢噻肟或头孢他啶，疗程常为 3 周。

（2）激素治疗 激素可以抑制炎性细胞因子的释放，稳定血脑屏障。对病情较重且没有明显激素禁忌证的患者可考虑应用。通常给予地塞米松 10mg 静脉滴注，连用 3～5 天。

（3）对症支持治疗　颅压高者可脱水、降颅压。高热者使用物理降温或使用解热药。癫痫发作者给予抗癫痫药物以终止发作。

### ● 化脓性脑膜炎的护理措施有哪些？

答：（1）病室保持安静，经常通风，为避免强光对患者的刺激，宜用窗帘适当遮挡。

（2）给予营养、清淡可口、易于消化的流质或半流质食物，餐间可给水果及果汁，昏迷患者可给予鼻饲，保证患者有足够的入量。

（3）口腔及皮肤护理　患者因发热、呕吐、饮食少等常有口臭，要认真做好口腔护理，干裂者涂液状石蜡，要保持皮肤清洁、干燥，特别是有瘀点、瘀斑的皮肤，有时有痒感，应避免抓破。

（4）病情观察　病情有突然恶化的可能，必须做到经常巡视，密切观察意识状态、瞳孔变化、面色、出血点及生命体征。发热、头痛可用物理降温或遵医嘱服解热镇痛药，烦躁、惊厥患者要加床栏保护患者，防止坠床，适当约束，酌情给予镇静药。

（5）腰穿为化脓性脑膜炎的常规辅助检查项目，要协助医师做好腰椎穿刺术，术前嘱患者应排空小便，专人固定体位，放脑脊液时速度不宜太快，放液不宜太多，留取标本立刻送检，腰穿过程中必须严格无菌操作，注意患者生命体征变化。术后指导患者平卧 4～6h，防止低颅压性头痛，告知腰穿后的注意事项，做好心理护理，减轻患者紧张、焦虑情绪。

### ● 化脓性脑膜炎并发症的症状护理有哪些？

答：（1）单纯疱疹多发生于口唇周围，保持局部清洁，如抓破涂络合碘消毒，化脓后可用莫匹罗星软膏涂擦。

（2）关节炎时限制活动，适当抬高患肢，局部可热敷，疼痛者可用解热镇痛药。有变态反应性关节炎可用泼尼松。

（3）硬脑膜下积液　多见于婴儿，应用抗生素治疗，如积液过多并有颅内压增高或神经刺激症状者，需做硬脑膜下穿刺放出积液，以减轻症状，便于脑膜炎恢复。

● **化脓性脑膜炎的预后怎么样？**

答：病死率及致残率较高。预后与病原菌、机体情况和是否及早有效应用抗生素治疗密切相关。少数患者可遗留智力障碍、癫痫、脑积水等后遗症。

● **化脓性脑膜炎与其他疾病如何鉴别？**

答：(1) 病毒性脑膜炎　脑脊液白细胞计数通常低于 $1000 \times 10^6/L$，糖及氯化物一般正常或稍低，细菌涂片或细菌培养结果阴性。

(2) 结核性脑膜炎　通常亚急性起病，脑神经损害常见，脑脊液检查白细胞计数升高往往不如化脓性脑膜炎明显，病原学检查有助于进一步鉴别。

(3) 新型隐球菌性脑膜炎　通常隐匿起病，病程迁延，脑神经尤其是视神经受累常见，脑脊液白细胞通常低于 $500 \times 10^6/L$，以淋巴细胞为主，墨汁染色可见新型隐球菌，乳胶凝集试验可检测出新型隐球菌抗原。

● **如何做好化脓性脑膜炎的预防？**

答：(1) 早期发现，早期隔离治疗。

(2) 做好卫生宣教，搞好环境和个人卫生。

(3) 密切接触者服用磺胺药物，每次 1g，每天 1 次，连服3 天。

(4) 预防注射可用 A 群多糖菌苗。

🍀 **【护理查房总结】**

化脓性脑膜炎是由化脓性细菌感染所致的脑脊膜炎症，是中枢神经系统常见的化脓性感染。治疗主要是针对病因进行大剂量抗生素治疗，伴随发热等症状时及时给予降温等对症处理。化脓性脑膜炎重在预防，应养成良好的卫生习惯，掌握常见的消毒隔离知识，减少各种感染因素，如不吃生肉、病畜肉，加强锻炼，增强抵抗力等。

**查房笔记**

## 病例 5 • 自身免疫性脑炎

### ❀【病历汇报】

**病情** 患者女性，22 岁，因"精神行为异常 10 天"入院。家属代诉患者于 10 日前开始出现重复语言，无故发笑。隔天开车撞了垃圾桶，未受伤，但言语混乱，出现幻觉、妄想。后出现发作性四肢强直，意识模糊，口吐白沫，挤眉弄眼。送当地医院就诊无好转，转入我科治疗。

**护理体查** 体温 37.0℃，脉搏 88 次/分，呼吸 24 次/分，血压 112/67mmHg，意识模糊，表情淡漠，反应迟钝。双侧瞳孔等大等圆，直径为 3mm，对光反射灵敏，查体欠合作，四肢肌力、肌张力检查不配合，病理反射阴性，脑膜刺激征阴性。既往体健，有车祸外伤史、皮外伤。

**辅助检查** 脑脊液检查示抗谷氨酸受体（NMDAR）抗体阳性（＋＋＋）；血清抗谷氨酸受体（NMDAR）抗体阳性（＋＋）；脑电图检查示高度异常脑电图；颅脑 MRI 平扫及 DWI 未见明显异常。

**入院诊断** 自身免疫性脑炎。

**主要的护理问题**

(1) 有受伤、走失的危险 与抽搐发作及精神行为异常有关。

(2) 躯体移动障碍 与四肢屈曲强直有关。

(3) 意识障碍 与大脑皮质受损致功能下降有关。

(4) 营养失调，低于机体需要量 与摄入不足有关。

(5) 知识缺乏 缺乏疾病、用药及防护相关知识。

**目前的治疗措施**

(1) 免疫治疗 糖皮质激素、人血丙种球蛋白大剂量冲击疗法。

(2) 抗抽搐。

（3）促醒、护脑、营养神经。

（4）对症支持治疗。

## 护士长提问

● **什么是自身免疫性脑炎？**

答：自身免疫性脑炎（antoimmune encephalitis）是一类由自身免疫机制介导的针对中枢神经系统抗原产生免疫反应所导致的脑炎，临床主要表现为精神行为异常、认知功能障碍和急性或亚急性发作的癫痫等。

自身免疫性脑炎占所有脑炎病例的 $10\%\sim20\%$，其中以抗 N-甲基-D-天冬氨酸受体（NMDAR）脑炎最为常见，约占所有自身免疫性脑炎病例的 $80\%$，其次为抗富含亮氨酸胶质瘤失活蛋白 1（leucine-rich glioma inactivated 1，LGI 1）抗体相关脑炎、抗 γ-氨基丁酸 B 型受体（GABABR）相关脑炎，这些脑炎主要累及边缘系统。

● **自身免疫性脑炎有哪些临床表现？**

答：（1）抗 NMDAR 脑炎常有发热、头痛等前驱症状。

（2）自身免疫性脑炎发病时主要表现为精神行为异常、认知功能障碍、近事记忆力下降、急性或亚急性癫痫发作、语言功能障碍、运动障碍、不自主运动、自主神经功能障碍以及不同程度的意识障碍甚至昏迷等。

（3）自身免疫性脑炎可出现睡眠障碍，主要表现为嗜睡、睡眠觉醒周期紊乱和白天过度睡眠等。

● **自身免疫性脑炎的病理机制是什么？**

答：病理上主要表现为淋巴细胞为主的炎细胞浸润脑实质，并在血管周围形成套袖样改变。根据主要受累部位的不同，病理上可以分为三型：灰质受累为主型、白质受累为主型和血管炎型。

## ● 自身免疫性脑炎的诊断依据有哪些？

答：（1）脑脊液有核细胞可以正常或增多，脑脊液自身免疫性脑炎相关抗体检测阳性。

（2）影像学检查 头颅 MRI $T_2$ 或者 FLAIR 可见边缘系统有异常信号。

（3）脑电图检查 可见癫痫样放电、弥漫性或者多灶分布的慢波节律。

其中，第一条为诊断自身免疫性脑炎的重要依据。

## ● 自身免疫性脑炎的治疗方法是什么？

答：（1）免疫治疗

① 糖皮质激素：可采用甲泼尼龙冲击治疗，开始为甲泼尼龙1000mg/d，静脉滴注连续 3 天后改为甲泼尼龙 500mg/d，连续滴注 3 天之后改为泼尼松口服逐渐减量。

② 人血丙种球蛋白：总剂量按患者体重 2g/kg 计算，分 3～5天静脉滴注。

对于重症患者，可联合使用人血丙种球蛋白与糖皮质激素。

（2）对症支持治疗 癫痫发作者可给予抗癫痫治疗。精神症状明显者可给予相关抗精神症状治疗。

## ● 使用静注人血丙种球蛋白应注意什么？

答：静注人血丙种球蛋白含有广谱抗病毒、细菌或其他病原体的 IgG 抗体，经静脉输注后，能迅速提高受者血液中的 IgG 水平，增强机体的抗感染能力和免疫调节功能。在静脉输注前应先测量患者体温，宜在正常体温下进行输注。开始滴注速度为 1mL/min（15～20 滴/分）持续 15min 后若无不良反应，可逐渐加快速度，最快滴注速度不得超过 3mL/L（约 60 滴/分）。输注过程中密切观察病情一般情况及生命体征，有无头痛、心悸、恶心等不适。如果有，可将滴速调慢或暂停输入。人血丙种球蛋白应单独输注，不得与其他药物混合输用，输注前后用生理盐水冲管。

● **目前主要的护理措施是什么？护理措施效果如何？**

答：（1）安全护理 接触患者要观察其精神行为异常的表现形式，注意查看有无加重的诱因，每班严格执行交接班制度。加强对患者看护，清除周围一切锐利物品或其他可伤人器械，防止患者自伤或伤人，防止患者走失，专人陪护。如有过激行为或暴力先兆，要及时汇报医生，遵医嘱用药。

抗 NMDAR 受体型自身免疫性脑炎患者口、舌、面异常运动是最常见的运动障碍，并伴有手足徐动症样舞蹈运动、肌张力异常等症状。可选择合适的约束工具适当约束，防止非计划性拔管等意外事件发生。严密观察患者的病情变化，并及时记录，遵医嘱给予相应处理。护理操作尽可能集中进行，关心安慰患者，减少不必要的刺激。

（2）饮食及生活护理 给予高蛋白、高维生素、高热量、易消化的饮食。拒食者或吞咽困难的患者可遵医嘱鼻饲管给予营养丰富的流质饮食。协助患者完成生活护理，勤翻身拍背，保持床单位、衣被清洁干燥，防止压力性损伤的发生。

由于患者常有严重的如咀嚼、磨牙、咂嘴等口面部运动障碍及癫痫发作时常伴牙关紧闭症状，故极易出现口唇溃疡、舌苔损伤、牙齿松动等，从而导致口腔感染。具体预防措施包括：每日 3～4 次口腔护理；保持口腔清洁湿润；合理选用口腔清洁液如碱性漱口水等预防口腔感染；如有破溃，则给予口腔溃疡贴膜等贴于破溃处。

患者由于长期卧床且留置导尿管，极易并发尿路感染，表现为尿液混浊、有絮状物，尿常规报告有较多白细胞、上皮等，甚至出现高热。预防措施包括：保持会阴部清洁；2 次/日会阴护理；定期更换引流袋；定期更换导尿管；保持引流通畅等。

医护人员严格执行手卫生，减少无关人员探视，保持室内空气流通，预防感染。

（3）康复及心理护理 早期给予患者被动按摩和康复锻炼，维持有效的肢体功能位，防肌肉萎缩。患者病情好转后，对患者进行认知功能评价，及时给予认知康复训练，使患者认知功能大幅度提升。当患者意识逐渐恢复时，多与患者沟通，鼓励患者配合治疗，帮助患者树立战胜疾病的信心和勇气。同时，与家属进行有效沟通，跟患者及家属讲解疾病的相关知识，及时了解患者的病情变化，缓解患者及家属心理压力，促进患者早日恢复。

## 患者的护理效果评价：

经过以上治疗及护理措施，患者的护理问题基本得到解决。患者意识转清，口唇及四肢不自主运动减少，能自行进食，大小便可控制，能简单说话、短距离行走。未发生压力性损伤、跌倒、走失、相关导管性感染等不良事件。

● **患者病情恢复后，怎样给患者做出院指导？**

答：出院后注意加强营养，提高机体免疫力，避免受凉及感冒，保持平稳的心态。严格遵照医嘱服药，遵医嘱复诊，如有不适时随诊。

● **自身免疫性脑炎的预后怎么样？**

答：抗 NMDAR 受体脑炎是一种新型的、进展迅速、可逆的自身免疫性脑炎。本病的预后和早诊断、早治疗关系密切，虽然抗 NMDAR 受体脑炎患者的临床症状较重，但随着临床医学技术的进步，护理技术的日益更新，大部分患者的预后较为理想。

● **自身免疫性脑炎与病毒性脑炎、代谢性脑病如何鉴别？**

答：诊断主要是根据患者的临床表现，结合脑脊液、影像学及脑电图检查，确诊主要依据为脑脊液中自身免疫性脑炎相关抗体检测阳性。

应与下列疾病鉴别：

（1）病毒性脑炎　病毒性脑炎急性期脑脊液自身免疫性脑炎相关抗体检测阴性，可检测到相关病毒核酸。少数单纯疱疹病毒性脑炎患者在恢复期可重新出现脑炎的症状，此时脑脊液单纯疱疹病毒核酸检测已为阴性，而抗 NMDAR 抗体阳性，属于感染后自身免疫性脑炎。

(2) 代谢性脑病 包括肝性脑病、尿毒症脑病等，鉴别主要依靠有相关病史且脑脊液自身免疫性脑炎相关抗体检测阴性。

## ❀【护理查房总结】

自身免疫性脑炎近年已被临床国内外医生关注，其发病率高，有效的治疗方案仍在探索研究阶段。给予患者安全、有效的护理措施是促进患者早日康复的重要手段。该类患者的安全护理尤其重要。患者病程长、症状重，采取针对性的护理措施能够减轻患者痛苦，缩短病程，减少并发症的发生，提高护理质量。

查房笔记

# 第五章 中枢神经系统脱髓鞘疾病

## 病例 1 • 多发性硬化

### 【病历汇报】

**病情** 患者女性，17岁，因双下肢麻木、乏力2周入院。2周前初起双足麻木，逐渐向上发展为小腿及大腿麻木，乏力后加重，以左侧为著，并逐渐出现跛行。无发热，无明显骨关节疼痛。患病以来，精神可，体力下降，饮食正常，睡眠、小便正常，大便有解不尽感，体重无明显变化。既往无特殊病史，无药物过敏史。入院后给予甲泼尼龙冲击治疗及脱水、保护神经等治疗后患者诉双下肢麻木、乏力有所好转，腱反射正常，病理征未引出，感觉基本正常，全身皮疹，给予抗过敏治疗，继续激素冲击疗法及改善微循环、营养神经、对症等治疗。出院时患者皮疹明显好转，未诉双下肢麻木、乏力，精神及食欲正常。

**护理体查** 体温36.5℃，脉搏80次/分，呼吸18次/分，血压120/80mmHg，神志清楚，双侧瞳孔等大等圆，直径为3mm，对光反射灵敏，右下肢肌力正常，左下肢肌力4级，皮肤无出血点，浅表淋巴结无肿大，咽红。胸骨无叩击痛，双肺呼吸音清晰。律齐。腹软，无压痛，肝、脾未及，棘突无压痛。

**辅助检查** 血常规、肝肾功能、电解质、C反应蛋白、血沉、铁蛋白、维生素$B_{12}$、叶酸无明显异常。结核杆菌T细胞斑点检测（T-spot. TB）为阳性。腰穿示脑脊液常规无异常。脑脊液生化：蛋白（Pr）0.50g/L（↑），液氯（$Cl^-$）119.3mmol/L（↓）。乳酸脱氢酶（LDH）54U/L（↑）。免疫固定电泳：$\alpha_2$-球蛋白12.4%（↑），$\gamma$-球蛋白19.8%（↑）。脑脊液细菌检查为阴性。头颅MRA示双侧额叶、颞叶多发小圆形长T1、长T2信号灶。脑脊液细菌检查为阴性。脑脊液 IgG 寡克隆区带定性阴性，血 IgG 寡克隆区带定性阴性，TORCH IgG/IgM 抗体中巨细胞病毒 IgG 54.40Au/mL(↑)，风疹病毒 IgG 141.4IU/mL(↑)。免疫球蛋白全套：补体 4（C4）0.0900g/L(↓)。血沉无异常。复查头颅 MRI 示双侧脑实质周围及胸髓内多发病灶（T3、T10 层面）（多发性硬化治疗后）。

**入院诊断**　多发性硬化。

**主要的护理问题**

（1）生活自理缺陷。

（2）焦虑。

（3）肢体活动障碍。

（4）活动无耐力。

（5）视觉障碍。

（6）排便障碍。

（7）舒适的改变。

（8）自我形象紊乱。

（9）潜在并发症　感染、压力性损伤、误吸、受伤、有跌倒的危险。

（10）知识缺乏。

**目前的治疗措施**

（1）甲泼尼龙冲击治疗及脱水。

（2）营养神经治疗。

（3）干扰素治疗。

（4）葡萄糖酸钙抗过敏治疗。

**护士长提问**

● **什么是多发性硬化?**

答：多发性硬化（multiple sclerosis，MS）是一种免疫介导的中枢神经系统慢性炎性脱髓鞘病变。本病最常累及的部位为脑室周围白质、视神经、脊髓、脑干和小脑，主要临床特点为中枢神经系统白质散在分布的多病灶与病程中呈现的缓解-复发，症状和体征的空间多发性和病程的时间多发性。

● **多发性硬化的病因及发病机制是什么？**

答：病因和发病机制至今尚未完全明确，近几年的研究提出了病毒感染、自身免疫、遗传倾向、地理环境因素及个体易感因素综合作用的多因素病因学说。

(1) 病毒感染及分子模拟学说　研究发现，本病最初发病或以后的复发中常有一次急性感染。多发性硬化患者不仅麻疹病毒抗体效价增高，其他多种病毒抗体效价也增高。感染的病毒可能与中枢神经系统（CNS）髓鞘蛋白或少突胶质细胞存在共同抗原，即病毒氨基酸序列与髓鞘碱性蛋白（MBP）等神经髓鞘组分的某段多肽氨基酸序列相同或极为相近，推测病毒感染后体内 T 细胞激活并生成病毒抗体，可与神经髓鞘多肽片段发生交叉反应，导致脱髓鞘病变。

(2) 自身免疫学说　实验性变态反应性脑脊髓炎（experimental allergy encephalomyelitis，EAE），其免疫发病机制和病损与 MS 相似，如针对自身髓鞘碱性蛋白产生的免疫攻击，导致中枢神经系统白质髓鞘的脱失，出现各种神经功能的障碍。同时临床上应用免疫抑制药或免疫调节药物对 MS 治疗有明显的缓解作用，从而提示 MS 也可能是一种与自身免疫有关的疾病。

(3) 遗传学说　研究发现，多发性硬化患者约 15% 有家族史，患者第 1 代亲属中多发性硬化发病率较普通人群增高 12～15 倍；单卵双胞胎中，患病率可达 50%。

(4) 地理环境　流行病资料表明，接近地球两极地带，特别是北半球北部高纬度地带的国家，本病发病率较高。我国为低发病区。

(5) 其他　诱发因素感染、过度劳累、外伤、情绪激动以及激素治疗过程中不当停药等，均可促发疾病或促使本病复发或加重。

● 多发性硬化的病理改变是怎样的？

答：特征性病理改变是中枢神经系统白质内出现多发性脱髓鞘斑块，多位于侧脑室周围，伴反应性胶质增生，也可有轴突损伤。病变可累及大脑白质、脊髓、脑干、小脑和视神经。脑和脊髓冠状切面肉眼可见较多粉灰色分散的形态各异的脱髓鞘病灶，大小不一，直径1～20mm，以半卵圆中心和脑室周围尤其是侧脑室前角最多见。镜下可见急性期髓鞘崩解和脱失，轴突相对完好，少突胶质细胞轻度变性和增生，可见小静脉周围炎性细胞（单核细胞、淋巴细胞和浆细胞）浸润。病变晚期轴突崩解，神经细胞减少，代之以神经胶质形成的硬化斑。

● 多发性硬化的临床表现有哪些？

答：（1）年龄和性别　起病年龄多在20～40岁，10岁以下和50岁以上患者少见，男女患病之比约为1∶2。

（2）起病形式　以急性或亚急性起病多见，隐匿起病仅见于少数病例。

（3）临床特征　绝大多数患者在临床上表现为空间多发性和时间多发性。空间多发性是指病变部位的多发；时间多发性是指缓解-复发的病程。少数病例在整个病程中呈现单病灶征象。单相病程多见于以脊髓征象起病的缓慢进展型多发性硬化和临床少见的病势凶险的急性多发性硬化。

（4）肢体无力　最多见，大约50%的患者首发症状包括一个或多个肢体无力。一般下肢运动障碍比上肢明显，可为偏瘫、截瘫或四肢瘫，其中以不对称瘫痪最常见。腱反射早期正常，以后可发展为亢进；腹壁反射消失；病理反射阳性。

（5）感觉异常　浅感觉障碍表现为肢体、躯干或面部针刺麻木感，异常的肢体发冷、蚁走感、瘙痒感、尖锐样疼痛、烧灼样疼痛及定位不明确的感觉异常。疼痛感可能与脊髓神经根部的脱髓鞘病灶有关，具有显著特征性，亦可有深感觉障碍。

（6）眼部症状　常表现为急性视神经炎或球后视神经炎，多为急性起病的单眼视力下降，有时双眼同时受累。眼底检查早期可见视盘水肿或正常，以后出现视神经萎缩。约 30％的病例有眼肌麻痹及复视。眼球震颤多为水平性或水平加旋转性。病变侵犯内侧纵束引起核间性眼肌麻痹，侵犯脑桥旁正中网状结构（paramedian pontine reticular formation，PPRF），导致一个半综合征。

（7）共济失调　30％～40％的患者有不同程度的共济运动障碍，但 Charcot 三联征（眼震、意向震颤和吟诗样语言）仅见于部分晚期多发性硬化患者。

（8）发作性症状　是指持续时间短暂、可被特殊因素诱发的感觉或运动异常。发作性的神经功能障碍每次持续数秒至数分钟不等，频繁、过度换气、焦虑或维持肢体某种姿势可诱发，是多发性硬化的特征性症状之一。强直痉挛、感觉异常、构音障碍、共济失调、癫痫和疼痛不适是较常见的多发性硬化发作性症状。其中，局限于肢体或面部的强直性痉挛，常伴放射性异常疼痛，亦称痛性痉挛，发作时一般无意识丧失和脑电图异常。被动曲颈时会诱导出刺痛感或闪电样感觉，自颈部沿脊柱放散至大腿或足部，称为莱尔米特征（Lhermitte sign）。莱尔米特征是因曲颈时脊髓局部的牵拉力和压力升高、脱髓鞘的脊髓颈段后索受激惹引起。

（9）精神症状　在多发性硬化患者中较常见，多表现为抑郁、易怒和脾气暴躁，部分患者出现欣快、兴奋，也可表现为淡漠、嗜睡、强哭强笑、反应迟钝、智力低下、重复语言、猜疑和被害妄想等。可出现记忆力减退、注意力损害。

（10）其他症状　膀胱功能障碍是多发性硬化患者的主要症状之一，包括尿频、尿急、尿潴留、尿失禁，常与脊髓功能障碍合并出现。此外，男性多发性硬化患者还可出现原发性或继发性性功能障碍。

多发性硬化尚可伴有周围神经损害和多种其他自身免疫性疾病，如风湿病、类风湿综合征、干燥综合征、重症肌无力等。多发性硬化合并其他自身免疫性疾病是由于机体的免疫调节障碍引起多个靶点受累的结果。

● **多发性硬化的临床分型有哪些?**

答：多发性硬化的临床分型见表 5-1。

表 5-1　多发性硬化的临床分型

| 多发性硬化的临床分型 | 临床表现 |
| --- | --- |
| 复发缓解型 MS | 最常见,80%～85%的 MS 患者最初表现为复发缓解病程,以神经系统症状急性加重,伴完全或不完全缓解为特征 |
| 继发进展型 MS | 大约 50%的复发缓解型 MS 患者在发病的 10 年后,残疾持续进展,无复发,或伴有复发和不完全缓解 |
| 原发进展型 MS | 约占 10%,发病时残疾持续进展,且持续至少 1 年,无复发 |
| 进展复发型 MS | 约占 5%,发病时残疾持续进展,伴有复发和不完全缓解 |

● **多发性硬化的诊断依据有哪些?**

答：2010 年修订版 MS 诊断标准见表 5-2。

表 5-2　2010 年修订版 MS 诊断标准

| 临床表现 | 诊断 MS 需要的附加证据 |
| --- | --- |
| ≥2 次临床发作[①]<br>≥2 个病灶的客观临床证据或 1 个病灶的客观临床证据并有 1 次先前发作的合理证据[②] | 无[③] |
| ≥2 次临床发作[①]<br>1 个病灶的客观临床证据 | 空间的多发性须具备下列 2 项中的任何一项:<br>MS 4 个 CNS 典型病灶区域(脑室旁、近皮质、幕下和脊髓)[④]中至少 2 个区域有 1 个及以上 T2 病灶<br>等待累及 CNS 不同部位的再次临床发作[①] |
| 1 次临床发作[①]<br>≥2 个病灶的客观临床证据 | 时间的多发性须具备下列 3 项中的任何一项:<br>任何时间 MRI 检查同时存在无症状的钆增强和非增强病灶<br>随访 MRI 检查有新发 T2 病灶和(或)钆增强病灶,不管与基线 MRI 扫描的间隔时间长短<br>等待再次临床发作[①] |

| 临床表现 | 诊断 MS 需要的附加证据 |
| --- | --- |
| 1 次临床发作[①]<br>1 个病灶的客观临床证据(临床孤立综合征) | 空间的多发性须具备下列 2 项中的任何一项:<br>MS 4 个 CNS 典型病灶区域(脑室旁、近皮质、幕下和脊髓)[④]中至少 2 个区域有 1 个及以上 T2 病灶<br>等待累及 CNS 不同部位的再次临床发作[①]<br>时间的多发性需具备以下 3 项中的任何一项:<br>任何时间 MRI 检查同时存在无症状的钆增强和非增强病灶<br>随访 MRI 检查有新发 T2 病灶和(或)钆增强病灶,不管与基线 MRI 扫描的间隔时间长短<br>等待再次临床发作[①] |
| 提示 MS 的原发进展性神经功能障碍(PPMS) | 回顾或前瞻研究证明疾病进展 1 年并具备下列 3 项中的 2 项[④]:<br>MS 典型病灶区域(脑室旁、近皮质或幕下)有 1 个及以上 T2 病灶以证明脑内病灶的空间多发性<br>脊髓内有 2 个及以上 T2 病灶以证明脊髓病灶的空间多发性<br>CSF 阳性结果[等电聚焦电泳证据有寡克隆区带和(或)IgG 指数增高] |

① 一次发作(复发、恶化)定义为:由患者主观叙述或客观检查发现的具有 CNS 急性炎性脱髓鞘病变特征的当前或既往事件,持续至少 24h,无发热或感染征象。临床发作须由同期的神经系统检查证实,在缺乏神经系统检查证据时,某些具有 MS 典型症状和进展特点的既往事件亦可为先前的脱髓鞘事件提供合理证据。患者主观叙述的发作性症状(既往或当前)应是持续至少 24h 的多次发作。确诊 MS 前需确定:a. 至少有 1 次发作必须由神经系统检查证实;b. 既往有视觉障碍的患者视觉诱发电位阳性;c. MRI 检查发现与既往神经系统症状相符的 CNS 区域有脱髓鞘改变。

② 根据 2 次发作的客观证据所做出的临床诊断最为可靠。在缺乏神经系统检查证实的客观证据时,对 1 次既往发作的合理证据包括:a. 具有炎性脱髓鞘病变的典型症状和进展特点的既往事件;b. 至少有 1 次被客观证据支持的临床发作。

③ 不需要附加证据。但做出 MS 相关诊断仍需满足诊断标准的影像学要求。当影像学或其他检查(如 CSF)结果为阴性时,应慎做 MS 诊断,应考虑其他诊断。诊断 MS 前必须满足:临床表现无其他更合理的解释,且必须有支持 MS 的客观证据。

④ 不需要钆增强病灶。对有脑干或脊髓综合征的患者,其责任病灶不在 MS 病灶数统计之列。

注:临床表现符合上述诊断标准且无其他更合理的解释时,可明确诊断为 "MS";疑似 MS,但不完全符合上述诊断标准时,诊断为 "可能的 MS";用其他诊断能更合理地解释临床表现时,诊断为 "非 MS"。

## MS 还需要和其他哪些疾病相鉴别?

答:(1)感染 包括 HIV、结核、梅毒、Whipple 杆菌等,可结合病史、其他系统伴随表现、脑脊液实验室检验结果等进行鉴别。

(2)炎症 急性播散性脑脊髓炎(ADEM)、视神经脊髓炎(NMO)、桥本脑病、贝切赫特综合征(白塞病)、神经系统结节病。

(3)代谢性或营养性疾病 Wernicke 脑病、亚急性联合变性、脑白质营养不良。

(4)线粒体病 线粒体脑肌病、Leigh 病、Leber 病;可通过线粒体基因检查进一步鉴别。

(5)血管病 血管炎、脊髓动静脉瘘和畸形,应通过活检、血管造影等进一步明确诊断。

(6)肿瘤相关疾病 原发中枢神经系统淋巴瘤、副肿瘤综合征;此类疾病临床及影像表现可与 MS 相似,需通过肿瘤相关检查进一步鉴别。

(7)其他 脊髓小脑共济失调(SCA)、CO 中毒、可逆性脑病、颈椎病导致脊髓压迫症、热带痉挛性截瘫(TSP)。

## 多发性硬化的治疗原则是什么?

答:多发性硬化治疗的主要目的是抑制炎性脱髓鞘病变进展,防止急性期病变恶化及缓解期复发,晚期采取对症和支持疗法,减轻神经功能障碍带来的痛苦。其主要治疗原则如下。

(1)疾病复发、损伤严重者应使用大剂量肾上腺皮质激素静脉滴注。

(2)所有复发缓解(RR)型 MS 患者都应长期给予免疫调节治疗(干扰素)。

(3)继发进展(SP)型 MS 患者需早期给予积极治疗。

(4)原发进展(PP)型 MS 患者对于改善病情的治疗反应不佳。

(5) MS 是一种终身疾病，近期没有关于终止治疗的病例。如果患者不能耐受一种治疗或治疗失败，需采用另一种治疗。

(6) 需在临床上和（或）通过 MRI 检测患者的疾病活动性。应在出现功能不可逆损伤之前开始改变或增加治疗。

● **腰穿的目的及护理有哪些？**

答：（1）目的

① 用于中枢神经系统炎症性疾病的诊断与鉴别诊断，包括化脓性脑膜炎、结核性脑膜炎、病毒性脑膜炎、真菌性脑膜炎、流行性乙型脑炎等。

② 脑血管意外的诊断与鉴别诊断，包括脑出血、脑梗死、蛛网膜下腔出血等。

③ 肿瘤性疾病的诊断与治疗，用于诊断脑膜白血病，并通过腰椎穿刺鞘内注射化疗药物治疗脑膜白血病。

（2）护理

① 穿刺前向患者说明穿刺的意义及注意事项，以利配合。

② 穿刺前给患者做普鲁卡因试验，准备腰椎穿刺盘、穿刺包。

③ 协助患者摆好体位。

④ 穿刺后嘱患者去枕平卧 4～6h。保持穿刺点的清洁干燥，24h 不能沐浴。

⑤ 术后出现头痛且有体温升高者，应严密观察有无脑膜炎发生。

⑥ 术后患者有恶心、呕吐、头晕、头痛者，可让其平卧休息，必要时按医嘱给予镇静药、镇吐药、镇痛药。

● **患者使用激素治疗的不良反应及注意事项有哪些？**

答：（1）不良反应

① 免疫系统：增加感染机会，中性粒细胞、单核-巨噬细胞和淋巴细胞活性下降等。

② 肌肉骨骼系统：骨质疏松、易于骨折，无菌性骨坏死、肌病等。

③ 胃肠道：消化性溃疡、胰腺炎等。

④ 心血管系统：高血压、水钠潴留、加速粥样硬化等。

⑤ 皮肤：痤疮、紫纹、多毛、皮肤变脆等。

⑥ 神经精神方面：神志改变、情绪波动、行为异常、失眠等。

⑦ 眼部：白内障、青光眼等。

⑧ 内分泌和代谢方面：糖耐量下降、糖尿病、体重增加、高脂血症、肥胖、生长发育迟滞、伤口不易愈合、肌肉萎缩、低钾血症、乏力、月经紊乱和急性肾上腺危象等。

（2）注意事项　应饭后服用，注意有无水钠潴留，有无高血糖、高血压。长期超生理剂量的服用，可出现向心性肥胖、满月脸、紫纹、皮肤变薄、肌无力、肌肉萎缩、低钾血症、水肿、恶心、呕吐、高血压、糖尿病、痤疮、多毛、感染、胰腺炎、伤口愈合不良、骨质疏松、诱发或加重消化性溃疡、儿童生长抑制、诱发精神症状等。眼部长期大量应用，可引起血压升高，导致视神经损害、视野缺损、后囊膜下白内障、继发性真菌或病毒感染。可根据医嘱增加钙剂服用，防止骨质疏松引起的外伤。不可擅自停药，要在医生指导下服药。

### ● 如何对多发性硬化患者的饮食做指导？

答：（1）保证营养充足、均衡的饮食　少吃脂肪、油、糖、盐，多吃瘦肉、鱼类、豆制品、水果、蔬菜和含钙丰富的食物。精神状态好时，可增加食量，小口吃饭，细嚼慢咽，少量多餐。

（2）吞咽或咀嚼困难者的指导　在 MS 晚期症状中，可以表现为延髓性麻痹，饮水呛咳，进食困难。

① 吞咽障碍者应首选糊状食物，或使用加稠剂。

② 选择匙面小、柄长、柄粗的汤匙。

③ 应选择杯口不接触鼻部的杯子。

④ 应该选择广口平底瓷碗，同时可使用防滑垫。

吞咽困难者还要注意进食的体位：能坐起来的患者，要在坐位状态下进食；不能坐起的患者喂食时床头抬高至少 30°，头部前屈，喂食者站于患者患侧，以健侧吞咽，禁忌平躺体位喂食。插胃管者宜选择稀流质或浓流质，牛奶、蛋羹、肉汤、婴儿米糊均可，每个月去医院换一次胃管，每次喂流质前要回抽见胃液，确定胃管在胃内才能喂。

● **多发性硬化患者的护理措施有哪些?**

答：（1）病情观察

① 观察患者感觉、运动、协调及平衡能力如何，是否有视觉损害。

② 排尿状况是否良好，能否自理，皮肤的完整性如何。

③ 患者的心理状态，及时评估患者的心理变化，做好相应的防护措施，必要时"三防"护理。

（2）症状护理

① 视觉障碍、感觉障碍时要有专人陪伴，经常检查感觉障碍部位有无损伤，保证患者安全。

② 避免诱发因素，如情绪激动、劳累、感染、创伤、应激等。

③ 疼痛性强直性痉挛发作，应保持室内安静，尽量减少不必要的声响和皮肤激惹，遵医嘱服药。

④ 发作期应卧床休息，要加床栏。恢复期鼓励患者做适当的体育锻炼，但不宜做剧烈运动。

⑤ 避免热、冷和压力对皮肤的刺激，定时更换体位。

⑥ 告知患者尿路感染的症状和体征，同时指导患者膀胱训练。保持大便通畅，做好皮肤、会阴部护理。

⑦ 呼吸肌麻痹者，应做气管插管，备气管切开包，必要时气管切开，使用人工呼吸机并做相应的护理。

（3）一般护理

① 注意保暖，根据季节增减衣服，防止受凉。

② 做好生活护理，保持患者的皮肤和床单清洁，经常更换内衣。

③ 饮食要营养丰富、易于消化，进食要慢，防止呛咳。

④ 护士要多与患者沟通，鼓励患者表达自己的感受，耐心进行解释。

（4）健康指导

① 加强锻炼，预防感冒，保证足够的营养，增强抵抗力。

② 注意休息，避免过度疲劳。

（5）用药指导　指导患者遵医嘱正确服药和定期复诊，详细告知所用药物名称、剂量、用法、药物的不良反应，如口服激素治疗时应遵医嘱，不可擅自停药。

（6）疾病知识指导

① 告知患者及家属 MS 容易在疲劳、感染、感冒体温升高后复发，应注意避免。

② 急性复发期最常见的症状为疲劳，应保证足够的卧床休息；缓解期注意适当运动、劳逸结合。

③ 避免使体温升高的因素，如勿使用热敷，沐浴时水温不宜过高等。

### 多发性硬化患者的肢体康复指导有哪些？

答：目的是延缓病情进展和减少复发，维持和改善各种功能，最大限度地提高患者的生活质量。

（1）原则

① 早期开始：康复治疗应在疾病的早期、病情有所缓解时就开始。

② 循序渐进：治疗内容要有计划，持续有规律的康复可以帮助患者恢复肌肉的张力，增加肌肉耐力和骨骼的强度，帮助患者调节情绪，安稳睡眠，预防和治疗抑郁症。

③ 因人而异：治疗方式和强度要根据疾病累及的部位和严重程度而定。

④ 针对性治疗：一侧肢体功能障碍，可利用健侧肢体帮助患肢活动，上肢功能障碍，可以借助下肢活动带动上肢锻炼；下肢功能障碍，可以借助上肢活动，比如轮椅和床上活动，帮助下肢锻炼。开始时强度宜小，逐步加大运动量。

（2）改善运动功能

① 关节功能训练：重点是维持正常的关节活动范围和纠正畸

形姿势，一般采取主动和被动运动方法，对关节囊紧张者应重点应用关节松动手法，出现挛缩可考虑使用持续牵拉，也可以利用夹板帮助患者维持最理想的姿势。

② 肌力训练：可以采用抗阻运动和有氧耐力训练，但应根据患者具体的身体状况确定训练的强度、类型、频率等。由于患者易疲劳和不耐热，运动常受限制。克服的办法是在运动期间加入 1～5min 的休息，并把体力活动尽量安排在很少使体温升高的冷环境中进行。

③ 缓解肌痉挛：伸肌痉挛为主，可以进行躯干的屈曲转动活动，螺旋形或对角线的四肢运动模式是训练的重点。其他如拍打、震动或轻触痉挛肌的拮抗肌，可以降低肌痉挛。每天坚持关节的被动活动、持续牵拉或压迫痉挛肌的长腱也能减轻痉挛。

④ 共济失调的步态训练：主要通过改善患者肢体近端的稳定性来进行纠正共济失调。

⑤ 感觉障碍的处理：浅感觉丧失可以通过感觉刺激如有力的刷、擦等，增加肢体的感觉反应；本体感觉丧失可以通过感觉反馈治疗如口头指示、视听反馈等，改善或补偿这种感觉的丧失。

● **患者病情恢复后，怎样给患者做出院指导？**

答：(1) 保持良好的心态对病情的好转和康复有很大的帮助。不要把自己当成一个患者，也不要灰心丧气，应该树立起良好的信心。

(2) 要远离人多的公共场所，到环境较好、人流较少的地方去走走。比如可以到公园散散步。到人口较多的场合一定要记得戴上口罩。

(3) 加强营养。患者要有足够的营养维持身体所需，更要吃一些有利于康复的食物，比如木耳、胡萝卜、甜椒等。

(4) 避免感冒，可通过适当的锻炼来增强体质，最终达到增强免疫力，预防感冒的效果。

● **什么是干扰素？**

答：干扰素（IFN）是细胞受病毒感染后释放出来的免疫物

质。由病毒和病毒意外物质诱发的干扰素，分别是Ⅰ型干扰素和Ⅱ型干扰素。干扰素是一类在同种细胞上具有广谱抗病毒活性的蛋白，其活性的发挥又受细胞基因组的调节和控制涉及 RNA 和蛋白质的合成。用于临床的干扰素有三类：α 干扰素是病毒诱导白细胞产生的干扰素，β 干扰素是病毒诱导成纤维细胞产生的干扰素产生，γ 干扰素是病毒诱导淋巴样细胞产生的干扰素。

● **如何使用干扰素？**

答：多采用皮下注射、肌注、脑脊髓腔内或腹腔内局部灌注给药。一般剂量多为一次 100 万～300 万 U，皮下注射或肌注，每周 3 次，可连用数月或更长。可根据病情逐渐增减剂量。该药有时间依赖性，长时间保持有效浓度则抗癌效果较好（即连续治疗为佳）。

● **应用干扰素的不良反应有哪些？**

答：干扰素的不良反应主要有以下几点。

（1）发热　治疗第一针常出现高热现象。以后逐渐减轻或消失。

（2）感冒样综合征　多在注射后 2～4h 出现。有发热、寒战、乏力、肝区痛、背痛和消化系统症状，如恶心、食欲缺乏、腹泻及呕吐。治疗 2～3 次后逐渐减轻。对感冒样综合征可于注射后 2h 给对乙酰氨基酚（扑热息痛）等解热镇痛药对症处理，不必停用干扰素；或将注射时间安排在晚上。

（3）骨髓抑制　出现白细胞及血小板减少，一般停药后可自行恢复。治疗过程中白细胞及血小板持续下降，要严密观察血象变化。当白细胞计数$<3.0×10^9/L$ 或中性粒细胞计数$<1.5×10^9/L$ 或血小板计数$<40×10^9/L$ 时，需停药，并严密观察，对症治疗，注意出血倾向。血象恢复后可重新恢复治疗，但应密切观察。

（4）神经系统症状　如失眠、焦虑、抑郁、兴奋、易怒、精神病。出现抑郁及精神病症状应停药。

（5）干扰素少见的副作用　如癫痫、肾病综合征、间质性肺炎和心律失常等。出现这些疾病和症状时，应停药观察。

（6）诱发自身免疫性疾病 如甲状腺炎、血小板减少性紫癜、溶血性贫血、风湿性关节炎、荨麻疹、红斑狼疮样综合征、血管炎综合征和 1 型糖尿病等，停药可减轻。

（7）引发冠心病 加重心肌缺血或诱发心绞痛。

（8）脱发 发生率也挺高，在长期用药超过 3 个月时，几乎 80％以上的患者有不同程度的脱发。

### ● 如何应对干扰素的不良反应？

答：治疗前要对患者进行认知教育和解释，说明治疗的目的和治疗过程中可能发生的种种问题，争取患者的理解和配合，提高治疗的依从性；严密监测和处理患者的不良反应，制订随访计划，定期随访；处理好各种不良反应，包括必要时减量、对症处理或终止治疗。

（1）流感样症状的处理 发热时可给予对乙酰氨基酚或其他解热镇痛药。干扰素用药时机为就寝前或者傍晚或休息日。多饮水，吃平衡膳食。

（2）头痛的处理 服用镇痛药，尽量避免强光和噪声，不饮酒，少食富含酪氨酸和苯丙氨酸的食物，限制咖啡因的摄入，保证每日足够睡眠及充足的水分。

（3）发热、乏力、肌肉疼痛的处理 干扰素注射前口服对乙酰氨基酚或其他非处方解热药；就寝前或者傍晚给药，使患者在睡眠中度过发热期；冷敷、热水浸泡或理疗、按摩。

（4）失眠或兴奋的处理 保持良好的睡眠习惯、规律的作息时间，睡前保持放松状态，有睡意时就睡觉，限制午睡时间；定期进行锻炼，限制咖啡因和乙醇的摄入。

（5）脱发的处理 避免用损发产品、电吹风机、束发带和每日洗发；使用柔和的洗发剂和护发剂；避免染发和烫发，可留短发或者戴假发。

（6）食欲减退的处理 保持良好的口腔卫生，适当的休息和锻炼；少量多餐，多食水果、蔬菜。

（7）注射局部反应的处理 注射前冰敷注射部位至产生麻木

感；注射部位消毒，待乙醇挥发后再注射；药物达到室温后注射，以45°～90°进针；不要搓揉注射部位；交替部位注射。

（8）抑郁症的处理　治疗前评估心理健康稳定性，预测治疗期间症状的强度；根据抑郁的严重程度，调整干扰素剂量或停止治疗；需要时可以酌情给予抗抑郁药。

（9）甲状腺功能亢进症（甲亢）的处理　暂停干扰素治疗，适当给予甲亢药物治疗，疾病稳定后可谨慎继续。

● **多发性硬化的预后怎么样？**

答：急性发作后患者至少可部分恢复，但复发的频率和严重程度难以预测。提示预后良好的因素有女性、40岁以前发病、临床表现视觉或体感障碍等；出现锥体系或小脑功能障碍提示预后较差。尽管最终可能导致某种程度的功能障碍，但大多数MS患者预后较乐观，约半数患者发病后10年只遗留轻度或中度功能障碍，病后存活期可长达20～30年，少数可于数年内死亡。

## ❀【护理查房总结】

多发性硬化是一种常见的慢性神经系统疾病，不仅给患者的躯体、心理带来重要影响，而且影响他们的就业机会和社会活动，同时对患者本人、家庭和社会造成严重的负担。随着近年来医学科学技术的进展，对多发性硬化这一疾病有了更深层次的了解，在阐明该病的自然发病机制、病理生理过程、更准确的诊断技术以及更有效的治疗方面已取得巨大的进步。但尚有一些悬而未决和令人困惑的问题存在，需要更多的人增加对多发性硬化的了解。所以在护理这种患者时尤其应该注意以下问题。

（1）患者有视觉障碍、感觉障碍时要有家属专人陪伴，经常检查感觉障碍部位有无损伤，保证患者安全，防跌倒，防坠床及走失。

（2）避免诱发因素，如情绪激动、劳累、感染、创伤、应激等。

（3）饮食要营养丰富、易于消化，进食要慢，防止呛咳。

（4）护士要多与患者沟通，鼓励患者表达自己的感受，耐心进行解释。

## 查房笔记

## 病例 2 • 视神经脊髓炎

### 【病历汇报】

**病情** 患者女性，36 岁，自由职业，患者于 16 个月前出现右下肢痒，自诉"肉及骨头内瘙痒感"，难以忍受，但肢体表面无皮疹，持续 3～4 天后变为游走性痛，1 个月后左下肢也有痒痛。之后出现左手痒感，遂发展至右手、后背。2 个月后左眼视力下降，逐渐发展至左眼视力 0.1、右眼视力 0.6，在某医院行颈髓 MRI 发现 C1～T4 水平脊髓内弥漫性异常信号，予激素冲击疗法未见好转，遂来我院门诊，拟诊"视神经脊髓炎"，收治入院。

**护理体查** 体温 36.5℃，脉搏 88 次/分，呼吸 21 次/分，血压 120/80mmHg，双上肢肌力正常，双下肢肌力减退，肌张力正常，病理征（一），轻度尿潴留，左眼视力 0.1，右眼视力 0.5。

**辅助检查** 血钾 3.0mmol/L。腰穿：脑脊液细胞总数 195 $\times 10^6$/L，白细胞 $20 \times 10^6$/L，蛋白 1.2g/L，IgG 指数 2.0，糖、氯化物正常。颈髓 MRI 发现 C1～T4 水平脊髓内弥漫性异常信号。眼部 MRI 可见视神经增粗、肿胀，呈 T1、T2 信号。神经眼科检查中心及外周视野缺损。

**入院诊断** 视神经脊髓炎。

**主要的护理问题**

（1）躯体移动障碍，有窒息的危险。

（2）尿潴留（排尿异常），电解质紊乱。

（3）感知异常（感知改变），躯体感觉障碍。

（4）自我形象紊乱。

（5）有感染的危险。

（6）潜在并发症 压力性损伤、尿路感染、肺部感染、有跌倒的危险。

（7）焦虑，疼痛，知识缺乏。

**目前的治疗措施**

（1）急性期静脉滴注肾上腺皮质激素。

（2）血浆置换术。

（3）静脉注射大剂量人血丙种球蛋白。

（4）缓解期预防性应用硫唑嘌呤或泼尼松治疗。

（5）口服加巴喷丁镇痛。

（6）予以 B 族维生素、胞磷胆碱营养神经。

（7）抗感染，维持水、电解质平衡。

（8）留置导尿管，每 3～4h 开放 1 次。

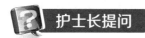 **护士长提问**

● **什么是视神经脊髓炎？**

答：视神经脊髓炎（neuromyelitis optica，NMO）是视神经与脊髓同时或相继受累的急性或亚急性脱髓鞘病变，呈急性或亚急性起病。该病由 Devic（1894 年）首次描述，其临床特征为急性或亚急性起病的单眼或双眼失明，在其前或其后数日或数周伴发横贯性或上升性脊髓炎，后来本病被称为 Devic 病或 Devic 综合征。发病年龄 5～50 岁，21～41 岁最多，男、女均可发病，女性较男性多见；全年均有发病，以 6～10 月为好发季节。病因及发病机制尚不清楚。病理改变为视神经与脊髓的脱髓鞘硬化斑和坏死，血管周围炎性细胞浸润；脊髓病损好发于胸段和颈段，故急性起病的截瘫和失明是本病的临床特点。

● **视神经脊髓炎的临床表现有哪些？**

答：（1）急性横贯性或播散性脊髓炎以及双侧同时或相继发生的视神经炎（optic neuritis，ON）是本病的特征性表现，在短时间内连续出现，导致截瘫和失明，病情进展迅速，可有缓解-复发。

（2）视神经炎急性起病者在数小时或数天内单眼视力部分或全部丧失，某些患者在视力丧失前一两天出现眶内疼痛，眼球运动或按压时明显，眼底可见视盘炎或球后视神经炎。亚急性起病者 1～2 个月内症状达到高峰。少数呈慢性起病，视力丧失在数月内稳定进展、进行性加重。

（3）急性横贯性脊髓炎是脊髓急性进行性炎症性脱髓鞘病变，已证实多数为 MS 表现，呈单相型或慢性多相复发型。临床常见播散性脊髓炎，体征呈不对称性和不完全性，表现为快速（数小时或数天）进展的轻截瘫、双侧巴宾斯基征、躯干感觉障碍平面和括约肌功能障碍等。急性脊髓炎伴 Lhermitte 征、阵发性强直性痉挛和神经根痛可见于约 1/3 的复发型患者，但单相病程患者通常很少发生。

（4）多数 NMO 患者为单相病程，70％的病例数天内出现截瘫，约半数患者受累眼发生全盲。少数患者为复发型病程，其中约 1/3 发生截瘫，约 1/4 视力受累，临床事件间隔时间为数月至半年，以后的 3 年内可多次复发孤立的视神经炎和脊髓炎。

● **视神经脊髓炎的治疗原则是什么？**

答：（1）急性发作/复发期治疗

① 肾上腺皮质激素：最常用的一线治疗方法，抑制炎症反应，促进白细胞凋亡及抑制多形核白细胞迁移，可减轻疾病的炎性活动及进展，保护神经功能。应用原则是：大剂量，短疗程，减药为先快后慢，后期减至小剂量长时间维持。具体方法：甲泼尼龙 1g，静滴 1 次/日，3～5 天；500mg 静滴 1 次/日，3 天；240mg 静滴 1 次/日，3 天；120mg 静滴 1 次/日，3 天；60mg 口服后缓慢阶梯减量至小剂量长时间维持。对激素依赖的患者，激素减量过程要慢，可每周减 5mg，至维持量（每日 2～4 片），小剂量激素需长时间维持。

激素有一定副作用，可导致电解质紊乱，血糖、血压、血脂异常，上消化道出血，骨质疏松，股骨头坏死，脂肪重新分布等。激素治疗中应注意补钾、补钙，应用抑酸药。

② 血浆置换（plasma exchange，PE）：与血浆中的自身抗体、补体及细胞因子等被清除有关。对于症状较重及肾上腺皮质激素治

疗无效的患者有一定效果。用激素冲击治疗无效的 NMO 患者，用血浆置换治疗约 50% 仍有效。经典治疗方案通常为在 5~14 天内接受 4~7 次置换，每次置换 1~1.5 倍血浆容量。一般建议置换 3~5 次，每次血浆交换量在 2~3L，多数置换 1~2 次后见效。

③ 静脉注射人血丙种球蛋白：可用于急性发作、对激素反应差的患者。用量为 0.4g/(kg·d)，静滴，一般连续用 5 天为 1 个疗程。

④ 激素联合其他免疫抑制药：激素冲击治疗收效不佳时，尤其合并其他自身免疫性疾病的患者，可选择激素联合其他免疫抑制药治疗方案。如联合环磷酰胺治疗，终止病情进展。

(2) 缓解期预防性治疗　经过急性期的治疗，NMO 多数都可转入缓解期，突然停药或治疗依从性差都极易导致 NMO 复发。对于急性发作后的复发型 NMO 同时合并血清 NMO-IgG 阳性者应早期预防治疗。目前的方案有硫唑嘌呤、霉酚酸酯（吗替麦考酚酯）、利妥昔单抗（美罗华）、米托蒽醌、环磷酰胺、甲氨蝶呤，静脉注射人血丙种球蛋白及泼尼松。硫唑嘌呤、霉酚酸酯与利妥昔单抗是最常用的长期预防性药物。干扰素、那他珠单抗及芬戈莫德可能会使 NMO 病情加重。

① 硫唑嘌呤：硫唑嘌呤完全起效需 4~6 个月，在完全起效前可合用小剂量激素。对于脑内水通道蛋白 4（AQP4）抗体阳性患者应长期应用免疫抑制药，以防止复发。

用法：按体重 2~3mg/(kg·d) 单用或联合口服泼尼松 [按体重 1mg/(kg·d)]，通常在硫唑嘌呤起效后逐渐将泼尼松减量。对于 AQP4 抗体阳性患者应长期应用免疫抑制药，以防止复发。

副作用：发热、恶心、呕吐、白细胞降低、血小板减少、胃肠道及肝功能损害、肌痛、感染、轻度增加罹患肿瘤风险等。在用药治疗初期应每周监测血常规，其后可改为每 2 周一次，稳定后每 1~2 个月复查 1 次，并应保证每 2~3 个月复查肝功能。

② 霉酚酸酯：通常用于硫唑嘌呤不耐受患者的治疗。1~3g/d，口服。常见的副作用有胃肠道症状和增加感染机会。

③ 利妥昔单抗：利妥昔单抗是特异性针对 CD20 的单克隆抗体，能够有效减灭 B 淋巴细胞，从而达到治疗目的。优点是起效快（2 周内完全起效），每 6 个月输液 2 次。

（3）对症及康复治疗　通过支持治疗，可以使患者的功能障碍得到改善并提高其生活质量。目前，尚无专门针对 NMO 的对症支持治疗的相关研究发表，大多数治疗经验均来自对 MS 的治疗。

① 痛性痉挛：可应用卡马西平、加巴喷丁、巴氯芬等药物。对比较剧烈的三叉神经痛、神经痛，还可应用普瑞巴林。

② 慢性疼痛、感觉异常等：可用阿米替林、选择性去甲肾上腺素再吸收抑制药（SNRI）、去甲肾上腺素能和特异性 5-羟色胺能抗抑郁药（NaSSA）、普瑞巴林等药物。

③ 抑郁焦虑：可应用选择性 5-羟色胺再吸收抑制剂（SSRI）、SNRI、NaSSA 类药物以及心理辅导治疗。

④ 乏力、疲劳：可用莫达非尼、金刚烷胺。

⑤ 震颤：可应用盐酸苯海索、盐酸阿罗洛尔等药物。

⑥ 膀胱直肠功能障碍：尿失禁可选用丙米嗪、奥昔布宁、哌唑嗪等；尿潴留间歇导尿，便秘可用缓泻药，重者可灌肠。

⑦ 性功能障碍：可应用改善性功能药物等。

⑧ 认知障碍：可应用胆碱酯酶抑制药等。

⑨ 行走困难：可用中枢性钾通道阻滞药。

⑩ 下肢痉挛性肌张力增高：可用巴氯芬口服，重者可椎管内给药，也可用肉毒毒素 A。

⑪ 肢体功能训练：在应用大剂量肾上腺皮质激素时，不应过多活动，以免加重骨质疏松及股骨头负重。当减量到小剂量口服时，可鼓励活动，进行相应的康复训练。

**目前主要的护理措施是什么？护理措施效果如何？**

答：（1）病情观察　密切观察体温、脉搏、呼吸、血压及意识变化，尤其注意意识和呼吸变化，保持呼吸道通畅，及时清除呼吸道分泌物；观察感觉平面的部位，下肢肌力、肌张力、腱反射的改变及异常感觉等，定时监测血氧饱和度，以防呼吸肌麻痹、窒息；

注意有无上升性脊髓炎的征象，如发现患者呼吸浅而快、咳嗽无力、烦躁不安、出汗、心率加快、神志恍惚、四肢末端发绀等，应立即给予氧气吸入，进行人工气囊辅助呼吸，及早使用呼吸机。

（2）心理护理　倾听患者诉说，体会患者的处境和感受，了解其心理状态，使患者树立战胜疾病的信心和勇气，使患者在积极气氛中产生乐观的态度，以积极的情绪接受治疗。

（3）安全护理　NMO 患者可能存在功能缺损，如视力障碍、肢体无力等。易发生碰伤、跌伤和坠床等意外。因此，病房内布局要安全合理，光线充足，地面平坦、清洁，无积水，无阻碍物，浴室内设有扶手，患者床两侧安放防护架，降低床的高度，不穿拖鞋，穿平底鞋或防滑鞋。

（4）药物护理　指导患者了解所服用药物的名称、药理作用、服用方法、剂量等，按时、按量服用；根据正常机体肾上腺皮质激素昼夜分泌规律，为避免肾上腺皮质激素功能萎缩致组织萎缩，采取 8 时早餐后一次性给予全天剂量缓慢静脉滴注或口服，避免肾上腺皮质处于抑制状态；告知遵医嘱服药的重要性，不可私自减量或停药；观察患者有无头痛、头晕、恶心、呕吐、剧烈眼痛、视力下降等高血压、高眼压症状，并进行血压、眼压监测，注意有无骨质疏松、溃疡、血糖变化及内分泌紊乱等副作用，特别应密切观察有无感染情况，注意有无水钠潴留，必要时记 24h 出入量，定期检查电解质，常规补钾；巡视病房时注意观察大便的颜色和性状，询问有无腹部不适等症状，定期做大便潜血试验。为预防消化道出血，常规应用抗酸药或 $H_2$ 受体拮抗药。

（5）饮食护理　避免粗纤维、热烫、坚硬及刺激性食物，选择低脂、高蛋白、富含维生素及高钾、高钙的饮食，同时以含丰富亚油酸的食物为宜。多饮水，多食肉类、蔬菜与水果，以增加蛋白质和维生素的摄入。

（6）预防感染护理

① 预防肺部感染：瘫痪患者长期卧床，活动量减少，抵抗力低下，极易并发肺部感染，要经常鼓励和协助患者翻身及拍背，每

2h 1 次，拍背时由下向上，每次 2～3min，右侧卧位时拍左侧，左侧卧位时拍右侧，能避免分泌物淤积在下呼吸道，有利于分泌物排出，防止坠积性肺炎。保持口腔清洁，每日至少刷牙或口腔护理 2 次。保持室内清洁和空气流通，定期空气消毒，房间地面及物品表面用 0.5％过氧醋酸擦拭。

② 预防压力性损伤护理：定时翻身，同时按摩肩胛部、骶尾部、足跟、脚踝等骨突处，易受压部位用气圈、棉圈、海绵垫予以保护，经常用温水擦洗背部和臀部，涂爽身粉，保持皮肤清洁。用热水袋时水温不超过 50℃，定时按摩，促进血液循环，及时清洗或更换污湿的床褥及衣服，保持床单位平整、清洁，使患者舒适，预防压力性损伤。

③ 预防尿路感染：对轻度尿潴留者，以温毛巾热敷下腹部并轻度按摩，改变体位，采用习惯的蹲位或直立位小便，听流水声诱导排尿，对诱导排尿失败的患者行导尿。

④ 预防便秘：由于脊髓损伤，瘫痪卧床，食欲下降，肠蠕动减弱，加之自主神经紊乱易致便秘，应多食水果、蔬菜及粗纤维食物，养成定时排便的习惯，可在进食后 1～2h 按摩腹部以促进肠蠕动，必要时给予开塞露、温开水或肥皂水灌肠帮助排便。

（7）康复护理　应早期帮助患者采取肢体功能锻炼，主要包括体位摆放、定时翻身练习等。利用躯干肌的活动，通过联合反应、共同运动、姿势反射等手段，促使肩胛带的功能恢复，达到独立完成仰卧位到床边坐位的转换，先从大关节开始后到小关节，手法由轻到重，循序渐进恢复肌力，肌力尚可时，鼓励患者积极训练站立和行走，开始扶物训练和久站，逐渐训练独立行走，并可辅以按摩、理疗、针灸，加快神经功能恢复，改善患者的功能状态。

## 患者的护理效果评价：

经过以上治疗和护理措施，患者的问题基本得到解决，血压控制在 120/80mmHg 左右，未见低钾血症等电解质紊乱，体温正常，未发生压力性损伤、跌倒、肺部感染等现象，尿液清亮，无血尿、脓尿、结晶尿等现象。患者开朗、乐观，无悲观、绝望情绪，了解疾病的相关知识，积极配合医师及护士的治疗和护理。

● **患者病情恢复后，怎样给患者做出院指导？**

答：（1）视神经脊髓炎病程长、易复发，患者及家属应当明白坚持服药的重要性，提高用药的依从性。出院后更应做好肢体功能锻炼，注意劳逸结合、持之以恒，克服急于求成的心理。

（2）合理安排饮食，保证机体足够营养，多食瘦肉、鱼，多喝水，多食水果、蔬菜，以刺激肠蠕动，减轻便秘和肠胀气。

（3）加强肢体功能锻炼以保持活动能力，适当体育锻炼，提高机体免疫力，注意气候变化，及时增减衣服避免受凉。

（4）按时服药，不可随意更改药物剂量和用法，并注意观察有无药物副作用。

（5）告诫家属，患者锻炼时要加以保护、有人陪伴，地面防滑、防湿，穿防滑鞋以防跌伤等。

（6）留置导尿的护理　护士应向患者及家属讲授有关留置导尿管的医学知识及操作注意事项，告知膀胱充盈和尿路感染的征象，及时发现和预防尿路感染。

（7）尽量避免诱发因素，如感冒、发热、感染、生育、外伤、寒冷、拔牙、过劳和精神紧张，不能随意进行疫苗接种。

● **视神经脊髓炎的预后怎么样？**

答：视神经脊髓炎临床表现较多发性硬化严重，多因一连串发作而加剧；复发型视神经脊髓炎预后较差，阶梯式进展，发生全盲或截瘫等严重残疾，死因多为呼吸衰竭。


### ❀【护理查房总结】

视神经脊髓炎是神经内科的一种疾病，病因尚不完全明确，部分患者可基本恢复，少数病例留有不同程度的后遗症，一些重症患者可在短期内死亡。患者常因卧床、生活不能自理而焦虑，心理负担过重，心理护理对于视神经脊髓炎患者尤为重要，护士应以高度的同情心和责任心加强与患者的沟通，不怕脏、不怕累，及时了解患者的心理状态，帮助患者渡过难关。同时疾病的并发症直接影响该病的预后，早期发现及预防、控制并发症是护理工作的又一重点。

查房笔记

## 病例 3 · 急性播散性脑脊髓炎

### 🍀【病历汇报】

病情　患者男性，23 岁。因"头昏、头痛 6 天，胡言乱语 4 天"入院。患者 6 天前出现头昏、头痛，4 天前因"胡言乱语"就诊于当地医院，诊断为"颅内感染待排除"，给予头孢噻肟钠、利巴韦林等治疗，病情无好转，并意识障碍逐渐加重，遂转入我院。发病前 1 周患"感冒"。既往无手术、外伤、输血及疫苗接种史。

护理体查　体温 36.7℃，脉搏 85 次/分，血压 102/60mmHg，神志模糊，不合作。双侧瞳孔等大等圆，直径 3mm，对光反射存在。

辅助检查　双上肢肌力 4 级，双下肢无力征；颈抵抗（＋），左侧病理征（±）。实验室检查：血常规正常，C 反应蛋白 4.1mg/L；腰穿 CSF 压力 80mmH$_2$O，细胞数 $6.0 \times 10^6$/L，蛋白 0.45g/L，氯化物、糖正常。入院次日病情进一步加重，出现昏睡、右上肢不自主运动，左侧巴宾斯基征（＋）。再次腰穿 CSF 常规、生化检查均正常，HIV（－），梅毒抗体（－）。抗核抗体谱、甲状腺功能、抗心磷脂抗体均阴性。脑电图示弥散性中度异常。头颅 MRI 示大脑、丘脑、脑桥右侧有多发性散在斑片状、点状 T$_1$WI 低信号、T$_2$WI 及 DWI 高信号影，边界尚清，无占位效应。胸椎 MRI 示 T$_5$ 椎体水平脊髓小片 T$_1$WI 等信号、T$_2$WI 高信号影。增强扫描示脑部病灶呈环状强化；脊髓病灶未见明显强化。

入院诊断　急性播散性脑脊髓炎。

主要的护理问题

（1）疼痛（头痛）　与中枢神经系统感染有关。

（2）知识缺乏　缺乏本病防治知识。

（3）营养失调（低于机体需要量）　与意识模糊、不能进食有关。

（4）有窒息的危险。

（5）意识障碍　潜在并发症为压力性损伤、肺部感染、尿路感染。

（6）有受伤的危险，活动无耐力。

（7）有跌倒的危险。

**目前的治疗措施**　给予更昔洛韦 250mg（每日 2 次）、甲泼尼龙 500mg（每日 1 次）静脉滴注治疗，给予甲钴胺和维生素 $B_1$ 营养神经、活血化瘀及对症治疗。

## 护士长提问

### ● 什么是急性播散性脑脊髓炎？

答：急性播散性脑脊髓炎（ADEM）是因病毒感染或疫苗接种（如狂犬病疫苗或牛痘疫苗）所致机体产生针对中枢神经系统碱性蛋白特异性序列的细胞免疫应答，导致血管周围神经免疫性应答，并引起脑和脊髓弥散性炎症。急性播散性脑脊髓炎又称感染后脑脊髓炎、预防接种后脑脊髓炎，是指继发于麻疹、风疹、水痘、天花等急性出疹性疾病或预防接种后，因免疫功能障碍引起中枢神经系统内的脱髓鞘疾病。

### ● 急性播散性脑脊髓炎的病因是什么？

答：本病为单相病程，症状和体征数天达高峰，与病毒感染有关，尤其麻疹病毒或水痘病毒。脑脊髓炎也见于狂犬病疫苗、天花疫苗接种后，偶有出现在破伤风抗毒素注射后的报道。许多脑脊髓炎患者是继发于 EB 病毒、巨细胞病毒和支原体肺炎病毒感染后。

### ● 急性播散性脑脊髓炎的发病机制是什么？

答：用动物的脑组织匀浆与佐剂给动物注射后，动物的脑和脊髓内小静脉的周围出现神经脱髓鞘及炎性损害，称为实验性变态反应性脑脊髓炎。急性播散性脑脊髓炎（或预防接种后脑脊髓炎）的病理改变与之相似，因而一般认为急性播散性脑脊髓炎是一种免疫介导的中枢神经系统脱髓鞘性疾病。

主要的病理改变为大脑、脑干、小脑、脊髓有播散性的脱髓鞘改变，脑室周围的白质、颞叶、视神经较著，脱髓鞘改变往往以小静脉为中心，小静脉有炎性细胞浸润，其外层有以单核细胞为主的围管性浸润，即血管袖套、静脉周围白质髓鞘脱失，并有散在胶质细胞增生。

● **急性播散性脑脊髓炎的临床表现有哪些？**

答：（1）大多数病例为儿童和青壮年，在感染或疫苗接种后1～2周急性起病，多为散发，无季节性，病情严重，有些病例病情凶险，疹病后脑脊髓炎常见于皮疹后2～4日，患者常在斑疹正在消退、症状改善时突然出现高热、痫性发作、昏睡和深昏迷等。

（2）脑炎型首发症状为头痛、发热及意识模糊，严重者迅速昏迷和去脑强直发作，可有痫性发作，脑膜受累出现头痛、呕吐和脑膜刺激征等。脊髓炎型常见部分性或完全性松弛性截瘫或四肢瘫、传导束型或下肢感觉障碍、病理征和尿潴留等。可见视神经、大脑半球、脑干或小脑受累的神经体征。发病时背部中线疼痛可为突出症状。

（3）急性坏死性出血性脑脊髓炎又称为急性出血性白质脑炎，认为是 ADEM 暴发型。起病急骤，病情凶险，病死率高。表现高热、意识模糊或昏迷进行性加深、烦躁不安、痫性发作、偏瘫或四肢瘫；CSF 压力增高、细胞数增多，EEG 显弥漫性活动，CT 见大脑、脑干和小脑白质不规则低密度区。

● **怎么诊断急性播散性脑脊髓炎？**

答：（1）外周血白细胞计数增多，血沉加快。脑脊液压力增高或正常，脑脊液单核细胞增多，蛋白轻度至中度增高，以 IgG 增高为主，可发现寡克隆带。

（2）EEG 常见 $\theta$ 和 $\sigma$ 波，亦可见棘波和棘慢复合波。

（3）头颅 CT 示白质内弥散性多灶性大片或斑片状低密度区，

急性期呈明显增强效应。头颅 MRI 可见脑和脊髓白质内散在多发的 T1 低信号、T2 高信号病灶。

根据感染或疫苗接种后急性起病的脑实质弥漫性损害脑膜受累和脊髓炎症状，脑脊液单核细胞增多、EEG 广泛中度异常、CT 或 MRI 显示脑和脊髓内多发散在病灶等可做出临床诊断。

● **急性播散性脑脊髓炎的治疗原则是什么？**

答：（1）急性期静脉注射或滴注足量的肾上腺皮质激素类药物，还可合并应用硫唑嘌呤以尽快控制病情发展。

（2）对症处理。

（3）恢复期可用吡拉西坦（脑复康）、胞磷胆碱和 B 族维生素类药物。

（4）小样本研究发现，人血丙种球蛋白静脉滴注或血浆交换有效。

● **该患者目前的护理措施是什么？**

答：（1）心理护理　ADEM 发病迅速，病程长，费用较大，容易复发，患者及家属易产生悲观情绪，应对患者及家属表示同情和理解。护理上给予患者安慰、鼓励、关心和体贴，减轻患者及家属心理负担，使其对医护人员有安全感、信赖感，容易接受各种治疗、护理。在护理过程中要对患者进行细心的观察和分析，耐心向患者解释本病的病因、病程进展常出现的症状体征、治疗的目的、用药方法以及预后，使患者及其家属正确对待疾病，保持乐观、积极的心态，树立战胜疾病的信心。

（2）药物治疗的护理　肾上腺皮质激素是目前治疗急性播散性脑脊髓炎的首选药物，其剂量及用法有严格要求，口服药必须按时按量服用，静滴甲泼尼龙应掌握好输注速度，过快易引起心律失常。患者长期使用肾上腺皮质激素会出现不良反应及并发症，如满月脸、向心性肥胖、骨质疏松、血糖升高、容易合并感染、心肌损害、水电解质紊乱等，应向患者及家属做好健康教育。指导患者正确服药，不随意调整剂量或私自停药，合理饮食，并注意保暖，预防感染，冲击疗法时要观察心电图的变化，如有异常应及时报告医护人员，给予相应的处理。

（3）加强肢体功能锻炼 早期功能锻炼很重要，鼓励患者在病情允许的情况下尽早下床活动，不能下床活动者，指导患者在床上进行被动运动，每日在床上做各种关节伸、屈被动运动4～6次，每次10min，并进行肢体按摩，待肢体肌力有所恢复，则鼓励患者尽全力在床上做各关节的主动屈曲和伸展运动，也可以到康复理疗科做康复训练。

（4）饮食护理 吞咽困难时，嘱其家属给患者准备易于吞咽的食物，如流质、半流质食物或软食。进食时应抬高床头，使患者呈半坐卧位或坐位，进食速度应慢，时间要充分，少食多餐，以防发生呛咳或误咽，必要时给予鼻饲流质。不足的部分予以静脉营养，并保持静脉输液通畅，做好静脉营养的护理。

（5）预防感染 保持皮肤清洁、完整，对于长期卧床留置导尿管的患者预防尿道感染非常重要。每日会阴护理2次，每日更换引流袋，鼓励患者多饮水，监测尿常规、尿培养，尽量缩短导尿管的留置时间。每天保持床铺清洁、平整、干燥，经常给患者擦洗全身皮肤，并更换柔软的棉质内衣，定时翻身、拍背，预防压力性损伤，防止肌肉萎缩，保持呼吸道通畅。

### 急性播散性脑脊髓炎的预后如何？

答：无论在临床上以何种形式发生，来势凶猛的播散性脑脊髓炎皆因病死率高、幸存者遗留永久的神经功能缺失而备受重视。儿童患者从急性期恢复后可出现持久的行为异常、精神智力迟滞、癫痫。多数成年患者一般恢复良好。小脑炎为良性，一般在几个月内完全恢复。

### 急性播散性脑脊髓炎与其他疾病如何鉴别？

答：主要依据病史及临床表现进行诊断。如患者近期曾接受疫苗接种，其临床表现较典型，即可诊为疫苗接种后脑脊髓炎，发生在病毒性疾病退热后者则可诊为感染后脑脊髓炎。一般只要问清病史，结合临床表现，与其他疾病的鉴别并不困难。如与病毒性脑炎和脑膜脑炎鉴别，起病初常有全身不适，起病后出现发热、头痛、呕吐、脑膜刺激征阳性和其他脑损害，脑脊液的炎性改变较明显，但感染后脑炎如发生在病毒性感染的发热期中，则不易与之鉴别。又如与多发性硬化鉴别（表 5-3），虽可有发热和脑、脊髓的弥漫性损害，但其常见的临床表现如复视、眼球震颤、一侧或双侧球后视神经炎等则罕见于播散性脑脊髓炎。脑活检、头颅 CT 及 MRI 等检查均有助于本病与其他有关疾病的鉴别诊断。

表 5-3　急性播散性脑脊髓炎与多发性硬化的鉴别要点

| 临床特点 | MS | ADEM |
| --- | --- | --- |
| 性别 | 女＞男 | 无性别差异 |
| "感冒样"前驱症状 | 不一定有 | 经常有 |
| 脑病症状 | 疾病早期很少 | 常见 |
| 发病次数 | 多次 | 单次或多次，少数为复发型或多相型 |
| MRI 的灰白质大片病灶 | 很少 | 经常见到 |
| MRI 追踪改变 | 有复发和新病灶出现 | 病灶可消失或仅有少许后遗症 |
| CSF 白细胞增多 | 很少见（若有，不多于50 个） | 不同程度 |
| 寡克隆带 | 经常阳性 | 多为一过性阳性 |
| 对皮质激素反应 | 很好 | 非常好 |

## 🍀【护理查房总结】

重症急性播散性脑脊髓炎起病突然，病势凶险，临床表现变异性较大，迅速出现意识障碍及脊髓受累的症状、体征。严重者可危及生命，早发现、早治疗对重症急性播散性脑脊髓炎的抢救成功及预后至关重要。通过对本例患者的临床救治和护理，证明先进的医院医疗设备、优秀的医疗人才、高端的技术水平、正确的用药治疗、严密的病情观察、充足的营养支持、及时的并发症预防和处理、耐心的功能训练、正确的心理支持是本病治疗获得成功的关键保证。

**查房笔记**

# 第六章 运动障碍疾病

## 病例 1 • 帕金森病

### 🍀【病历汇报】

**病情** 患者男性，66岁，初中文化，退休干部。因肢体抖动7年加重伴步行困难2个月就诊入院。患者于7年前无明显诱因出现右手抖动，静止时明显，活动及持物时减轻，继而渐出现右下肢和左侧肢体抖动。近2个月来肢体抖动加重，感步行困难，行走发僵，小步往前冲，持物、进食等均有困难。持续服用多巴丝肼（美多芭）治疗，近年来效果不好，有时出现不能起床活动，进食缓慢。便秘，小便可，怕热，出汗多，睡眠可。患者已婚，家庭关系融洽，经济状况良好，个性开朗。10年前曾患脑梗死已治愈，否认高血压病及心脏病病史。

**护理体查** 体温36.6℃，脉搏68次/分，呼吸20次/分，血压126/60mmHg。意识清楚，双侧瞳孔等大等圆，直径2.5mm，对光反射灵敏；面部油脂多，表情有些呆板；咀嚼和吞咽缓慢，进食固体食物时明显；能回答问题，但语音断续、语调低、语速慢；四肢肌力正常，肌张力明显增高，呈齿轮样强直，右侧明显，可见手指"搓丸样"动作；不能扣纽扣和系鞋带，写字越写越小；步行时呈慌张步态；病理征（-），腱反射（++）。双肺呼吸音清，未闻及啰音，肝、脾肋下未扪及。

**辅助检查** 血常规：血红蛋白135g/L，红细胞$5.01\times10^{12}$/L，白细胞$8.9\times10^9$/L，血小板$170\times10^9$/L。尿、粪常规（-）。肝肾功能正常。心电图大致正常。胸部X线片示右下肺纹理增粗。头颅MRI未见明显异常。

**入院诊断** 帕金森病。

**主要的护理问题**　①躯体移动障碍；②语言沟通障碍；③有外伤的危险；④知识缺乏；⑤自尊紊乱；⑥营养失调；⑦低于机体需要量；⑧舒适的改变；⑨排便异常（便秘）；⑩焦虑；⑪有跌倒的危险。

**目前的治疗措施**

（1）抗帕金森病药物对症治疗。

（2）营养神经、护脑治疗。

（3）协助完成生活护理，预防跌倒、预防便秘。

（4）加强日常生活能力锻炼。

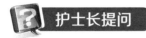 护士长提问

● **帕金森病发病可能与哪些因素有关？**

答：帕金森病的发病可能与年龄老化因素、环境因素、遗传因素、神经系统老化有关，为多因素交互作用的结果。

● **帕金森病的主要临床表现有哪些？**

答：（1）运动症状　常始于一侧上肢，逐渐累及同侧下肢，再波及对侧上肢及下肢，呈"N"形进展。

① 静止性震颤：常为首发症状，典型表现是拇指与示指呈"搓丸样"动作，频率为 $4 \sim 6\,Hz$。

② 肌强直：被动运动关节时阻力增高，且呈一致性，类似弯曲软铅笔的感觉，故称"铅管样强直"。

③ 运动迟缓：随意运动减少，动作缓慢、笨拙。

④ 姿势步态障碍：有时迈步后，以极小的步伐越走越快，不能及时止步，称前冲步态或慌张步态。

（2）非运动症状　是十分常见和重要的临床症状，可以早于或伴随运动症状而发生。

① 感觉障碍：疾病早期即可出现嗅觉减退或睡眠障碍，尤其是快速眼动期睡眠行为异常。

② 自主神经功能障碍：临床常见，如便秘、多汗、脂溢性皮炎等。

③ 精神和认知障碍：近半数患者伴有抑郁，并常伴有焦虑。

● **帕金森病药物治疗的原则是什么？**

答：药物治疗是帕金森病的主要治疗方法，一旦开始，必须终生服药。

原理：恢复脑内多巴胺与乙酰胆碱两大系统的平衡。

药物治疗应遵循的原则：从小剂量开始，缓慢递增，尽量以较小剂量取得较满意疗效；治疗方案个体化，即根据患者年龄、症状类型、严重程度、就业情况、药物价格和经济承受能力等选择药物。

● **何谓"开-关现象"？**

答："开-关现象"指症状在突然缓解（"开期"）与加重（"关期"）两种状态之间波动。一般"关期"表现为严重的帕金森症状，持续数秒或数分钟后突然转为"开期"。此现象多见于病情严重者，一般与服药时间和剂量无关，不可预料，处理比较困难，适当加用多巴胺受体激动药，可以防止或减少发生。

● **何谓"剂末恶化"？**

答："剂末恶化"又称疗效减退，指每次服药后药物的有效作用时间逐渐缩短，表现为症状随血药浓度发生规律性波动，与服药剂量不足致血药浓度降低有关；适当增加服药次数或增加每次服药剂量、改用缓释剂型可以预防。

● **目前主要的护理措施是什么？护理措施效果如何？**

答：患者目前主要的护理措施如下。

（1）一般护理　加强巡视，主动了解患者的需要，指导和鼓励患者做力所能及的事情，协助患者洗漱、进食、沐浴、更衣、料理大小便和做好安全防护，增进患者的舒适，预防并发症。

（2）饮食指导　告知患者与家属导致营养低下的原因，指导患者选择高热量、低盐、低脂、适量优质蛋白、高维生素、高纤维素的易消化食物，并根据病情变化及时调整饮食方案。由于高蛋白饮食会降低左旋多巴类药物的疗效，故不宜盲目给予过多的蛋白质。

进食或饮水时保持坐位或半卧位，注意力集中，并给予患者充足的时间和安静的进食环境，不催促、打扰患者进食；咀嚼和吞咽困难时宜选用稀粥、面片、蒸蛋等黏稠不易反流的食物，并指导患者少量分次吞咽，避免吃坚硬、滑溜及圆形的食物。进食困难、饮水呛咳时要及时给予鼻饲，并做好相应护理，防止经口进食引起误吸、窒息或吸入性肺炎。

（3）自我修饰指导　指导患者进行鼓腮、伸舌、噘嘴、龇牙、吹吸等面肌功能训练，以改善面部表情和吞咽困难，协调发音；督促患者进食后及时清洁口腔，随身携带纸巾擦净口角溢出的分泌物，注意保持个人卫生和着装整洁等，维护自我形象。

（4）安全护理　加强防坠床和防跌倒的宣教，确保安全。床铺高度适中，要有保护性床栏；走廊、厕所要装扶手，以方便患者起坐、扶行；地面要保持平整、干燥，防湿、防滑，去除门槛；将呼叫器和经常使用的物品置于床头患者伸手可及处；患者最好穿防滑软橡胶底鞋，穿棉质衣服，衣着应宽松；患者在行走时不要在其身旁擦过或在其面前穿过，同时避免突然呼唤患者，以免分散其注意力；上肢肌力下降的患者不要自行打开水或用热水瓶倒水，防止烫伤；步态不稳者，选用三角手杖等合适的辅助用具，并有人陪伴，防止受伤。

（5）运动护理　PD患者运动锻炼的目的在于防止和延迟关节强直与肢体挛缩，应与患者和家属共同制订切实可行的具体锻炼计划。早期尽量鼓励患者参与各种形式的活动，如家务劳动、散步、太极拳、床旁体操等，注意保持身体及各关节的活动强度与最大活动范围；对于已出现的某些功能障碍或难以执行的动作要有计划、有目的地锻炼，让患者明白知难而退或简单的家人包办会加速其功能衰退。如在起步困难和步行时突然僵住不能动，要学会放松，尽量跨大步伐；向前走时脚要抬高、双臂要摆动、目视前方不要目视地面；转弯时不要碎步移动，否则会失去平衡；护士或家人在协助患者行走时，不要强行拉着患者走；当患者感到脚黏在地上不能动时，告诉患者可先向后退一步再往前走，这样会比直接向前走容易得多；如感到从椅子上起立或坐下有困难，应每天做完一般运动后，反复练习起坐动作。晚期患者出现显著的运动障碍，要帮助患者活动关节，按摩四肢肌肉，注意动作轻柔，勿造成患者疼痛。

（6）用药指导　告知患者本病需要长期或终身服药治疗，让患者了解用药原则，常用药物种类与名称、用法、服药注意事项、疗效及不良反应的观察与处理。告诉患者用药原则是从小剂量开始，逐步缓慢加量直至有效维持；服药期间尽量避免使用维生素 $B_6$、氯氮草（利眠宁）、利血平、氯丙嗪、奋乃静等药物，以免降低药物疗效或导致直立性低血压。服药期间出现症状加重或严重的不良反应，应及时就医。

（7）保持大小便通畅　指导患者多进食含纤维素多的食物，多吃新鲜蔬菜、水果，多喝水，每天双手顺时针按摩腹部，促进肠蠕动；还可指导患者适量服食蜂蜜、香油等帮助通便；必要时遵医嘱口服液状石蜡、果导片、番泻叶等缓泻药，或给予开塞露塞肛、灌肠、人工排便等。若出现排尿困难，应评估患者有无尿潴留和尿路感染的症状、体征，指导患者放松精神，按摩腹部、局部热敷以刺激排尿；膀胱充盈无法排尿时在无菌操作下给予导尿和留置尿管。

（8）心理护理　针对患者及家属的不同心理反应予以心理疏导和心理支持，向其解释相关知识，消除消极心理。对精神症状明显者，做好安全防护工作，指导家属关心体贴患者，多鼓励、少指责，为患者创造良好的亲情氛围，减轻他们的心理压力。

## 患者的护理效果评价：

经过以上治疗及护理，患者的护理问题基本上得到解决。患者能缓慢进食；躯体协调性得到改善，能自己行走；能通过语言交流，表达自己的需要；住院期间，每2天解1次大便，未发生跌倒、坠床等意外伤害；患者及家属对帕金森病相关知识有进一步了解。

● **患者病情恢复后，怎样给患者做出院指导？**

答：（1）保持正常心态和有规律的生活，均衡饮食，预防便秘。

（2）积极进行日常生活能力锻炼，做力所能及的事，培养兴趣爱好，延缓身体功能障碍的发生和发展，从而延长寿命，提高生活质量。

（3）积极预防感冒、跌倒、坠床等。

（4）在医师指导下坚持服药，定期门诊复查，动态了解血压变化和肝肾功能、血常规等指标。出现发热、外伤、骨折、吞咽困难、运动障碍、精神智力障碍等症状或症状加重时应及时就诊。

● **帕金森病的预后怎么样？**

答：帕金森病是一种慢性进展性疾病，无法治愈。多数患者在疾病的前几年可继续工作，数年后逐渐丧失劳动能力。疾病晚期，由于全身僵硬、活动困难，需长时间卧床，常死于肺部感染等各种并发症。

● **何谓静止性震颤？**

答：静止性震颤是指主动肌与拮抗肌交替收缩引起的节律性震颤，常见于手指"搓丸样"动作，静止时出现，紧张时加重，随意运动时减轻，睡眠时消失，是帕金森病的特征性体征。

● **何谓面具脸？**

答：面具脸是指帕金森病患者面肌强直使面部表情呆板，双眼凝视和瞬目动作减少，笑容出现和消失减慢。

● **帕金森病常用药物的作用、副作用及用药注意事项有哪些？**

答：见表 6-1。

● **什么是脑深部电刺激疗法？**

答：脑深部电刺激（DBS）疗法是应用微创神经外科手术，把电极置入预定的脑内目标区域，再通过连接导线连接到神经刺激器（脑起搏器），神经刺激器一般是置入胸部皮肤。通过刺激脑内

表 6-1 帕金森病常用药物的作用、副作用及用药注意事项

| 药物 | 作用 | 副作用 | 用药注意事项 |
| --- | --- | --- | --- |
| 多巴丝肼 | 补充黑质纹状体 | 恶心、呕吐、便秘、眩晕 | 需服药数天或数周才能见效 |
| 卡左双多巴控释片(息宁) | 内多巴胺的不足 | 幻觉、异动症、开-关现象 | 避免嚼碎药片;出现开-关现象时最佳服药时间为饭前 30min 或饭后 1h,避免与高蛋白食物一起服用;避免突然停药 |
| 普拉克索、吡贝地尔 | 直接激动纹状体,使之产生和多巴胺作用相同的药物,减少和延缓左旋多巴的副作用 | 恶心、呕吐、眩晕、疲倦、口干、直立性低血压、嗜睡、幻觉与精神障碍 | 首次服药后应卧床休息,如口干舌燥可嚼口香糖或多喝水;避免开车或操作机械;为轻微兴奋药,尽量在上午服药,以免影响睡眠 |
| 恩他卡朋 | 抑制左旋多巴和多巴胺的分解,增加脑内多巴胺的含量 | 恶心、呕吐、神志混乱、不自主动作、尿黄 | 与多巴丝肼或卡左双多巴控释片一起服用 |
| 司来吉兰 | 阻止脑内多巴胺释放,增加多巴胺浓度 | 恶心、呕吐、眩晕、疲倦、做梦、不自主动作 | 为轻微兴奋药,尽量在上午服药,以免影响睡眠;溃疡病患者慎用 |
| 苯海索(安坦) | 抗胆碱能药物,协助维持纹状体的递质平衡 | 恶心、呕吐、眩晕、疲倦、视物模糊、口干、便秘、小便困难 | 不可立即停药,需缓慢减量,以免症状恶化 |
| 盐酸金刚烷胺 | 促进神经末梢释放多巴胺并阻止其再吸收 | 恶心、呕吐、眩晕、失眠、水肿、惊厥、玫瑰斑 | 尽量在黄昏前服用,避免失眠,心脏病及肾衰竭患者禁用 |

控制运动的相关神经核团,抑制异常神经信号,治疗因帕金森病导致的运动失能(如僵硬、震颤、步态不稳),并减轻服用药物产生的运动症状波动和异动,大幅提高患者的生活质量,恢复自如活动和自理能力。

● **哪些帕金森患者适合接受脑深部电刺激疗法？**

答：诊断明确的中晚期帕金森患者，对左旋多巴类药物（多巴丝肼、卡左双多巴控释片）有效或曾经有效，但药物疗效已经逐渐下降或出现副作用，疾病已经开始影响正常工作和生活者。

## ❀【护理查房总结】

帕金森病是一种慢性进展性疾病，无法治愈。一旦患病，需终生服药。随着疾病的进展，患者可出现震颤、肌强直、运动减少、步态不稳等症状。晚期患者长期卧床，生活不能自理。因此，在护理上特别要注意以下几点。

（1）注意饮食与营养，预防便秘。

（2）指导患者正确服药。

（3）加强肢体功能及日常生活能力训练。

（4）预防并发症。

（5）指导患者保持良好的心态。

**查房笔记**

# 病例 2 • 肝豆状核变性

## 【病历汇报】

**病情**　患者女性，34 岁，因渐起上肢不自主运动、震颤进行性加重 5 个月，走路不稳入院。患者妹妹 8 年前死于肝豆状核变性，家族史阳性。

**护理体查**　体温 36.4℃，脉搏 70 次/分，呼吸 20 次/分，血压 110/65mmHg。患者神志清楚，双瞳孔等大等圆，直径为 3mm，对光反射灵敏，定向力完整，头部不自主震颤，双手意向性震颤，慌张步态，走路不稳，四肢肌张力高，腹平、软、无压痛。

**辅助检查**　实验室检查：血清铜蓝蛋白 0.10mg/dL，24h 尿铜定量 356μg/L，HBsAg（－）。肝功能检查示谷丙转氨酶 90U/L，总蛋白 56g/L，白蛋白 26g/L。裂隙灯检查角膜可见 K-F 环。B 超示肝脏轻度大。

**入院诊断**　肝豆状核变性。

**主要的护理问题**

（1）潜在并发症　肝衰竭。

（2）生活自理缺陷。

（3）有受伤的危险。

（4）知识缺乏。

（5）预感性悲哀。

（6）自我形象紊乱。

（7）焦虑。

**目前的治疗措施**

（1）青霉胺驱铜治疗。

（2）抗胆碱能药物对症治疗。

（3）保肝药物辅助治疗。

（4）低铜、高蛋白饮食。

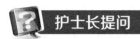 护士长提问

● **什么是肝豆状核变性？**

答：肝豆状核变性又称 Wilson 病，是一种常染色体隐性遗传的铜代谢障碍性疾病，以不同程度的肝细胞损害、脑退行性病变和角膜边缘有铜盐沉着环为其临床特征。

● **肝豆状核变性的发病机制是什么？**

答：肝豆状核变性的发病机制是因为肝不能正常合成铜蓝蛋白和自胆汁中排出铜量减少。过量铜在肝细胞聚集造成肝细胞坏死，其所含的铜进入血液，然后沉积在脑、肾、角膜等肝外组织而致病。

● **肝豆状核变性的主要临床表现有哪些？**

答：本病多在青少年期或儿童期发病，少数可延迟至成年期；男、女均可发病，一个家族中可有数名成员患病。

（1）神经及精神症状 主要是锥体外系征。表现为肢体舞蹈样及手足徐动样动作，肌张力障碍，怪异表情，静止性、意向性或姿势性震颤，运动迟缓，构音障碍，吞咽困难等。精神异常表现为不自主哭笑、表情淡漠、情绪不稳、注意力不集中、记忆力减退、学习能力下降等，也可出现冲动行为，后期可出现痴呆。

（2）肝脏症状 80％左右的患者发生肝脏症状。表现为倦怠、无力、食欲缺乏、肝区疼痛、肝大或肝缩小、黄疸、腹水甚至出现肝昏迷等。极少数患者以急性肝衰竭和急性溶血性贫血起病，多于短期内死亡。

（3）眼部症状 角膜色素环是本病最重要的体征。95％～98％的患者有此环出现，为铜沉积于角膜后弹力层所致，绝大多数为双眼，个别见于单眼。此环位于角膜和巩膜交界处，在角膜的内表面上，呈绿褐色或暗棕色，宽约 1.3mm，当光线斜照角膜时最清楚，

早期需用裂隙灯检查才能发现。

（4）其他症状　大部分患者有皮肤色素沉着，面部及双小腿伸侧明显。肾功能损害可出现肾性糖尿、蛋白尿等。少数患者可发生肾小管性酸中毒；钙、磷代谢障碍可出现骨质疏松、骨和软骨变性等。

● **肝豆状核变性的临床诊断标准有哪些？**

答：临床诊断主要根据以下 4 条标准。

（1）肝病史或肝病征或锥体外系征。

（2）血清铜蓝蛋白显著降低和（或）肝铜增高。

（3）角膜 K-F 环。

（4）阳性家族史。

● **肝豆状核变性的治疗原则是什么？**

答：（1）低铜饮食。

（2）阻止铜吸收。

（3）促进排铜。

（4）对症治疗。

（5）手术治疗　包括脾切除和肝移植。

● **目前主要的护理措施是什么？护理措施效果如何？**

答：患者目前主要的护理措施如下。

（1）休息与活动　早期应鼓励患者加强主动运动，坚持学习或工作，做力所能及的家务；急性期或肝肾功能损害严重，引起骨质疏松、腹水等症状时，指导患者卧床休息，为患者提供安全、安静的休养环境；若发生食管静脉曲张破裂出血或肝昏迷征象者，应予侧卧位或平卧头侧位，床头抬高 15°～30°，防止呕吐物引起窒息或误吸。疾病缓解期鼓励患者适当进行床旁、室内、户外活动，避免劳累或情绪紧张，以免加重病情。晚期患者应绝对卧床休息，做好皮肤护理及肢体被动运动。

（2）饮食护理　告知患者及家属饮食治疗的原则与重要性，指导患者食用含铜量低的食物和避免含铜量高的食物，避免使用铜制食具和炊具。

① 饮食治疗原则：低铜、高蛋白、高热量、高维生素、低脂、易消化饮食。限制铜的摄入可以减少铜在肝脏中的沉积，减慢和减轻肝细胞的损害程度。高氨基酸和高蛋白饮食能促进肝细胞修复，促进尿铜排泄。有食管静脉曲张者应给予少渣饮食，进食时应注意细嚼慢咽，不宜食用粗纤维、油腻、油炸食物。

② 避免进食含铜多的食物：如豌豆、蚕豆、玉米、坚果类、薯类、茄子、香菜、芋头、软体动物类（鱿鱼、牡蛎、乌贼）、贝壳类、螺类、甲壳类动物，各种动物的肝和血以及巧克力、可可、咖啡、蜂蜜等。

③ 含铜量较低的食物：如瘦猪肉、鸡鸭肉（去皮、去油）、精白米面、牛奶、萝卜、马铃薯、藕、小白菜、橘子、苹果、桃子等。

（3）病情观察　观察肝功能损害的表现有无加重，如黄疸是否加深，有无肝区疼痛、肝大、脾大、腹水、水肿；有无牙龈出血、皮下出血、鼻衄或消化道出血征象；监测血清电解质与尿铜的变化；防止急性肝衰竭或肝性脑病发生。

（4）安全护理　指导患者和家属日常活动时应注意防跌倒。对伴有明显舞蹈样动作等锥体外系症状者，尽量不使用约束带，以免发生骨折、脱位。并指导家属保护患者不受到意外伤害。对有意识障碍和精神症状的患者，应安装床栏、护窗，以防意外。

（5）用药指导　指导患者和家属遵医嘱正确服药，告知药物的作用、不良反应、服药注意事项等。

① D-青霉胺：是治疗肝豆状核变性的首选药物。D-青霉胺能促使铜自组织沉积部位清除，可在肝中与铜形成无毒复合物，消除游离状态铜的毒性。使用 D-青霉胺治疗前应做青霉素过敏试验，皮试阴性者方可服用；长期或终生服药者应注意补充维生素 $B_6$。少数患者可引起发热、皮疹、白细胞减少、肌无力、震颤；极少数可发生骨髓抑制、狼疮样综合征、肾病综合征等严重毒性作用。

② 硫酸锌：可通过竞争机制抑制铜在肠道的吸收，促进粪铜

排泄，尿铜排泄也有一定的增加。不良反应轻，偶见恶心、呕吐等消化道症状。

③ 二硫丁二钠：可结合血中游离铜，形成低毒性硫醇化合物经尿排出，易导致牙龈出血和鼻出血。

（6）心理护理　由于本病多为家族遗传病，不能治愈，患者思想压力大，常产生自卑、孤独甚至绝望心理。护士应关心、体贴患者，多与患者交谈，鼓励患者表达自己的心理感受，提供疾病治疗知识的正确信息，帮助患者树立信心，正确评价自己，选择合适的工作，体验人生价值。对反应迟钝、注意力不能集中或记忆力差的患者要有耐心，不能流露厌烦情绪或嫌弃患者，避免伤害患者的自尊。

## 患者的护理效果评价：

经过以上治疗及护理，患者的护理问题基本得到解决。未发生肝衰竭、跌倒等并发症；上肢不自主运动、震颤、走路不稳等症状明显好转；生活能自理。患者及家属对肝豆状核变性相关知识有一定的了解，知道低铜饮食和坚持服药的重要性。

● **患者病情恢复后，怎样给患者做出院指导？**

答：（1）生活有规律，保证充足睡眠，坚持适量运动和锻炼，避免疲劳。

（2）食用含铜量低的食物并避免含铜量高的食物，避免使用铜制食具和炊具。

（3）坚持服药，定期复查。

（4）保持愉快的心情和稳定的情绪，避免负面情绪刺激使病情反复或加重。

（5）树立正确的婚恋观和生育观，都是基因携带者禁忌结婚，以免其子代发生纯合子；长期服药的妇女应做好避孕工作，未育妇女在病情稳定、全身情况允许条件下，可在妇产科和神经内科医师共同监测下选择生育子代。

（6）家属指导　D-青霉胺和锌剂均需长期不间断服药，小儿和精神、智力障碍者，家属或照顾者应监督服药；协助患者定期门诊复查血清铜蓝蛋白（CP）、血清铜、尿铜和肝肾功能；如发现患者原有症状加重或外伤、出血、发热等情况时立即就诊；精神、神经症状明显者应注意安全，外出时专人陪护，患者随身携带疾病资料小卡片或手腕识别牌，防止受伤和走失；家庭近亲成员均应定期进行血清 CP、血清铜、尿铜等的监测，以便及早发现病情，及时治疗。

● **肝豆状核变性的预后怎样？**

答：本病早期诊断、早期驱铜治疗，一般较少影响生活质量和生存期；少数病情严重者预后不良。晚期常因严重肝硬化、肝衰竭或并发感染而死亡；有些病例可早期死于急性重型肝炎。

## 🍀【护理查房总结】

肝豆状核变性在我国较多见。好发于青少年，男性比女性稍多，如不进行及时、恰当的治疗将会致残，甚至导致患者死亡。治疗关键是早发现、早诊断、早治疗，一般较少影响生活质量和生存期。对于肝豆状核变性的患者，在护理上应当注意以下事项。

（1）告知患者及家属低铜饮食的重要性。

（2）指导患者坚持服药，注意观察药物副作用。

（3）定期门诊复查血清铜蓝蛋白、血清铜、尿铜及肝肾功能变化，根据医师建议合理用药。

（4）指导患者树立正确的婚恋观和生育观。

（5）指导患者保持良好的心态，鼓励患者融入社会，避免因负面情绪刺激使病情反复。

（6）精神、神经症状明显者应有专人陪伴，不宜单独外出，并随身携带身份信息、疾病资料小卡片，以防万一。

# 第七章　发作性疾病

## 病例 1 • 偏头痛

### 🍀【病历汇报】

**病情**　患者女性，42岁，左侧头部疼痛2个月余，伴左手麻木3天入院。2个月前无诱因出现左侧偏头痛，晨起明显，呈搏动性痛，每次持续约10min，可以自行缓解，疼痛时放射至左眼、左侧面部。伴眩晕、恶心、耳鸣。眩晕以蹲位突然站立时明显，严重时不扶物体则站立不稳。3天前发作严重而在家休息，双手提水做饭，次日晨起发现症状加重并伴有左手腕前至手指麻木。起病以来无晕厥、呕吐等，视力正常，睡眠差，饮食欠佳，小便正常，大便秘结。既往体健，家族无类似患者。

**护理体查**　体温36.8℃，脉搏75次/分，呼吸20次/分，血压128/80mmHg。神志清楚，言清语利，双侧瞳孔等大等圆，直径约2.5mm，对光反射灵敏，双侧眼球活动可，双侧鼻唇沟对称，伸舌居中，双侧软腭上抬可，双侧咽反射欠灵敏，四肢肌力、肌张力正常，四肢腱反射（＋）。

**辅助检查**　心电图、头颅X线及头颅CT检查均正常。经颅多普勒超声检查示左侧椎-基底动脉供血不足。

**入院诊断**　偏头痛。

**主要的护理问题**
（1）疼痛。
（2）焦虑。
（3）潜在并发症　恶心、眩晕、复视、意识障碍等。

**目前的治疗措施**
（1）抗眩晕，镇痛治疗。

（2）营养神经，改善头部血液循环等对症支持治疗。

（3）积极完善相关检验、检查。

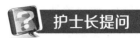 护士长提问

● **什么是偏头痛？**

答：偏头痛（migraine）是临床常见的原发性头痛，其特征是发作性，多为偏侧中重度、搏动样头痛，一般持续 4～72h，可伴有恶心、呕吐，声、光刺激或日常活动均可加重头痛，处于安静环境、休息可缓解头痛。偏头痛是一种常见的慢性神经血管性疾病。患病率为 5%～10%。

● **偏头痛的病因有哪些？**

答：偏头痛的病因目前尚不得而知，但据称它们可能是由环境因素和遗传因素综合导致的。2/3 的病例都有家族遗传的因素，很少是因为一种基因缺陷而导致的。该病症还与一些心理状态有所联系，包括抑郁、焦虑和躁郁症，正如许多生物事件或生物触发一样。

（1）遗传学　针对孪生子（双胞胎）的研究中，有 34%～51% 的遗传因素表明他们可能会患偏头痛。比起无先兆偏头痛，这种遗传关系在有先兆偏头痛中表现得更为明显。一系列特殊的基因变异更是逐渐增加了患病风险。

单基因病导致的偏头痛尚属罕见。其中之一就是家族性偏瘫型偏头痛，这是一种有先兆的偏头痛，属于常染色体显性遗传现象。这种生理失调的情况与离子转移中导致的蛋白质基因编码变异相关联。另一种导致偏头痛的基因失调是 Cadasil 综合征，或伴皮质下梗死及白质脑病常染色体显性遗传性脑动脉病。

（2）触发　偏头痛还可能是触发引起的，有些患者很少出现这种现象，而有些患者则经常出现这种现象。许多事情都可以被看作是触发原因，但这种触发因素和偏头痛之间的联系、强弱和重要性

仍具有不确定性。触发因素可能在发病症状开始 24h 前发生。

（3）生理因素　常见的触发因素包括压力、饥饿、疲乏（这也可能导致紧张性头痛）。偏头痛在月经来潮时更易出现。其他激素的影响包括月经初潮、口服避孕药的使用、妊娠、绝经前期和更年期。这些激素的影响似乎在无先兆偏头痛中表现得更加明显。

（4）饮食因素　对饮食触发的综述指出这方面的证据通常是基于主观评价，还不足以认定或否认任何特别的触发因素。对于某些特别的药剂，尚无证据证明酪胺对偏头痛的影响，但味精却常被认为是偏头痛的一个饮食触发因素，然而，这方面的证据也并不一致。

（5）环境因素　室内外环境中可能触发偏头痛的因素，被证明为缺乏足够的证据，但仍旧建议偏头痛患者在室内空气质量和采光方面采取一定的预防性措施。

### 偏头痛应该做哪些检查？

答：（1）脑电图检查　一般认为，偏头痛患者无论是在发作期或间歇期，脑电图的异常发生率皆比正常对照组高，但是，偏头痛患者的脑电图改变不具有特异性，因为它可有正常波形，也可有普通性慢波、棘波放电、局灶性棘波、类波以及对过度通气、闪光刺激有异常反应等各种波形。小儿偏头痛脑电图的异常率较高，9%～70%不等，可出现棘波、阵发性慢波、快波活动及弥漫性慢波。

（2）脑血流图检查　患者在发作期和间歇期脑血流图的主要变化是两侧波幅不对称，一侧偏高或一侧偏低。

（3）脑脊液检查　偏头痛患者脑脊液的常规检查通常是正常的，一般情况下脑脊液的淋巴细胞可增高。

（4）免疫学检查　一般认为偏头痛患者的免疫球蛋白 IgG、IgA、$C_3$ 及 E 花环形成可较正常人偏高。

（5）血小板功能检查　偏头痛患者的血小板聚集性可升高。

### 偏头痛的主要临床表现有哪些？

答：偏头痛通常是局部、反复发作和自限性的严重头痛，并伴有自主神经系统的相关症状。有偏头痛史的人群中有 15%～30% 都有发病先兆，并且有偏头痛发病先兆的人群还经常出现无先兆即发病的情况。疼痛剧烈程度、头痛持续时间和发作频率则因人而异。持续时间超过 72h 的偏头痛被称为偏头痛持续状态。偏头痛可能有四个阶段，在发病时并非所有阶段都会出现，它们是：①前驱症状阶段，即在头痛发作几小时前甚至几天前的症状；②先兆阶段，即紧挨着头痛的症状；③疼痛阶段，即所谓的头痛阶段；④后期症状阶段，即偏头痛发作后的影响。

（1）前驱症状阶段　前驱的或预兆症状见于约 60% 的偏头痛患者，通常在疼痛或先兆出现之前 2h 至 2 天以内出现一些症状，如情绪变化、易怒、重性抑郁障碍或欣快、疲倦、特别希望吃到某种食物、肌肉僵硬（特别是颈部肌肉）、便秘或腹泻、对某种气味或噪声敏感。无论有无先兆，偏头痛均有可能出现这些症状。

（2）先兆阶段　所谓先兆是一种暂时的局部神经现象，通常发生在头痛发作之前或发作之时。它们在一段时间内逐渐出现，通常持续时间不超过 60min。这些症状可能是视觉上、触觉上或是行为上的，许多人都可能感到多种先兆。

视觉影响是最为常见的先兆，在 99% 的病例中都会出现，且有一半以上的案例仅出现视觉影响先兆。视觉干扰通常包括闪光暗点（视野中局部区域出现闪烁现象）。这种情况通常在视野中部附近出现，然后扩展到两边，使人看到"之"字形的边缘，就好像看到防御工事或城堡城墙一样。通常看到的边缘线为黑白色，但有些人也看到彩色的线。有些人甚至会失去部分视野，这被称为偏盲，而其他部分则出现视物模糊的状况。

触觉先兆则是第二大常见先兆，在有先兆的偏头痛案例中占 30%～40%。患者通常感到手掌或手臂一侧出现针刺样刺痛，然后这种感觉会扩散至同一侧的口鼻区域。刺痛产生后，会出现本体感觉丧失，并出现肌肉麻木的情况。先兆阶段的其他症状还包括言语错乱、眩晕以及不太常见的肢体协调困难。若出现肢体协调困难症状，则意味着这可能是偏瘫性偏头痛，患者虚弱的状态通常比一般先兆所导致的偏头痛要更长一些。先兆出现后，头痛没有紧接着发作的情况非常罕见，即所谓的无症状性偏头痛。

（3）疼痛阶段　典型的偏头痛是单侧性的、搏动性的，从轻微疼痛慢慢变成剧烈疼痛。通常，头痛发作之初痛感轻微，但随着体力活动的增多，头痛则日益剧烈。但有超过40％的病例中，头痛可能是双侧性的，并伴有颈部疼痛。单侧性偏头痛在无先兆偏头痛患者中非常常见。主要在后脑勺和头顶出现的头痛比较少见。成年人的头痛时间通常持续4～72h，但儿童的头痛持续时间则通常少于1h。头痛发作频率因人而异，有的人可能一生只发生几次，有的人则可能一周发作好几次，而平均水平为每个月一次。

头痛时，通常伴有恶心、呕吐、恐光、恐声、嗅觉敏感、疲乏和易怒的情况。在基底型偏头痛中，即与脑干神经系统症状相关的，或与身体两侧神经系统症状相关的偏头痛，常见的症状包括眩晕、天旋地转、头晕目眩和意识模糊。近90％的患者均有恶心的感觉，而1/3的患者则有呕吐的现象。许多人在发病时愿意找一个光线暗淡而舒适、安静的房间待着。其他症状还包括视物模糊、鼻塞、腹泻、尿频、脸色苍白或出汗。还可能出现头皮肿胀或敏感以及颈部僵硬的情况。相关症状在老年人群中比较少见。

（4）后期症状阶段　主要头痛阶段结束后，偏头痛的影响可能会持续好几天，这被称为偏头痛后期症状阶段。许多患者称偏头痛的部位在发作后会出现酸痛的情况，还有人认为头痛过后，思维会受到一定影响。患者还可能会感到疲劳或"宿醉"的感觉，出现困乏、认知障碍、消化道症状、情绪变化和虚弱无力的情况。总之，有些人在头痛发作后会感觉异常神清气爽或欢欣、愉快，而其他人则会感到抑郁和不适。

（5）儿童偏头痛的临床表现　儿童偏头痛是儿童期头痛的常见类型。儿童偏头痛与成人偏头痛在某些方面有所不同。性别方面，发生于青春期以前的偏头痛，男、女患者比例大致相等；而成人期偏头痛，女性比例大大增加，约为男性的3倍。

儿童偏头痛的诱发及加重因素有很多与成人偏头痛一致，如劳累和情绪紧张可诱发或加重头痛，为数不少的儿童可因运动而诱发头痛，儿童偏头痛患者可有睡眠障碍，而上呼吸道感染及其他发热性疾病在儿童比成人更易使头痛加重。

在症状方面，儿童偏头痛与成人偏头痛亦有区别。儿童偏头痛持续时间常较成人短。偏瘫型偏头痛多在儿童期发病，成年期停止，偏瘫发作可从一侧到另一侧，这种类型的偏头痛常较难控制。反复的偏瘫发作可造成永久性神经功能缺损，并可出现病理征，也可造成认知障碍。基底动脉型偏头痛，在儿童也比成人常见，表现闪光、暗点、视物模糊、视野缺损，也可出现脑干、小脑及耳症状，如眩晕、耳鸣、耳聋、眼球震颤。在儿童出现意识恍惚者比成人多，尚可出现跌倒发作。有些偏头痛儿童可仅出现反复发作性眩晕，而无头痛发作。一个平时表现完全正常的儿童可突然有恐惧、大叫、面色苍白、大汗、步态蹒跚、眩晕、旋转感等情况，并出现眼球震颤，数分钟后可完全缓解，恢复如常，称为儿童良性发作性眩晕，属于一种偏头痛等位症。这种眩晕发作典型的始于 4 岁以前，可每天数次发作，其后发作次数逐渐减少，多数于 7～8 岁以后不再发作。与成人不同，儿童偏头痛的前驱症状常为腹痛，有时可无偏头痛发作而代之以腹痛、恶心、呕吐、腹泻，称为腹型偏头痛等位症。在偏头痛的伴随症状中，儿童偏头痛出现呕吐较成人更加常见。

儿童偏头痛的预后较成人偏头痛好。6 年后约有一半儿童不再经历偏头痛，约 1/3 的偏头痛得到改善。而始于青春期以后的成人偏头痛常可持续几十年。

### ● 应该如何治疗偏头痛？

答：（1）一般原则　偏头痛的治疗策略包括两个方面：对症治疗及预防性治疗。对症治疗的目的在于消除、抑制或减轻疼痛及伴随症状。预防性治疗用于减少头痛发作的频度及减轻头痛的严重性。对偏头痛患者是单用对症治疗还是同时采取对症治疗及预防性治疗，要具体分析。一般说来，如果头痛发作频度较小、疼痛程度较轻、持续时间较短，可考虑单纯选用对症治疗。如果头痛发作频度较大、疼痛程度较重、持续时间较长，对工作、学习、生活影响较明显，则在给予对症治疗的同时给予适当的预防性治疗。总之，既要考虑到疼痛对患者的影响，又要考虑到药物副作用对患者的影响，有时还要参考患者个人的意见。

不论是对症治疗还是预防性治疗，均包括两个方面，即药物干预及非药物干预。非药物干预方面，强调患者自助。嘱患者详细记录前驱症状、头痛发作与持续时间及伴随症状，找出头痛诱发及缓解的因素，并尽量避免。如避免某些食物，保持规律的作息时间、规律饮食。不论是在工作日，还是假期，坚持这些方案对于减轻头痛发作非常重要，接受这些建议对 30％患者有帮助。另有人倡导进行有规律的锻炼，如长跑等，可能有效地减少头痛发作。认知和行为治疗如生物反馈治疗等，已被证明有效，另有患者在头痛时进行痛点压迫，于凉爽、安静、暗淡的环境中独处，或以冰块冷敷均有一定效果。

（2）药物对症治疗　偏头痛对症治疗可选用非特异性药物治疗，包括简单的镇痛药、非甾体抗炎药及麻醉药。对于轻中度头痛，简单的镇痛药及非甾体抗炎药常可缓解头痛的发作。常用的药物有布酚宁（脑清片）、对乙酰氨基酚（扑热息痛）、阿司匹林、萘普生、吲哚美辛（消炎痛）、布洛芬、罗通定（颅痛定）等。麻醉药的应用是严格限制的，主要用于严重发作，其他治疗不能缓解，或对偏头痛特异性治疗有禁忌或不能忍受的情况下应用。偏头痛特异性 5-HT 受体拮抗药主要用于中重度偏头痛。偏头痛特异性 5-HT 受体拮抗药结合简单的镇痛药，大多数头痛可得到有效的治疗。

5-HT 受体拮抗药治疗偏头痛的疗效是肯定的。麦角胺咖啡因既能抑制去甲肾上腺素的再摄取，又能拮抗其与 β 受体的结合，于先兆期或头痛开始后服用 1 片，常可使头痛发作终止或减轻。如不显效，可于数小时后加服 1 片，每天不超过 4 片，每周用量不超过 10 片。该药缺点是副作用较多，并且有成瘾性，使用剂量会越来越大。常见副作用为消化道症状、心血管症状，如恶心、呕吐、胸闷、气短等。孕妇及心肌缺血、高血压病、肝肾疾病等患者忌用。

麦角碱衍生物酒石酸麦角胺、舒马普坦和双氢麦角胺（二氢麦角胺）为偏头痛特异性药物，均为 5-HT 受体拮抗药。这些药物作用于中枢神经系统和三叉神经中受体介导的神经通路，通过阻断神经源性炎症而起到抗偏头痛作用。

麦角胺（酒石酸麦角胺）主要用于中重度偏头痛，特别是当简单的镇痛治疗效果不足或不能耐受时。其有多项作用：既是 5-HT1A、5-HT1B、5-HT1D 和 5-HT1F 受体拮抗药，又是 α 受体阻滞药，通过刺激动脉平滑肌细胞 5-HT 受体而产生血管收缩作用；它可收缩静脉容量性血管、抑制交感神经末端去甲肾上腺素再摄取。作为 5-HT 受体阻滞药，它可抑制三叉神经血管系统神经源性炎症，其抗偏头痛活性中最基础的机制可能在此，而非其血管收缩作用。其对中枢神经递质的作用对缓解偏头痛发作亦是重要的。给药途径有口服、舌下及直肠给药。生物利用度与给药途径关系密切。口服及舌下含化吸收不稳定，直肠给药起效快，吸收可靠。为了减少过多应用导致麦角胺依赖性或反跳性头痛，一般每周应用不超过 2 次，应避免大剂量连续用药。

舒马普坦亦适用于中重度偏头痛发作。作用于神经血管系统和中枢神经系统。通过抑制或减轻神经源性炎症而发挥作用。曾有人称舒马普坦为偏头痛治疗的里程碑。皮下用药 2h，约 80％ 的急性偏头痛有效。尽管 24～48h 内 40％ 的患者重新出现头痛，这时给予第 2 剂仍可达到同样的有效率。口服制剂的疗效稍低于皮下给药，起效亦稍慢，通常在 4h 内起效。皮下用药后 4h 给予口服制剂不能预防再出现头痛，但对皮下用药后 24h 内出现的头痛有效。舒马普坦具有良好的耐受性，其副作用通常较轻和短暂，持续时间常在 45min 以内。包括注射部位的疼痛、耳鸣、面红、烧灼感、热感、头昏、体重增加、颈痛及发音困难。少数患者于首剂时出现非心源性胸部压迫感。

酒石酸双氢麦角胺的效果超过酒石酸麦角胺。大多数患者起效迅速。对中重度发作特别有效，也可用于难治性偏头痛。与酒石酸麦角胺有共同的机制，但其动脉血管收缩作用较弱，有选择性收缩静脉血管的特性，可静脉注射、肌内注射及鼻腔吸入。静脉注射途径给药起效迅速。肌内注射生物利用度达 100%。鼻腔吸入的绝对生物利用度 40%，应用酒石酸双氢麦角胺后再出现头痛的频率较其他现有的抗偏头痛药小，这可能与其半衰期长有关。

酒石酸双氢麦角胺较酒石酸麦角胺具有较好的耐受性，恶心和呕吐的发生率及程度非常低（静脉注射最高，肌内注射及鼻吸入给药低）。极少成瘾和引起反跳性头痛。通常的副作用包括胸痛、轻度肌痛、短暂的血压上升。不应给予有血管痉挛反应倾向的患者，包括已知的周围性动脉疾病、冠状动脉疾病（特别是不稳定型心绞痛或血管痉挛性心绞痛）或未控制的高血压。注意事项和禁忌证同酒石酸麦角胺。

（3）特殊类型偏头痛的治疗

① 与偏头痛相关的先兆是否需要治疗及如何治疗，目前尚无定论。通常先兆为自限性的、短暂的，大多数患者于治疗尚未发挥作用时可自行缓解。如果患者经历复发性、严重的、明显的先兆，考虑舌下含化硝苯地平（尼非地平），但头痛有可能加重，且疗效亦不肯定。给予舒马普坦及麦角胺（酒石酸麦角胺）的疗效亦尚处观察之中。

② 关于难治性严重偏头痛性头痛：这类头痛主要涉及偏头痛持续状态，头痛常不能为一般的门诊治疗所缓解。患者除持续的进展性头痛外尚有一系列生理及情感症状，如恶心、呕吐、腹泻、脱水、抑郁、绝望甚至自杀倾向。用药过度及反跳性依赖、戒断症状常促发这些障碍。这类患者常需收入急症室观察或住院，以纠正患者存在的生理障碍，如脱水等；排除伴随偏头痛出现的严重的神经内科或内科疾病；治疗纠正药物依赖；预防患者于家中自杀等。应注意患者的生命体征，可做心电图检查。药物可选用酒石酸双氢麦角胺、舒马普坦、阿片类及止吐药，必要时亦可谨慎给予氯丙嗪等。可选用非肠道途径给药，如静脉或肌注给药。一旦发作控制，可逐渐加入预防性药物治疗。

③ 关于孕妇的治疗：建议给予地美罗注射剂或片剂，并应限制剂量。还可应用泼尼松，其不易穿过胎盘，在妊娠早期不损害胎儿，但不宜应用太频繁。如欲妊娠，最好尽最大可能不用预防性药物并避免应用麦角类制剂。

④ 关于儿童偏头痛：儿童偏头痛的用药选择与成人有很多重叠，如镇痛药物、钙通道阻滞药、抗组胺药物等，但也有人质疑酒石酸麦角胺药物的疗效。如能确诊，重要的是对儿童及其家长进行安慰，使其对本病有一个全面的认识，以缓解由此带来的焦虑，对治疗当属有益。

● **目前主要的护理措施是什么？护理措施效果如何？**

答：患者目前主要的护理措施如下。

（1）一般护理 发作时卧床休息，保持环境安静，避免强光、强烈气味等刺激，平时防止过度疲劳、精神紧张，保证充足睡眠。

（2）饮食指导 给予清淡饮食，多食蔬菜水果；禁食一些诱发头痛的食物和饮品，如高脂肪食物、红酒、巧克力、奶酪、熏鱼等。

（3）症状护理 对于疼痛剧烈的患者应改善环境，减少声、光刺激；同时还应采取缓解头痛的措施，如头部冷敷、按压止痛以及指导各种放松技术等。

（4）用药护理 告知药物的作用、用法和注意事项，观察药物的不良反应。

① 避免镇痛类药物的长期使用。作用强的药物大部分有副作用，慢性头痛长期给药容易引起药物依赖，应耐心解释，严密观察。

② 阿司匹林、布洛芬等最常见的副作用为胃肠道反应，因口服可直接刺激胃黏膜，引起上腹部不适、恶心、呕吐，严重时可发生胃溃疡和胃出血，为减少对胃的刺激，宜改为饭后服用。

（5）心理护理

① 帮助患者解决问题，鼓励患者将焦虑告诉医护人员，协助患者认识其焦虑以便进行行为调整，以消除精神紧张，减轻心理压力，保持心情舒畅。

② 指导患者身心放松，分散对疼痛的注意力。

③ 使患者明白焦虑会使病情加重，应该积极地加以控制。必要时遵医嘱使用抗焦虑药。

（6）生活指导　平时穿防滑鞋，卧床时加固床栏，避免跌倒和坠床的发生。久卧起床时应循序渐进，避免突然起床而加重头晕、头痛。

## 患者的护理效果评价：

经过以上治疗及护理，患者的护理问题基本得到解决。患者情绪稳定，头痛发作频率较前明显较少，甚至不痛。无头晕等并发症。

● **患者病情恢复后，怎样给患者做出院指导？**

答：最有效的治疗方式是在偏头痛的间隙期避免诱发因素并进行预防。

（1）远离酪氨酸类食物　酪氨酸是造成血管痉挛的主要诱因，易导致头痛发作。含酪氨酸较多的食物包括：奶酪、巧克力、柑橘类食物，以及腌渍沙丁鱼、鸡肝、番茄、牛奶、乳酸饮料等。

（2）减少饮酒　所有酒精类饮料都会引发头痛，特别是红酒含有更多诱发头痛的化学物质。如果一定要喝，最好选择低度无色酒。

（3）学会减压　放松心情，选择泡温水浴、做瑜伽等放松运动可以避免头痛。

（4）规律运动　对有偏头痛的人来说，着重呼吸训练、调息的运动（例如瑜伽、气功），可帮助患者稳定自主神经系统，减缓焦虑、肌肉紧绷等症状。

（5）生活规律　营造安静的环境，维持规律的作息，即使在假日也定时上床、起床。

● **偏头痛容易与哪些疾病混淆？**

答：（1）紧张性头痛　头痛常呈持续性，可时轻时重。多有头皮、颈部压痛点，按摩头颈部可使头痛缓解，多有额部、颈部肌肉紧张。很少伴有恶心、呕吐。

（2）丛集性头痛　又称组胺性头痛、Horton 综合征。表现为一系列密集的、短暂的、严重的单侧钻痛。与偏头痛不同，头痛部位多局限并固定于一侧眶部、球后和额颞部。发病时间常在夜间，并使患者痛醒。发病时间固定，起病突然而无先兆，开始可为一侧鼻部烧灼感或球后压迫感，继之出现特定部位的疼痛，常疼痛难忍，并出现面部潮红、结膜充血、流泪、流涕、鼻塞。为数不少的患者出现霍纳征，可出现畏光，不伴恶心、呕吐。诱因可为发作群集期饮酒、兴奋或服用扩血管药引起。发病年龄常较偏头痛晚，平均 25 岁，男、女之比约 4∶1。罕见家族史。

（3）痛性眼肌麻痹　又称 Tolosa-Hunt 综合征。是一种以头痛和眼肌麻痹为特征，涉及特发性眼眶和海绵窦的炎性疾病。病因可为颅内颈内动脉的非特异性炎症，也可能涉及海绵窦。常表现为球后及眶周的顽固性胀痛、刺痛，数天或数周后出现复视，并可有第Ⅲ、第Ⅳ、第Ⅵ对脑神经受累表现，间隔数月或数年后复发，需行血管造影以排除颈内动脉瘤。皮质类固醇治疗有效。

（4）颅内占位所致头痛　占位早期，头痛可为间断性或晨起为重。但随着病情的发展，多成为持续性头痛，进行性加重。可出现颅内高压的症状与体征，如头痛、恶心、呕吐、视盘水肿。并可出现局灶症状与体征，如精神改变、偏瘫、失语、偏身感觉障碍、抽搐、偏盲、共济失调、眼球震颤等，典型者鉴别不难。但需注意，也有表现为十几年的偏头痛，最后被确诊为巨大血管瘤者。

（5）血管性头痛　如高血压或低血压、未破裂颅内动脉瘤或动静脉畸形、慢性硬脑膜下血肿等均可有偏头痛样头痛，部分病例有局限性神经体征，癫痫发作或认知功能障碍，头颅 CT、MRI 及 DSA 可显示病变。

（6）偏头痛性梗死　极个别情况，偏头痛可继发缺血性脑卒中，偏头痛渐进性病程和自发消退两个特点可与脑卒中区别。

● **偏头痛可以并发哪些疾病？**

答：恶心为最常见伴随症状，达一半以上，且常为中重度恶心。恶心可先于头痛发作，也可于头痛发作中或发作后出现。近一半的患者出现呕吐，有些患者呕吐后发作即明显缓解。不少患者还可出现视物不清、畏光畏声及其他自主功能障碍，如尿频、排尿障碍、鼻塞、心慌、高血压、低血压，甚至可出现心律失常。发作累及脑干或小脑者可出现眩晕、共济失调、复视、听力下降、耳鸣、意识障碍等。

头痛缓解后可出现怠倦、昏昏欲睡。有的感精疲力竭、饥饿感或厌食、多尿、头皮压痛、肌肉酸痛。也可出现精神心理改变，如烦躁、易怒、情绪低落、少语、少动等。

● **偏头痛应该如何预防？**

答：由于许多因素可诱发偏头痛，在生活起居中注意调护，避免这些因素对身体的侵袭，慎起居，调理饮食、情志等在一定程度可以预防偏头痛发作。

（1）偏头痛的生活调理

① 注意气候的影响：风、燥、湿热、暴风雨，明亮耀眼的阳光，寒冷、雷声等气候变化均可诱发偏头痛发作，注意避风寒、保暖，不要暴晒、淋雨，防止诱发致病。

② 注意睡眠：注意规律地睡眠、运动，加强工作的计划性、条理性，注意劳逸结合，注意眼球调节，保护对敏感患者来说是重要的预防措施。

③ 注意室内通风，戒烟戒酒。

④ 注意药物的影响。可诱发偏头痛的药物如避孕药、硝酸甘油、组胺、利血平、肼屈嗪、雌激素、过量维生素 A 等。

（2）偏头痛的饮食调理

① 引起偏头痛的食物

a. 含高酪胺的食物：如咖啡、巧克力、奶制品。

b. 动物脂肪：其诱发偏头痛占全部食物因素的 49.8%，严格控制此类食物可防止偏头痛发作。

c. 酒精饮料：特别是红葡萄酒、白酒、柠檬汁、柑橘、冰激凌等。

d. 牛肉香肠、肉类腌制品、酱油等。

② 头痛的食疗原则

a. 实证头痛：饮食宜清淡，除米、面等主食外，可多食青菜、水果类食物。

b. 虚证头痛：可多食富有营养的食物，如母鸡、猪肉、猪肝、蛋类以及桂圆、莲子汤等。

c. 有热者，宜吃新鲜蔬菜、水果、绿豆汤、赤豆汤等。

d. 禁忌烟、酒和螃蟹、虾等发物。

（3）偏头痛的个体化用药 偏头痛的预防性治疗应个体化，特别是剂量的个体化。可根据患者体重、一般身体情况、既往用药体验等选择初始剂量，逐渐加量，如无明显副作用，可连续用药 2～3 天，无效时再换用其他药物。

① 抗组胺药物：苯噻啶为一有效的偏头痛预防性药物，2 次/天，每次 0.5mg 起，逐渐加量，一般可增加至 3 次/天，每次 1.0mg，最大量不超过 6mg/d。副作用为嗜睡、头昏、体重增加等。

② 钙通道阻滞药：氟桂利嗪，每晚 1 次，每次 5～10mg，副作用有嗜睡、锥体外系反应、体重增加、抑郁等。

③ β 受体阻滞药：普萘洛尔，开始剂量 3 次/天，每次 10mg，逐渐增加至 60mg/d，也有介绍 120mg/d，心率<60 次/分者停用。哮喘、严重房室传导阻滞者禁用。

④ 抗抑郁药：阿米替林 3 次/天，每次 25mg，逐渐加量。可有嗜睡等副作用，加量后副作用明显。氟西汀（我国商品名为百忧解）每片 20mg，每晨 1 片，饭后服，该药初始剂量及有效剂量相同，服用方便，副作用有睡眠障碍、胃肠道症状等，常较轻。

⑤ 其他：非甾体抗炎药，如萘普生；抗惊厥药，如卡马西平、丙戊酸钠等；舒必利、硫必利（泰必利）；中医中药（辨证施治、辨经施治、成方加减、中成药）等皆可试用。

● **偏头痛的预后怎么样？**

答：偏头痛患者的远期预后是可变的。多数偏头痛患者会因病出现一段时间的劳动力丧失，然而通常来说患者病情还比较温和，而且与病死率的增加也没有关联。偏头痛主要有四种模式：症状可完全消失；症状会持续存在，但随着时间逐渐减轻；症状以同样的频率和严重程度持续出现或者偏头痛发作变得愈加严重和频繁。

## ❈【护理查房总结】

全球范围内，有近 15% 的人饱受偏头痛的困扰。在我国六城市的流行病学调查显示，偏头痛的患病率为 627/10 万。随着年龄增长，偏头痛发病率的变化很大。其病因及发病机制尚不完全清楚，这难免给患者及家属带来莫大的痛苦，护士应认真做好健康宣教，为患者营造良好的治疗氛围，尽量避免偏头痛的诱发因素。

查房笔记

## 病例 2 · 低颅压性头痛

### 🍀【病历汇报】

**病情** 患者女性，40岁，头痛、恶心、发热2天，腹泻5天，由家属送入我科，入院时患者神志清楚，言语清楚，自己步入病房。既往无甲亢病史、冠心病病史。否认乙型肝炎、结核病等传染病病史，否认手术史、外伤史及药物或食物过敏史。

**护理体查** 体温38.7℃，脉搏82次/分，呼吸16次/分，血压90/60mmHg。

**辅助检查** 血常规：白细胞计数$18.4 \times 10^9$/L。尿常规：尿潜血实验（＋＋＋）。腰穿测脑脊液压力为$60mmH_2O$。

**入院诊断** 低颅压性头痛。

**主要的护理问题**

(1) 疼痛 与脑脊液压力减少有关。

(2) 体液不足 与发热、腹泻有关。

**目前的治疗措施** 患者的发病原因是腹泻导致大量脱水，属于继发性低颅压性头痛。给予抗感染、改善微循环、扩容等对症支持治疗。

### ❓ 护士长提问

● **什么是低颅压性头痛？**

答：低颅压性头痛是指脑脊液压力减低引起的头痛，通常脑脊液压力低于$60mmH_2O$时即可出现头痛。临床分为自发性和继发性两种。自发性病因不明，可能与血管舒缩功能障碍有关；继发性多见于腰椎穿刺、头部外伤、脑室分流术后，也可因脱水、糖尿病酸中毒、尿毒症、严重全身感染、脑膜炎等使脑脊液产生减少引起。本病可发生于任何年龄。自发性以女性多见。

● **低颅压性头痛的临床表现与诊断如何？**

答：（1）症状体征 头痛以枕部、额部多见，感头部钝痛或搏动性疼痛，有缓慢加重趋势。头痛与体位变化有明显关系，立位时头痛加剧，平卧位时疼痛明显减轻或消失，头痛变化多在体位变化后15min内出现。可伴有恶心、呕吐、眩晕、耳鸣、视物模糊等症状。体格检查原发性头痛一般无阳性体征，继发性头痛可有原发病体征。

（2）辅助检查 脑电图、CT 检查，一般无明显异常。腰穿脑脊液压力低于 60mmH$_2$O 可确诊。

● **如何确诊低颅压性头痛？**

答：根据体位性头痛的典型临床特点应疑诊低颅压性头痛，腰穿测定脑脊液压力降低（＜60mmH$_2$O）可以确诊。部分病例压力测不出，放不出脑脊液，呈"干性穿刺"。少数病例脑脊液细胞数轻度增加，蛋白质、糖和氯化物水平正常。本病应注意与产生体位性头痛的某些疾病鉴别，如脑和脊髓肿瘤、脑室梗阻综合征、寄生虫感染、脑静脉血栓形成、亚急性硬脑膜下血肿和颈椎病等。

● **低颅压性头痛的治疗原则是什么？**

答：（1）一般治疗 卧床休息，可穿紧身裤和束腰带。

（2）病因治疗 根据引起头痛的原因，积极进行原发疾病治疗，去除病因。自发性者可适当给予调节神经药物，如谷维素、维生素 B$_1$ 等。

（3）对症治疗 包括卧位休息（平卧或头低脚高位），大量饮水（500mL/d），静脉补液（生理盐水 3500～4000mL/d、5％葡萄糖液 2800～3000mL/d），穿紧身裤和束腹带，给予适量镇痛药等。

● **目前对该患者的护理措施是什么？**

答：（1）心理护理 作为护理人员要有同情心，对待患者要有耐心，帮助患者尽快熟悉医院环境和工作人员，建立良好的护患关系，良好的护患关系是顺利实施心理护理的关键。了解患者的心理状况，加强心理疏导，安慰、鼓励患者，为患者讲解本病的有关知识，如疾病的病因、临床表现、诊断、治疗及减轻控制症状的方法，缓解紧张、焦虑的情绪，使患者树立战胜疾病的信心，积极配合治疗，减轻患者对疼痛的敏感性。

（2）饮食指导　因患者发热、腹泻导致脱水较多，鼓励患者多饮水，同时给予清淡、易消化的流质或半流质食物，多吃蔬菜、水果、豆制品，少食用高脂肪和高糖食物。

（3）作息指导　告知患者发病期间应卧床休息，尽量减少下床活动，因为头痛与体位有明显关系，立位时出现或加重，卧位时减轻或消失。同时要保证充足的睡眠，避免精神紧张。

（4）用药指导　护士首先向患者讲解所用药物的作用、副作用及不良反应，让患者了解自己的治疗过程，及时与患者沟通，了解患者在用药过程中的感受，如有不适及时通知医师，给予处理。

● **如何对该低颅压性头痛患者做出院指导?**

答：患者经过 4 天的对症治疗后，各种症状基本得到控制，准备出院。因为该患者本次发病是由于腹泻脱水引起脑脊液生成减少的，所以应告知患者预防低颅压性头痛的关键是防止胃肠道感染，生活起居要有规律，保证充足的睡眠，平时注意劳逸结合，避免过度劳累和紧张，还要保持情绪的稳定，指导患者家属根据患者情况妥当处置，必要时及时送医院治疗。

● **低颅压性头痛的预后如何?**

答：低颅压性头痛的预后较好，通常经过安静休息、静脉补液治疗后数天至数周内病情明显好转或完全恢复，一般无严重后果。

● **腰穿引起的低颅压性头痛该如何处理?**

答：腰穿检查时放液过多，或因术后脑脊液继续从穿刺部位向脊膜腔外渗出，使椎管内压力下降，颅后窝疼痛敏感组织被牵拉向下而导致头痛。通常在术后数小时内出现枕部或额部的钝痛或搏动性痛，起坐或站位时头痛加剧，平卧后好转。一般在 1～3 天内自然恢复，少数病例可持续更长时间。腰穿时应选用口径细的穿刺针，术后去枕平卧 6h 有利于预防头痛。当头痛已产生时静脉注射 500mg 安钠咖（苯甲酸钠咖啡因）有明显疗效，也可静脉滴注 5％ 葡萄糖液或葡萄糖氯化钠 1000～2000mL/d，或鼓励患者多饮水，如每日口服盐开水 2000～3000mL。取头低位卧床休息有利于头痛缓解。

● **低颅压性头痛的预防措施是什么？**

答：本疾病可见于各年龄人群，原发性以体弱的女性多见，继发性的两性患病率无明显差别。因低颅压性头痛大多数是由于腰穿、腰麻或颅脑外伤后造成脑脊液过多渗漏而引起，所以最主要的预防措施是防止脑脊液渗漏。

## ❀【护理查房总结】

通过护理查房，发现低颅压性头痛在临床上较为少见，而作为护理人员对患者精心的护理可以提高患者的生活质量。对患者进行心理、饮食、作息、用药等方面的指导，并向患者讲解本病的有关知识，可以减轻患者的思想压力，缓解患者紧张、焦虑情绪，使患者树立战胜疾病的信心，积极配合治疗，早日好转出院。

**查房笔记**

## 病例·脑炎后癫痫

### 【病历汇报】

**病情**　患者，女性，16 岁，主因"反复发作性意识丧失、四肢强直 10 年余"入院。患者 2005 年 9 月曾患病毒性脑炎，当时表现为发热、头痛、恶心、呕吐，无肢体瘫痪、肢体抽搐、意识丧失等。当地医院予更昔洛韦及甘露醇治疗，患者症状逐渐好转。出院后患者出现言语减少，发音吐字不清，反应迟钝。2006 年 3 月起患者出现发作性意识丧失，呼之不应，头、眼向侧偏转，四肢抽搐，偶伴喊叫、小便失禁，发作后不能回忆发作当时的情况，伴有嗜睡、肌肉酸痛，每月发作 6～8 次，每次持续 3～8min。患者就诊于当地医院，查脑电图示双侧较多散在和阵发 θ 波及尖波、尖慢波。当地医院予丙戊酸钠每次 0.5g、2 次/日治疗。服用丙戊酸钠后，患者发作稍有减少，每月仍有 2～3 次发作。后加用卡马西平每次 0.2g，3 次/日，患者发作次数明显减少，每 6 个月发作 1～2 次。2012 年 7 月，患者自行减少抗癫痫药物用量，常有漏服，发作频率明显增多，每月发作 8～9 次，每次发作持续 2～3min。患者于 2012 年 9 月 12 日就诊于当地医院，予卡马西平每次 0.4g、2 次/日，丙戊酸钠每次 0.5g、2 次/日治疗。2015 年 6 月 20 日患者入院就诊，诉近 1 年内每月仍有 5～6 次发作。患病以来患者记忆力、理解力减退，发音吐字不清，情绪反应幼稚化，偶有冲动、打人。现为进一步诊治收入院。

**护理体查**　体温 37℃，呼吸 20 次/分，心率 80 次/分，血压 116/76mmHg。早期预警风险评分（MEWS）1 分，神志清楚，查体欠配合，对答部分切题。两侧瞳孔等大等圆，对光反射灵敏。

颈软无抵抗、心、肺未见明显异常。四肢肌力正常、肌张力正常，腱反射对称存在，病理征未引出，共济可。

**辅助检查** 脑电图（图 8-1）示：双侧较多散在和阵发高幅 θ 波、δ 波、尖波，右侧更明显，深呼吸后明显增多。头颅 MRI 平扫（图 8-2）：双侧额颞叶异常信号，局部脑萎缩。海马 MRI 平扫（图 8-3）未见明显异常。血药浓度：丙戊酸 63.14μg/mL，卡马西平 8.76μg/mL。

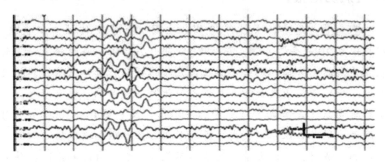

图 8-1　脑电图

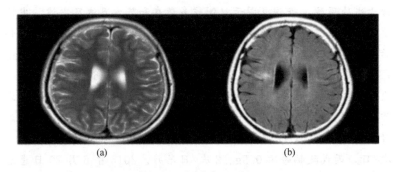

(a)　　　　　　　　　　　(b)

图 8-2　头颅 MRI 平扫

**入院诊断** 脑炎后癫痫。

**主要的护理问题**

(1) 有受伤的危险　与患者发病突然有关。

(2) 语言沟通障碍　与患者吐词不清有关。

(3) 有窒息的危险　与癫痫发作时口中分泌物增多有关。

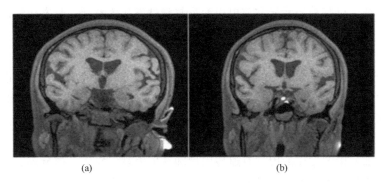

(a)　　　　　　　　　　　　(b)

图 8-3　海马 MRI 平扫

（4）有走失的危险　与患者记忆力、理解力减退，情绪反应幼稚化有关。

（5）潜在并发症　脑水肿、酸中毒或电解质紊乱、气体交换受损、皮肤完整性受损。

（6）焦虑　与疾病反复并加重，发病突然有关。

**目前的治疗措施**

（1）调整抗癫痫药物治疗方案　患者的发作类型为部分性继发全身强直阵挛发作。目前使用卡马西平 0.8g/d 及丙戊酸钠 1.0g/d 治疗。血药浓度：丙戊酸 63.14μg/mL，卡马西平 8.76μg/mL，各抗癫痫药物的剂量均已足量，而发作控制仍不理想，故考虑加用第三种抗癫痫药物联合治疗。考虑到患者的发作类型、药物的相互作用、可能出现的不良反应，予加用左乙拉西坦每次 0.5g、2 次/日治疗。

（2）中心管道吸氧，备吸痰装置和压舌板于床旁。

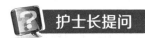

**护士长提问**

● **什么是癫痫？**

答：痫性发作是脑神经元过度同步放电引起的短暂脑功能障碍，通常指 1 次发作过程。癫痫是慢性反复发作短暂脑功能失调综合征，以脑神经元异常放电引起反复痫性发作为特征，是发作性意识丧失的常见原因。分为特发性（原发性）和症状性癫痫。发病机制尚未明确。但不管何种原因引起的癫痫，其电生理改变是一致的，即发作时大脑神经元出现异常的、过度的同步性放电。其原因为兴奋过程的过盛、抑制过程的衰减和（或）神经膜本身的变化。脑内最重要的兴奋性递质为谷氨酸和天门冬氨酸，其作用是使钠离子和钙离子进入神经元，在发作前，病灶中都发现这两种递质显著增加。影响发作的因素有遗传因素和环境因素，年龄、内分泌、睡眠等环境因素均与癫痫的发作有关，饥饿、过饱饮酒、疲劳、感情冲动以及各种一过性的过敏反应和代谢紊乱都可以诱发癫痫。部分患者仅在特定条件下发作，如闪光、音乐、下棋、阅读、沐浴、刷牙，这一类癫痫统称为反射性癫痫。

### ● 什么是癫痫持续状态？

答：癫痫持续状态（SE）或称癫痫状态，是癫痫连续发作之间意识未完全恢复又频繁再发，或发作持续 30min 以上不自行停止。长时间癫痫发作，若不及时治疗，可因高热、循环衰竭或神经元兴奋毒性损伤导致不可逆的脑损伤，致残率和病死率很高，因而癫痫状态是内科常见的急症。各种癫痫发作均可发生持续状态，但临床以强直-阵挛持续状态最常见。全身性发作的癫痫持续状态常伴有不同程度的意识障碍、运动功能障碍，严重者更有脑水肿和颅压增高表现。

### ● 癫痫最重要的辅助检查是什么？

答：脑电图（EEG）是诊断癫痫最重要的辅助检查方法。EEG 对发作性症状的诊断有很大价值，有助于明确癫痫的诊断及分型和确定特殊综合征。理论上任何一种癫痫发作都能用脑电图记录到发作或发作间期痫样放电，但实际工作中由于技术和操作上的局限性，常规头皮脑电图仅能记录到 49.5％患者的痫性放电，重复 3 次可将阳性率提高到 52％，采用过度换气、闪光刺激等诱导方法还可进一步提高脑电图的阳性率，但仍有部分癫痫患者的脑电图检查始终正常。在部分正常人中偶尔也可记录到痫样放电，因此，不能单纯依据脑电活动的异常或正常来确定是否为癫痫。

近年来广泛应用的 24h 长程脑电监测和视频脑电图（video-EEG）使发现痫样放电的可能性大为提高，后者可同步监测记录患者发作情况及相应脑电图改变，可明确发作性症状及脑电图变化间的关系。

### ● 脑电图检查前患者要做些什么准备？

答：脑电图检查之前应向患者说明检查目的，并向患者解释此项检查无痛苦、无伤害，减少患者的紧张和恐惧心理。检查前一天患者应洗头，减少头皮油脂造成的皮肤电阻增加。检查前避免服用镇静催眠药物和中枢兴奋药物。癫痫患者正在服用抗癫痫药物时，除有特殊诊断需要，一般不应停药。清醒脑电图检查时前一天应充分睡眠，避免检查中困倦。日间睡眠脑电图检查前应进行 12～24h 睡眠剥夺。对入睡非常困难的患者可在检查前酌情应用水合氯醛等药物诱导睡眠。检查应在进食后 3h 之内进行，避免因饥饿造成低血糖影响检查结果。检查中应安慰患者情绪放松，避免紧张焦虑。脑电图室应安静、光线柔和、温度适宜，避免使患者过热出汗或过冷寒战而影响记录效果。患者做 24h 的视频脑电图时，最好有一名陪护，在患者发作时立即掀开被子将患者全身充分显示并呼叫医护人员，确保患者安全。

### ● 癫痫的分类有哪些？

答：癫痫的分类非常复杂。癫痫发作分类是指根据癫痫发作时的临床表现和脑电图特征进行分类；癫痫综合征分类是指根据癫痫的病因、发病机制、临床表现、疾病演变过程、治疗效果等综合因素进行分类。

目前应用最广泛的是国际抗癫痫联盟（ILAE）1981 年癫痫发作分类和 1989 年癫痫综合征分类。2016 年底，在美国癫痫学会年会上，国际抗癫痫联盟（ILAE）发布了新的癫痫分类系统（表 8-1）。修订要点为：①未知起源的癫痫发作仍可分类；②将意识存在与否作为局灶性癫痫发作的分类重点；③删除难以理解的术语；④局灶性、全身性发作增加新类型；⑤术语的调整。

**表 8-1　2017 年 ILAE 癫痫分类系统**

| 局灶性起源 | | 全面性起源 | 未知起源 |
|---|---|---|---|
| 意识清楚 | 意识障碍 | 运动性 | 运动性 |
| 运动性 | | 强直-阵挛发作 | 强直-阵挛发作 |
| 　自动症 | | 阵挛发作 | 癫痫样痉挛发作 |
| 　失张力发作 | | 强直发作 | 非运动性(失神) |
| 　阵挛发作 | | 肌阵挛发作 | 　行为终止 |
| 　癫痫样痉挛发作 | | 肌阵挛-强直-阵挛发作 | |
| 　过度运动发作 | | 肌阵挛-失张力发作 | |
| 　肌阵挛发作 | | 失张力发作 | |
| 　强直发作 | | 癫痫样痉挛发作 | |
| 非运动性 | | 非运动性(失神) | |
| 　自主神经性发作 | | 典型发作 | |
| 　行为终止 | | 不典型发作 | |
| 　认知性发作 | | 肌阵挛发作 | |
| 　情绪性发作 | | 眼睑肌阵挛发作 | |
| 　感觉性发作 | | | |
| 局灶性进展为 | | | |
| 双侧强直-阵挛性 | | | |

● **癫痫的治疗原则是什么？**

答：(1) 发作时的治疗　原则上是预防外伤及其他并发症，而不是立即用药，因为药物已来不及控制症状的发作。

(2) 发作间歇期的治疗　癫痫患者在间歇期应定时服用抗癫痫药物，药物治疗的原则如下。

① 从单药开始，剂量由小到大，逐步增加。

② 一种药物增加到最大剂量且已达有效血药浓度而仍不能控制发作时再加用第二种药物。

③ 偶然一次发病或脑电图异常而临床无癫痫症状的一般不服用抗癫痫药物。

④ 经药物治疗，控制发作 2～3 年，脑电图随访痫样波消失者

可在医师指导下开始减少剂量，不能突然停药。减药过程中应首先从联合药物治疗转为单一药物治疗，然后是单一药物逐步减量。千万不能服药后发作控制了就自行停药。间断、不规则服药不利于癫痫控制，且易发生癫痫持续状态。

（3）癫痫持续状态的治疗　在给氧、防护的同时，应从速制止发作。此类患者的预后主要取决于癫痫持续发作能否尽快地得到控制。常选择镇静类药物静脉注射。

● **患者癫痫发作时应注意什么？**

答：（1）先兆期　患者在此期间会出现感觉、运动、精神症状，此期很短暂，瞬间进入惊厥期。这时首先要保护好舌头，将缠有纱布的压舌板或筷子、毛巾、小布卷等置于患者的一侧上、下臼齿之间，以防咬伤舌头和颊部。若发作之前未能放入，待患者强直期张口再放入，阵挛期不要强行放入，以免伤害患者。

（2）惊厥期　此期患者全身骨骼肌呈持续性收缩，上肢强直或屈曲，下肢伸直，这时要使患者保持平卧位，将患者衣领松开，头转向一侧，以免呼吸道分泌物及呕吐物反流入气管导致呛咳、窒息。在这一期还不要轻易搬动患者，注意不要给患者喂药，以防窒息。由于患者全身骨骼肌呈持续性收缩，强制性按压患者的四肢是不可取的，如果掌握不好力度，很容易造成患者的骨折及肌肉拉伤。

（3）如有呼吸困难，及时给低流量吸氧，无自主呼吸者应做人工呼吸，必要时行气管切开术。

● **应用镇静类药物时应注意些什么？**

答：癫痫持续状态治疗时，地西泮 10～20mg 静脉注射，其速度不超过 2mg/min，或用 100～200mg 溶于 5％葡萄糖盐水 500mL 中缓慢静脉滴注，维持 12h。儿童一次静脉注射量为 0.25～1mg/kg，一般不超过 10mg。地西泮可抑制呼吸，注射时应注意有无呼吸抑制和血氧饱和度下降情况，在给药的同时，必须保持呼吸道通畅，经常吸引痰液，必要时气管切开，发现换气不足时，行人工呼吸。

患者伴有高热时应采取物理降温，血液酸碱度和电解质紊乱要及时纠正，并用甘露醇和呋塞米防止脑水肿，同时还要重视预防和控制感染。

● **目前主要的护理措施是什么？护理措施效果如何？**

答：(1) **癫痫发作时保持呼吸道通畅**　采取平卧头侧位，下颌稍向前，取下活动性义齿，及时清除口鼻腔分泌物；发作时立即放置压舌板，必要时用舌钳将舌拖出，防止舌后坠阻塞呼吸道，以利呼吸道通畅。遵医嘱用药。

(2) **病情监测**　严密观察生命体征及神志、瞳孔变化，注意发作过程有无心率增快、血压升高、呼吸减慢或暂停、瞳孔散大、牙关紧闭、大小便失禁等；观察发作的类型，记录发作的持续时间与频率；观察发作停止后患者是否意识完全恢复，有无头痛、疲乏及行为异常。按时监测体温，发热时首先给予物理降温，必要时按医嘱给予解热药。

(3) **饮食指导**　指导家属为其准备高蛋白、高维生素、高热量且富含钾、钙的食物。

(4) **合理使用药物**　抗癫痫药不能停服，如因忘记而漏服，一般可在下一次服药时补上。但对于半衰期短的药物最好不要两次药物同服。缓释片不可研碎服。胃内食物可能会稀释或吸附药物，从而影响药物的吸收，如丙戊酸钠餐后吸收延缓，宜于餐前服用。苯巴比妥钠、卡马西平和食物同服可增加其吸收，则此两种药宜和食物同服。抗癫痫药物可加速维生素 D 的代谢，所以长期服用者应注意在医师的指导下补充维生素 D 和甲状腺素片。服药期间定期查血常规、血红蛋白、肝功能，随时观察有无牙龈出血、牙龈炎等，及时治疗。患者在症状好转期有过自行减药、漏服的情况，因此住院期间的口服药物护士应看服到口，并与患者强调药物服用依从性的重要性，做好相关健康宣教。

(5) **生活护理**　保持床单位整洁，做好口腔、会阴清洁等生活护理。

(6) **安全护理**　患者患病以来记忆力、理解力减退，情绪反应幼稚化，偶有冲动、打人。因此需要护士重点巡视，预防患者走失、伤人等不良情况发生，需有专人24h陪护，保证患者安全。护士交接班时应重点交接此类"三防"（防走失、防伤人、防自伤）患者，床头卡上挂"三防"指示牌，给患者戴区别于其他患者的醒目颜色手腕带，以便医护人员更好地关注患者。护士应在陪护人员精力薄弱的午休时间段及夜间加强巡视。

（7）环境指导 安全环境：室外环境保持安静，门窗隔音，病房应远离嘈杂的街道、闹市、噪声大的工作和厂房，限制探视的家属人数。室内光线柔和、无刺激，地方宽敞，床两侧有床档，床档应有床档套包裹，危险物品远离患者，如床旁桌上不能放置暖瓶、热水杯等。

（8）心理护理 给患者及家属提供有关疾病、治疗及预后的可靠信息，关心、尊重患者，多与家属交谈，指导克服焦躁、悲观情绪，鼓励患者正确认识疾病，具备良好的心理素质，努力消除诱发因素，以乐观心态接受治疗。

## 患者的护理效果评价：

经过以上治疗及护理措施，患者未发生癫痫发作，未发生走失、伤人、自伤等不良事件。

● **患者病情恢复后，怎样给患者做出院指导？**

答：患者出院前应给患者或家属做生活指导，培养良好的生活习惯，控制癫痫发作的可变诱因，减少癫痫发作引起的意外伤害。

① 患者不适于从事驾驶员、高空作业、经常外出出差、电焊工、礼花炮手、车工（操作机器、大型电器）、有强光电刺激、易疲劳、生活不规律的职业。

② 工作、生活中应减少精神、感觉刺激：最好不去舞厅、迪厅、游戏厅。避免强烈的声、光刺激。禁食对味觉、嗅觉强刺激的食品如辣椒、芥末等，禁食某些兴奋性食物和饮料如可乐、咖啡等。禁忌游泳、蒸桑拿，洗澡时间不宜过长，以防过度缺氧诱发癫

痫发作。

③ 改掉不良生活习惯、生活规律：禁忌酗酒。不能过度饮水，一次饮水量不超过 200mL。禁忌长时间观看电视、手机而彻夜不眠，切记进食、睡眠要定时、有规律，避免由于不良习惯造成的饥饿、睡眠不足、便秘、劳累等。注意预防感冒。

④ 外出时随身携带有姓名、住址、联系电话号码和病史的个人资料，以备发作时及时联系与处理。

⑤ 严格按照用药指导进行服药。

⑥ 禁止近亲婚配和生育，患特发性癫痫有明显家族史的女性，婚后应劝其不生育，已婚者双方均有癫痫或一方患癫痫、另一方有家族史，应禁止结婚，患癫痫者可以和正常人结婚，是否生育应听从医师的指导。

● 癫痫的预后怎么样？

答：发作时对生命威胁较小，个别患者因窒息或吸入性肺炎而发生危险；偶可导致骨折、脱臼或严重跌倒；癫痫持续状态如不能及时控制，则可引起并发症而导致死亡。对于反复发作能否控制，取决于发作类型、病变性质、病程长短和药物效能等多种因素。一般而言，特发性癫痫较易控制；症状性癫痫发病较早、病程较长、发作频繁、形式多样、伴有精神症状以及脑电图长期明显异常的患者预后较差。

● 癫痫与其他疾病如何鉴别？

答：(1) 晕厥（syncope） 脑血流灌注短暂全面下降，缺血缺氧所致意识瞬时丧失和跌倒。多有明显的诱因，如久站、剧痛、见血、情绪激动和严寒等，胸腔内压力急剧增高，如咳嗽、哭泣、大笑、用力、憋气、排便和排尿等也可诱发。常有恶心、头晕、无力、震颤、腹部沉重感或眼前发黑等先兆。与癫痫发作比较，跌倒时较缓慢，表现为面色苍白、出汗，有时脉搏不规则，偶可伴有抽动、尿失禁。少数患者可出现四肢强直-阵挛性抽搐，但与痫性发作不同，多发作于意识丧失 10s 以后，且持续时间短，强度较弱。

单纯性晕厥发生于直立位或坐位，卧位时也出现发作多提示痫性发作。晕厥引起的意识丧失极少超过 15s，以意识迅速恢复并完全清醒为特点，不伴发作后意识模糊，除非脑缺血时间过长。

（2）假性癫痫发作（pseudoepileptic seizures）　又称癔症样发作，是一种非癫痫性的发作性疾病，是由心理障碍而非脑电紊乱引起的脑部功能异常。可有运动、感觉和意识模糊等类似癫痫发作症状，难以区分。发作时脑电图上无相应的痫性放电和抗癫痫治疗无效是鉴别的关键。但应记注意，10％假性癫痫发作患者可同时存在真正的癫痫，10％～20％癫痫患者中伴有假性发作。

（3）发作性睡病（narcolepsy）　可引起意识丧失和猝倒，易误诊为癫痫。根据突然发作的不可抑制的睡眠、睡眠瘫痪、入睡前幻觉及猝倒症四联征可鉴别。

（4）基底动脉型偏头痛　其意识障碍应与失神发作鉴别，但其发生缓慢，程度较轻，意识丧失前常有梦样感觉。偏头痛为双侧，多伴有眩晕、共济失调、双眼视物模糊或眼球运动障碍，脑电图可有枕区棘波。

（5）短暂性脑缺血发作（TIA）　TIA 多见于老年人，常有动脉硬化、冠心病、高血压、糖尿病等病史，临床症状多为缺失症状（感觉丧失或减退、肢体瘫痪）、肢体抽动不规则，也无头部和颈部的转动，症状常持续 15min 到数小时，脑电图无明显痫性放电；而癫痫见于任何年龄，以青少年为多，前述危险因素不突出，癫痫多为刺激症状（感觉异常、肢体抽搐），发作持续时间多为数分钟，极少超过半小时，脑电图上多有痫性放电。

（6）低血糖症　血糖水平低于 2mmol/L 时可产生局部癫痫样抽动或四肢强直发作，伴意识丧失，常见于胰岛 B 细胞瘤或长期服降糖药的 2 型糖尿病患者，病史有助于诊断。

## 🍀【护理查房总结】

癫痫是神经内科的常见病、多发病，部分患者可恢复生活自理或工作，相当一部分患者癫痫发作得不到控制；还有一部分患者可在短期内死亡。对于癫痫患者，护理得当可延长患者的生命，提高患者的生活质量。在护理癫痫患者时，我们要特别注意以下几点。

（1）严密观察患者的神志、瞳孔和生命体征情况，避免诱发因素，防止患者癫痫发作；一旦发生，立即对患者进行安全防护，并遵医嘱给药，防止并发症的发生。

（2）合理使用药物，严密观察用药时和用药后的不良反应。

（3）癫痫患者健康教育尤为重要，良好的健康教育有利于疾病的转归和好转。

## 查房笔记

# 第九章　神经-肌肉接头及肌肉疾病

## 病例 1 • 重症肌无力

### 🍀【病历汇报】

**病情**　李女士，31 岁，因言语不清、吞咽困难十余天，呼吸困难 3 天，扶送入院。既往体健。

**护理体查**　体温 36.5℃，脉搏 68 次/分，呼吸 20 次/分，血压 126/66mmHg。神志清楚，言语含糊不清，理解力正常，双侧眼睑闭合不全，双侧瞳孔等大等圆，直径约 2.5mm，对光反射灵敏，双侧眼球活动可，双侧鼻唇沟对称，伸舌居中，双侧软腭上抬可，双侧咽反射欠灵敏，四肢肌力、肌张力正常，四肢腱反射（＋），疲劳试验阳性。双肺呼吸音稍粗，未闻及明显干湿啰音。

**辅助检查**　纵隔 CT 示胸腺增生、右中肺感染。

**入院诊断**　重症肌无力，肺部感染，胸腺增生。

**主要的护理问题**

（1）低效性呼吸形态。

（2）语言沟通障碍。

（3）营养失调　低于机体需要量。

（4）恐惧、焦虑。

（5）潜在并发症　重症肌无力危象。

（6）潜在并发症　误吸。

（7）生活自理缺陷。

**目前的治疗措施**

（1）抗胆碱酯酶药物、免疫调节治疗。

（2）抗感染治疗。

（3）对症及支持治疗。

（4）必要时予以肾上腺皮质激素冲击、血浆置换术、静脉滴注人血丙种球蛋白或手术治疗。

（5）积极完善相关检验、检查。

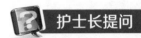

● **什么是重症肌无力危象？**

答：重症肌无力危象是指呼吸肌受累时出现咳嗽无力甚至呼吸困难，需用呼吸机辅助呼吸，是致死的主要原因。口咽肌无力和呼吸肌无力者容易发生危象，大约 10％的重症肌无力出现危象。肌无力危象为最常见的危象，是疾病本身发展所致，多由于抗胆碱酯酶药物剂量不足引发。注射依酚氯胺或新斯的明后症状减轻则可诊断。

● **重症肌无力的常见诱因有哪些？**

答：常见诱因有感染、手术、全身性疾病、精神创伤、过度疲劳、妊娠、分娩等。

● **重症肌无力的主要临床表现有哪些？**

答：临床表现为部分或全身骨骼肌无力和易疲劳，常于活动后加重，经休息和胆碱酯酶抑制药治疗后症状减轻。

● **重症肌无力的治疗原则是什么？**

答：根据病因、病情，合理选择抗胆碱酯酶药物、肾上腺皮质激素、免疫抑制药和血浆置换、胸腺切除等治疗方法，减少和消除自身抗体，改善症状，及时处理和抢救危象。

（1）药物治疗

① 抗胆碱酯酶药物：通过抑制胆碱酯酶的活性，使释放至突触间隙的乙酰胆碱（Ach）存活时间延长而发挥效应。常用溴吡斯的明、溴化新斯的明；若发生毒蕈碱样反应如呕吐、腹痛等，可用阿托品对抗；辅助药如氯化钾、麻黄碱可加强抗胆碱酯酶药物疗效的作用。

② 肾上腺皮质激素：主要通过抑制乙酰胆碱受体（AchR）抗体的生成，增加突触前膜 Ach 的释放量，促使运动终板再生和修复，改善神经-肌肉接头的传递功能。适用于各种类型的重症肌无力（MG）。常用泼尼松口服，当症状持续好转后逐渐减量。对于重症患者，为尽快缓解病情，目前多主张先用静脉滴注大剂量甲泼尼龙，后改为口服泼尼松维持。

③ 免疫抑制药：适用于不能耐受大剂量肾上腺皮质激素或疗效不佳的 MG 患者，常用药物有硫唑嘌呤、环磷酰胺等。

（2）血浆置换法　应用正常人血浆或血浆代用品置换 MG 患者血浆，以清除患者血液中的乙酰胆碱受体抗体及免疫复合物。起效快，但不持久，需重复进行。仅适用于危象和难治性重症肌无力。

（3）淋巴细胞置换法　定期应用正常人血淋巴细胞替代患者血中产生乙酰胆碱受体抗体的淋巴细胞，与血浆置换法合用疗效更好，但也易于复发。

（4）胸腺摘除和放射治疗　对于有胸腺增生、胸腺瘤的年轻女性及病程短、进展快的患者可行胸腺摘除；对不适于做胸腺切除者可行胸腺放射治疗。

（5）危象的处理　处理原则为尽快改善呼吸功能。对有呼吸困难者应及时吸氧、行人工呼吸，对呼吸骤停者应立即行呼吸机辅助呼吸；同时应注意无菌操作，雾化吸入、勤吸痰，保持呼吸道通畅，预防肺不张和呼吸道感染等并发症；并根据危象类型进行对症治疗。

### ● 目前主要的护理措施是什么？护理措施效果如何？

答：（1）一般护理　指导患者充分休息，避免疲劳。平时活动宜选择清晨、休息后或肌无力症状较轻时进行，自我调节活动量，以不感到疲劳为原则；肌无力症状明显时，应协助做好洗漱、进食、个人卫生等生活护理，保持口腔清洁，防止外伤和皮肤并发症；避免感染、疲劳和过度紧张等诱发肌无力危象的因素。

（2）饮食指导　给予高蛋白、高维生素、高热量、低糖、富含钾和钙的软食或半流，避免干硬或粗糙食物；进餐时尽量取坐位；指导患者在进餐前充分休息，或在服药后 15～30min 产生药效时进餐；用餐过程中因咀嚼肌无力患者会感到疲劳，很难连续咀嚼，应让患者适当休息后再继续进食，鼓励少量慢咽，不要催促患者；咽喉、软腭和舌部肌群受累出现饮水呛咳、吞咽困难时，不能强行服药和进食，以免导致窒息或吸入性肺炎。应尽早留置胃管。

（3）病情观察　密切观察病情，注意呼吸频率、节律与深度的改变，观察有无呼吸困难加重、发绀、咳嗽无力、腹痛、瞳孔变化、出汗、唾液或喉头分泌物增多等现象。

（4）保持呼吸道通畅　抬高床头，鼓励患者咳嗽和深呼吸；及时输氧、吸痰，清除口、鼻分泌物，防止误吸和窒息；备好新斯的明、气管切开包、人工呼吸机等抢救药品和器材；必要时配合行气管插管、气管切开和人工辅助呼吸。

（5）心理支持　做好患者的心理护理是保证治疗的重要环节。重症肌无力患者因病程长、病情重，且常有反复，容易产生恐惧、焦虑、抑郁或自卑情绪。因此，护士应经常巡视，多与患者交谈，耐心仔细地向患者讲解疾病知识及促使病情加重的诱因；同时了解患者的心理状况，帮助患者保持情绪稳定和最佳心理状态，树立战胜疾病的信心，以便主动积极与医护人员配合治疗，从而达到整体的最佳治疗效果。

（6）用药护理　告知患者常用药物的作用、不良反应与服药注意事项，避免因服药不当而诱发肌无力危象或胆碱能危象。

抗胆碱酯酶药物治疗应从小剂量开始，逐步加量，以能维持日常起居为宜。有咀嚼和吞咽无力者应在餐前 30min 口服；有感染或患者处于月经前和应激状况时，常需增加给药剂量；如出现恶心、呕吐、腹痛、腹泻、出汗、流涎等症状时，可能为胆碱能危象（毒蕈碱样反应），应立即告知医师停用抗胆碱酯酶药或用阿托品对抗；若出现气促、发绀、咳嗽无力、吞咽困难等症状时，可能发生肌无力危象，要迅速报告医师加大抗胆碱酯酶药量，并配合抢救。

肾上腺皮质激素可通过抑制免疫系统而起作用，在大剂量冲击治疗初期，可使病情加重，甚至发生危象，应严密观察呼吸变化；长期服药者，要注意有无消化道出血、血糖升高、骨质疏松、股骨头坏死等并发症；注意补钙、补钾，必要时服用抗酸药或抑酸药，保护胃黏膜；还应注意避免激素减量过快导致"反跳现象"。

使用免疫抑制药如硫唑嘌呤等时，应定时检查血象，并注意观察有无胃肠道反应、肝肾功能受损等不良反应。

禁用和慎用的药物：各种氨基糖苷类抗生素［庆大霉素、链霉素、卡那霉素、阿米卡星（丁胺卡那霉素）等］、新霉素、多黏菌素、巴龙霉素等可加重神经-肌肉接头传递障碍；奎宁、奎尼丁等药物可降低肌膜兴奋性；普鲁卡因胺、普萘洛尔、氯丙嗪、吗啡、地西泮、苯巴比妥等，也应慎用或禁用，以免加重病情。

## 患者的护理效果评价：

经过以上治疗及护理，患者的护理问题基本得到解决。患者呼吸平稳，吞咽功能正常，能够进行有效沟通；基本掌握自我护理方法，日常生活需要得到满足；患者焦虑或恐惧减轻，舒适感增强；营养指标正常，肺部听诊清晰。

● **患者病情恢复后，怎样给患者做出院指导？**

答：（1）帮助患者正确认识疾病 告知患者良好的心理状态和乐观的情绪对疾病治疗的重要性。告知家属要理解和关心患者，鼓励其表达内心感受，给予精神支持和生活照顾，帮助患者树立战胜疾病的信心，减轻心理负担。

（2）指导患者遵医嘱正确服药 告知所用药物的名称、剂量、常见不良反应等，掌握抗胆碱酯酶药物在注射后15min进食、口服者在饭前30min服药的原则，避免漏服、自行停服和更改药量；避免使用影响神经-肌肉接头传递的药物及肌肉松弛药。

（3）告知患者和家属避免感染、外伤、过度劳累和精神创伤、手术等诱发和加重疾病的相关因素。育龄妇女应避免妊娠、人工流产等。

（4）出现感染症状或病情加重时及时就诊。

● **重症肌无力的预后怎么样？**

答：患者一般预后良好，但危象的病死率较高。

● **有助于重症肌无力诊断的实验有哪些？**

答：（1）疲劳试验（Jolly 试验）　令受累肌肉在较短时间内重复收缩，如果出现无力或瘫痪，休息后又恢复正常者为阳性。如嘱患者重复睁闭眼 30 次后，出现眼裂变小、上睑下垂；连续咀嚼动作、连续两臂平举后出现肌无力或瘫痪，则称为疲劳试验阳性。

（2）抗胆碱酯酶药物试验

① 依酚氯铵（腾喜龙）试验：腾喜龙 10mg 用注射用水稀释到 1mL，静脉注射 2mg，观察 20s，如无出汗、唾液增多等不良反应，再给予 8mg，1min 内症状好转为阳性，维持 10min 左右又恢复原状。

② 新斯的明试验：肌注新斯的明 0.5～1mg，20min 内症状明显减轻者则为阳性，可持续 2h 左右。为对抗新斯的明的毒蕈碱样作用，可同时肌注阿托品 0.3～0.5mg。

● **什么是胆碱能危象？**

答：胆碱能危象是由抗胆碱酯酶药物过量所致，患者肌无力加重，并且明显出现胆碱酯酶抑制药的不良反应，如肌束震颤和毒蕈碱样反应。如果静脉注射依酚氯铵后症状加重则要立即停用抗胆碱酯酶药物，等药物排出后重新调整剂量，或改用皮质类固醇激素治疗。

● **什么是反拗危象？**

答：反拗危象是因为患者对抗胆碱酯酶药物不敏感而出现严重的呼吸困难。依酚氯铵试验无反应。应停用抗胆碱酯酶药物，经过一段时间后若对抗胆碱酯酶药物敏感可重新调整剂量，也可改用其他治疗方法。

● **如何运用洼田饮水试验进行吞咽功能的评定？**

答：洼田饮水试验，即患者取坐位，饮温水 30mL，观察饮水状况及饮水时有无呛咳。详见表 9-1。

**表 9-1　洼田饮水试验**

| 洼田饮水试验 | 分级 | 吞咽功能 |
|---|---|---|
| 能顺利地 1 次将水咽下 | Ⅰ级（优） | 正常 |
| 分 2 次以上，能不呛咳地咽下 | Ⅱ级（良） | 轻度障碍 |
| 能 1 次咽下，但有呛咳 | Ⅲ级（中） | 中度障碍 |
| 分 2 次以上咽下，但有呛咳 | Ⅳ级（可） | 中度障碍 |
| 频繁呛咳，不能全部咽下 | Ⅴ级（差） | 重度障碍 |

【护理查房总结】

重症肌无力是一种神经-肌肉接头传递功能障碍的获得性自身免疫性疾病。患者主要表现为受累骨骼肌病态疲劳，出现上睑下垂、复视、咀嚼无力、饮水呛咳、吞咽困难、呼吸困难等症状。患者一般预后良好，但危象的病死率较高。因此，在护理上，特别要注意以下几点。

（1）指导患者充分休息，自我调节活动量，以不感到疲劳为原则。

（2）加强病情观察，呼吸困难者注意保持呼吸道通畅。

（3）指导患者正确服药。

（4）指导患者保持良好的心态，树立信心。

（5）避免诱因。

**查房笔记**

_____

_____

_____

_____

## 病例 2 · 进行性肌营养不良

🍀【病历汇报】

病情　患者男性，13 岁，学生，出生后发育较同龄儿慢，至 2 岁方能走路。自幼体弱，智力尚可，但活动能力较同龄儿差，一直未做特殊治疗。2013 年 2 月开始，患儿出现上楼时下肢无力，逐渐加重，并出现下蹲后不能站起，卧位站起时需转身为俯卧位，用双手支撑并扶膝逐渐撑起，6 月后发展至不能独立行走。为求治疗，入我科。

护理体查　体温 36.8℃，脉搏 95 次/分，呼吸 16 次/分，血压 100/60mmHg。

辅助检查　谷丙转氨酶（ALT）170U/L(↑)，谷草转氨酶（AST）116U/L(↑)，乳酸脱氢酶（LDH）346U/L(↑)，肌酸激酶（CK）5109U/L(↑)，肌酸激酶同工酶（CK-MB）120U/L(↑)，肌红蛋白 262ng/mL(↑)。肺功能提示轻度限制性通气功能障碍，小气道阻力正常，储备功能欠佳（82.87%）。超声心动图提示室间隔搏动略减弱，肺动脉瓣反流（轻度），左心室射血分数略减低。肌电图呈现典型肌源性改变的特征，轻收缩时运动单位电位时限缩短，波幅降低，最大用力收缩时为电位密集的病理干扰相。肌肉活检病理学检查示肌纤维变性、坏死，可见不透明纤维和肌纤维再生，可见肌纤维肥大，间质中结缔组织和脂肪组织增生。

入院诊断　进行性肌营养不良。

主要的护理问题

（1）活动无耐力　与肌肉无力、萎缩有关。

（2）预感性悲哀　与肌肉进行性无力、治疗效果差有关。

目前的治疗措施　泼尼松 0.75mg/(kg·d)；三磷腺苷、辅酶 A 治疗，以支持疗法为主。

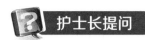

### 什么是进行性肌营养不良？

答：进行性肌营养不良症是一组遗传性骨骼肌变性疾病，病理上以骨骼肌纤维变性、坏死为主要特点，临床上以缓慢进行性发展的肌肉萎缩、肌无力为主要表现，部分类型还可累及心脏、骨骼系统。传统上分为假肥大型肌营养不良、面肩肱型肌营养不良、肢带型肌营养不良、Emery-Dreifuss 肌营养不良、眼咽型肌营养不良、眼型肌营养不良、远端型肌营养不良和先天性肌营养不良。按照遗传方式可分为性染色体连锁隐性遗传型、常染色体显性遗传型和常染色体隐性遗传型。

### 进行性肌营养不良的发病原因是什么？

答：进行性肌营养不良是一组遗传性疾病，多数有家族史，散发病例可为基因突变。在肌细胞膜外基质、跨膜区、细胞膜内面以及细胞核膜上有许多蛋白，基因变异可导致编码蛋白的缺陷，导致肌营养不良。由于不同的蛋白在肌细胞结构中所起的作用不完全相同，导致不同类型的肌营养不良。

### 进行性肌营养不良的分类有哪些？

答：根据遗传方式、萎缩肌肉分布特征可将进行性肌营养不良症分为七类。

（1）假肥大型肌营养不良 最多见，现在亦被称为抗肌萎缩蛋白缺陷型肌营养不良，又分为 Duchenne 型（Duchenne muscular dystrophy，DMD）和 Becker 型（Becker muscular dystrophy，BMD），前者发病率约为 1/3500 活产男婴，后者发病率较低，约为 1/20000。其他因抗肌萎缩蛋白缺陷引起的肌病包括 X 连锁扩张型心肌病、肌痛肌痉挛综合征、女性肌营养不良症等。

（2）肢带型肌营养不良（limb girdle muscular dystrophy，LGMD）是一组临床表现和遗传特点不同的异质性肌病，分为常染色体显性遗传和常染色体隐性遗传两大类型，称为 LGMD1 和

LGMD2，在此基础上根据致病基因和缺陷蛋白又分为若干亚型，分别命名为 LGMD1A、LGMD1B、LGMD1C、LGMD2A、LG-MD2B、LGMD2C 等。

（3）面肩肱型肌营养不良（facioscapulohumeral muscular dystrophy，FSHD）　为常染色体显性遗传，发病率为（1～5）/（10万～20万）。

（4）Emery-Dreifuss 肌营养不良　主要是性染色体连锁隐性遗传，少数可为常染色体显性或隐性遗传，分别称为 EDMD1、ED-MD2 和 EDMD3 型。

（5）远端型肌营养不良　根据遗传方式、基因定位及临床上以手肌、胫前肌为主还是以腓肠肌为主，将远端型肌营养不良又分为多个亚型，在 40 岁前起病的 Welander 型、Markesberry-Grigg-Udd 型，在 40 岁以后起病的 Nonaka 型、Miyoshi 型和 Laing 型。

（6）眼咽型肌营养不良（oculopharyngeal muscular dystrophy，OPMD）　较少见，常染色体显性或隐性遗传，或为散发。

（7）先天型肌营养不良（congenital muscular dystrophy，CMD）　根据临床表现、基因和生化缺陷被分为十多个类型。

● **进行性肌营养不良的临床表现有哪些？**

答：（1）假肥大型肌营养不良　患儿运动发育较正常儿童晚，如学会走路晚、步态蹒跚、不能跑步、常无故摔倒。在 3～5 岁时症状逐渐明显，因骨盆带肌力弱，不能跳跃、奔跑，上楼费力，行走姿势异常，腰椎过度前突，骨盆向两侧摆动，呈典型的"鸭步"。由于腹直肌和髂腰肌无力，患者由仰卧位起立时，先翻身转为俯卧位，然后伸直双臂用双手支撑床面，双腿亦伸直，逐渐用双手扶住膝部，依次向上攀附大腿部，直到立起，这一动作是 Ducheme 型假肥大型肌营养不良的特有表现，称为 Gower 征。萎缩无力肌肉开始主要是大腿和骨盆带肌，逐渐发展至小腿肌、上肢近端、上肢远端肌肉，最后呼吸肌麻痹。腓肠肌肥大常非常显著，其他可出现舌肌、三角肌、臀肌等肌肉肥大。DMD 常伴有心肌损害，累及心室、心房、传导系统。晚期出现心脏扩大、心力衰竭，约 10% 患者可因心功能不全死亡。此外可出现关节挛缩、足下垂、脊柱侧弯等。多数在 12 岁左右不能行走，20 岁左右因呼吸肌无力、呼吸道感染引起呼吸肌衰竭死亡。Becker 型假肥大型肌营养不良的临床表现与 DMD 类似，但发病年龄较晚，为 5～15 岁，病情较轻，进展速度较慢，12 岁以后仍能行走，存活时间较长，部分可接近正常寿命。

（2）肢带型肌营养不良　常染色体隐性遗传型较常见，发病较早，症状较重，在儿童、青春期或成年时起病，表现为骨盆带肌和肩胛带肌的肌肉萎缩无力，以致患者上楼费力，蹲起困难，双上肢上举困难，出现翼状肩胛，面肌一般不受累。可有腓肠肌肥大。部分患者心脏受累。

（3）面肩肱型肌营养不良　面肌力弱是首发症状，但因发病隐袭，症状较轻，常被忽略。表现为闭眼无力或闭眼露白，示齿时鼻唇沟变浅，不能吹口哨、鼓腮，嘴唇增厚而外翘，呈现典型的肌病面容。肩胛带肌力弱，出现翼状肩胛。胸大肌力弱，胸部萎陷。上肢近端、下肢近端和远端肌肉均可受累。可见三角肌等肌肉肥大。部分病例合并渗出性视网膜炎和神经性听力下降。

（4）Emery-Dreifuss 肌营养不良　5 岁前起病，受累肌肉呈肱腓型，上肢以肱二头肌和肱三头肌为主，下肢则以腓骨肌和胫前肌为主，后期累及肩胛肌、胸带肌及骨盆带肌。肌无力或轻或重，没有腓肠肌肥大。该病最主要的特点是早期出现严重的关节挛缩，累及颈椎、肘、踝、腰椎等关节，使患者出现特殊的行走姿势。另一个特点是心脏受累早，表现严重的传导阻滞、心动过缓、心房纤颤，需要安装起搏器。疾病缓慢进展，常因心脏病死亡。

（5）远端型肌营养不良　又称远端型肌病，表现为上肢或下肢远端肌肉首先出现肌肉萎缩无力，特别是双侧手肌、下肢胫前肌和腓肠肌。根据遗传方式、基因定位和受累肌肉不同分为若干业型。

（6）眼咽型肌营养不良　起病年龄 40～60 岁，主要症状为双侧上睑下垂，通常为对称性，部分患者有不全性眼肌麻痹。咽喉肌力弱，吞咽困难，构音障碍。面肌、颞肌、咀嚼肌也可有轻的力弱。病情进展缓慢，但可因吞咽困难致营养不良或吸入性肺炎死亡。

（7）先天型肌营养不良　一组先天性或婴儿期起病的肌肉疾病，表现为肌张力低下、运动发育迟滞，可有进行性或非进行性肌肉萎缩、力弱，合并严重的骨关节挛缩和关节畸形，有脑和眼多系统受累，肌肉病理为肌营养不良改变。

### 如何诊断进行性肌营养不良？

答：（1）肌酸磷酸激酶（CK）　显著升高，数十倍至数百倍于正常值。在疾病早期甚至无症状期即可出现显著升高。

（2）肌电图　提示为肌源性损害。

（3）肌肉活检　提示肌营养不良样改变，肌纤维大小不一，脂肪结缔组织增生，可见肌纤维坏死和再生，肌活检标本中可见散在嗜酸性肥大肌纤维，缺乏炎症细胞浸润。Dystrophin 免疫组织化学染色呈阴性反应。

（4）DMD 基因检查　DMD 基因是人类比较庞大的基因之一，包括 79 个外显子。基因突变的类型包括缺失、重复和点突变等。大约 65％的 Duchenne 肌营养不良和大约 85％的 Becker 型肌营养不良是由 DMD 基因一个或多个外显子缺失所导致的；6％～10％的 Duchenne 型和 Becker 型肌营养不良是由 DMD 基因一个或多个外显子重复所导致的。

（5）超声心动和心电图　应定期进行心脏方面的检查，包括超声心动和心电图，以评估心脏功能。

### 进行性肌营养不良的治疗原则是什么？

答：进行性肌营养不良是一大类基因突变引起的肌肉变性疾病，迄今尚无特效的治疗方法。

（1）药物治疗　皮质类固醇激素是目前唯一一个能够在一定时间内保持 DMD 患者肌力的药物。有 6 个双盲试验发表了最后的结果。目前多数采用泼尼松 0.75mg/(kg·d)，使用时间超过 6 个月，出现副作用如体重显著增加、发育迟缓、骨质疏松等，可将剂量减少至 0.3mg/(kg·d)。也有采用泼尼松 0.75mg/(kg·d)，每月前 10 天用药、后 20 天不用的疗法，认为可减轻副作用。另外，Deflazacort 是泼尼松的衍生物，用于治疗肌营养不良，无体重增加和骨质疏松的副作用，不良反应较泼尼松少。由于激素、免疫抑制药并不能使肌纤维的 Dystrophin 蛋白及其相关蛋白增多，故并不能从根本上改变病程。

（2）成肌细胞移植 正常骨骼肌中有卫星细胞，在肌肉损伤后进行再生，分化形成新的肌细胞。当肌细胞在体外培养时，卫星细胞可发育成成肌细胞，将这些培养的大量的成肌细胞注入病变肌肉，使正常的成肌细胞与 DMD 的病肌细胞融合，达到治疗目的，称为成肌细胞移植。这种治疗试验研究已有 20 年之久，在 DMD 动物模型肌肉中出现了 Dystrophin 阳性纤维的表达，但在试用于患者时，发现 Dystrophin 阳性纤维非常少，临床功能改善不理想，至今未能取得较好的效果。

（3）骨髓干细胞移植 已经进行包括骨髓干细胞、血源性以及肌肉源性 CD133 抗原细胞、肌源性干细胞、成血管细胞、人源性干细胞等干细胞的移植试验。在动物实验中显示出一些有希望的结果，可能为肌营养不良的细胞治疗提供新的思路。

（4）基因治疗 目前仍处于探索阶段。

（5）综合治疗 适当锻炼，合理营养，采取物理治疗和矫形治疗以纠正骨关节畸形，防治关节挛缩，对尽可能长地保持运动功能具有重要作用。加强呼吸锻炼，改善呼吸功能和心脏功能，对防治呼吸和心力衰竭、较长时间维持生命有一定意义。进行心理治疗，进行日常生活能力训练，使患者和家庭保持积极的态度也非常重要。

● **目前对该患者的护理措施是什么?**

答：（1）鼓励患者坚定信心，主动配合治疗，主动进行身体锻炼，使身体的各方面功能保持良好的状态，为康复打好基础。

（2）患者应以高蛋白饮食为主，多食蔬菜水果，少食油腻食品。

（3）保护患者身体各部位肌肉的弹性和各关节的自由活动度。防止肌肉因得不到锻炼而萎缩，关节不活动而变形。

（4）要鼓励患者多到户外活动，多和别人交流。患者多到户外活动，一方面可以多接受光照，另一方面可以克服自卑感，增强自信心。多和别人交流，可以使患者变得不再孤独。特别是在和其他患者交流时，可以谈一些难以和家属交流的心灵深处的内心世界，使他们的紧张、恐惧、忧愁、急躁、烦恼、愤怒、伤心等消极心理得到有效的释放，使患者平稳地度过这一时期。

（5）在病情发展过程中，要加强被动运动及按摩。卧床不起者要防止压力性损伤和肺部感染的发生。

● **进行性肌营养不良的预后如何？**

答：DMD患者的预后不良，一般20岁左右死于呼吸衰竭或心力衰竭。肢带型肌营养不良的个别亚型和先天性肌营养不良预后也较差。BMD、FSHD、眼咽型肌营养不良症和远端型肌营养不良预后相对较好，丧失运动功能的时间较晚，部分患者的寿命可接近正常人。

● **进行性肌营养不良与其他疾病如何鉴别？**

答：（1）脊肌萎缩症（少年型）　由于具有类似的临床症状和体征：肌无力、肌肉萎缩，腱反射消失和病理征阴性，因此，DMD肌营养不良需要与脊肌萎缩症（少年型）进行鉴别。后者肌酸磷酸激酶水平正常，肌电图表现为失神经性改变，一般不难鉴别。

（2）肌炎　在DMD时，肌酸磷酸激酶显著升高是重要检查项目之一。在某些肌炎如皮肌炎时肌酸磷酸激酶也显著升高，故临床需要与之进行鉴别。首先临床表现不同，肌炎为获得性疾病，起病比较急，在发病之前多数患儿运动发育正常。其次病理改变不同，肌炎时肌肉活检标本可见肌纤维坏死与再生，炎症细胞浸润，而肌营养不良时多无炎症细胞浸润，突出的病理改变是肌纤维直径变异增大和脂肪结缔组织增生。

## 🍀【护理查房总结】

进行性肌营养不良是一组遗传性肌病，其中假肥大型肌营养不良的症状严重，进展迅速，疾病早期即丧失运动功能，且早期死亡，给家庭和社会造成很大负担，而目前尚无特效的治疗方法，因此早期检出基因携带者，对其婚配、孕育进行指导，对胎儿进行产前诊断，早期人工流产高风险胎儿显得非常重要。

### 查房笔记

## 病例 3 · 肌张力障碍

🌸【病历汇报】

**病情**　患者女性，13 岁，9 岁时起病，首发症状为右侧肢体僵硬、强直，伴有颈背部及腰背部肌肉痉挛，此后症状逐渐加重，逐渐发展为四肢、颈部、躯干部肌肉扭转、痉挛。坐、卧、站、走姿势异常。4 年间逐渐丧失生活自理能力，曾于多家医院就诊，均无明显好转。为求系统治疗，遂来我院。

**护理体查**　神志清楚，体温 36.5℃、脉搏 88 次/分、呼吸21 次/分，血压 120/80mmHg，全身肌肉痉挛、强直，不能站立，卧姿异常。

**入院诊断**　肌张力障碍。

**主要的护理问题**

（1）躯体移动障碍。

（2）感知异常（感知改变）。

（3）自我形象紊乱。

（4）潜在并发症　压力性损伤、跌倒等外伤的可能。

（5）焦虑　与缺乏疾病相关知识有关。

**目前的治疗措施**

（1）口服苯海索，刚开始为 2～6mg/d，以后每 1～2 周增加2mg，最大剂量不超过 20～30mg/d。

（2）局部肌内注射 A 型肉毒毒素。

## ❓ 护士长提问

● **什么是肌张力障碍？**

答：肌张力障碍（dystonia）是主动肌与拮抗肌收缩不协调或

过度收缩引起的以肌张力异常的动作和姿势为特征的运动障碍综合征，具有不自主性和持续性的特点。依据病因可分为原发性和继发性。原发性肌张力障碍与遗传有关。继发性肌张力障碍包括一大组疾病，有的是遗传性疾病（如肝豆状核变性、亨廷顿舞蹈病、神经节苷脂病等），有的是由外源性因素引起的（如围生期损伤、感染）。依据肌张力障碍的发生部位，可分为局限性、节段性、偏身性和全身性。

一般而言，发病年龄越早，症状可能越严重，波及身体其他部位的可能性也越大。发病年龄越大，肌张力障碍越可能保持其局灶性。局限性肌张力障碍（图 9-1）指肌张力障碍只影响到躯体的一部分，如痉挛性斜颈、书写痉挛、眼睑痉挛、口-下颌肌张力障碍等。节段性肌张力障碍累及一个以上相邻部位，如 Meige 综合征（眼、口和下颌）、一侧上肢加颈部、双侧下肢等。累及一侧身体时称偏侧性肌张力障碍，一般由对侧大脑半球病变所致。全身性肌张力障碍，累及至少一个节段，加上一个以上其他部位。

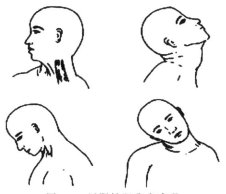

图 9-1　局限性肌张力障碍

### ● 肌张力障碍的病因和发病机制是什么？

答：原发性肌张力障碍多为散发，少数有家族史，呈常染色体显性或隐性遗传，或 X 染色体连锁遗传，最多见于 7～15 岁儿童或少年。常染色体显性遗传的原发性扭转痉挛绝大部分是由定位在

9q32～34 的 *DYT*1 基因突变所致，外显率为 30%～50%。多巴反应性肌张力障碍也是常染色体显性遗传，为三磷鸟苷环化水解酶-1（*GCH*-1）基因突变所致。家族性局限性肌张力障碍，通常为常染色体显性遗传，外显率不完全。

有研究证实，外周创伤可诱发原发性肌张力障碍基因携带者发生肌张力障碍，如口-下颌肌张力障碍，病前有发生面部或牙损伤史。另外，过度作用一侧肢体也可诱发肌张力障碍。如各种职业性的肌张力障碍，书写痉挛、打字员痉挛、乐器演奏家和运动员肢体痉挛等，其外周因素常被认为是主要作用。故推测其病因是由于脊髓运动环路的重组或脊髓水平以上运动感觉联系的改变导致基底节功能改变所致。

继发性（症状性）肌张力障碍指凡是累及新纹状体、旧纹状体、丘脑、蓝斑、脑干网状结构等处的病变，均可引发肌张力障碍的症状出现，如肝豆状核变性、核黄疸、神经节苷脂沉积症、苍白球黑质色素变性、进行性核上性眼肌麻痹、双侧基底节钙化、甲状旁腺功能减退症、中毒、脑血管病变、脑外伤、脑炎、脑裂畸形、药物诱发（L-DOPA、吩噻嗪类、丁酰苯类、甲氧氯普胺、化疗药物）等。有报道眼睑痉挛可由脑干背侧缺血或脱髓鞘病变所致。

发病机制不详，曾报告脑内一些区域的去甲肾上腺素、多巴胺和5-羟色胺等递质浓度异常，但意义不明。最新研究认为局限性肌张力障碍是由基底节异常引起的，因为静态显像研究没有确定异常，借助于正电子发射断层扫描（PET）的动态显像研究则显示尾状核、豆状核以及丘脑背内侧核的额叶投射区的代谢率降低，因此基底节及额叶联系的功能紊乱被认为是肌张力障碍的主要原因。

● **肌张力障碍有哪些临床表现？**

答：（1）扭转痉挛（torsion spasm） 于 1911 年由 Oppenheim H 首先命名，是指全身性扭转性肌张力障碍（torsion dystonia），又称畸形性肌张力障碍（dystonia musculorum deformans），临床上以四肢、躯干甚至全身的剧烈而不自主的扭转运动和姿势异常为特征。

按病因可分为原发性和继发性两型。发病多在 5～15 岁，有家族史者，第 2 代比第 1 代发病年龄有提早的趋向。患者中 60％有遗传，其中常染色体显性和隐性遗传各占一半；40％患者为散发。东欧犹太人发病比率较高。最新研究表明：该基因定位在 9q34，多数是由于 3bp 的 GAC 缺失造成。纹状体多巴胺水平低，可能与原发性肌张力障碍有关。这型在 20 岁成年早期以后发病，症状可从腿、足开始，也可从上半身起病，50％患者可发展至全身。

各种年龄均可发病。儿童期起病者多有阳性家族史，症状常从一侧或两侧下肢开始，逐渐进展至广泛的不自主的扭转运动和姿势异常，导致严重的功能障碍。成年起病者多为散发，症状常从上肢或躯干开始，大约 20％的患者最终可发展为全身性肌张力障碍，一般不会严重致残。

起病初期，往往在开始行走时都会出现一侧足部不自主的足趾跖屈，行走时足跟不能着地，称为"足趾步态"。在发病早期，这种异常动作仅影响一些随意动作，如影响往前行走，而不影响其他方向的动作，如后退或横行时行走就完全正常。也有表现为一侧下肢突然弯曲或反射性痉挛。几个月或几年后，这种不自主的异常动作在静止时也会出现，并渐进性扩展波及邻近部位的肢体，最后波及面部、颈部至全身。面部受累表现为挤眉弄眼、歪咧嘴等动作，舌肌咽喉受累时出现舌头时而伸出时而缩回、磨牙，伴有构音障碍及吞咽困难，颈部受累则出现痉挛性斜颈，肢体表现为伸直、屈曲或旋前、旋后。躯干及脊旁肌的受累则引起全身的扭转或螺旋形动作，因此易导致肌肉肥大，脊柱前凸、侧凸，骨盆倾斜。扭转痉挛在做自主运动时或精神紧张时加重，入睡后完全消失。肌张力在扭转时增高，扭转运动停止后则转为正常或减低，变形性肌张力障碍即由此得名。严重者不能从事正常运动，晚期病例可使骨骼畸形、肌肉挛缩而导致严重残废。肌张力障碍伴有扭转成分故称扭转痉挛。

常染色体显性遗传者的家族成员中，可有多个同病成员或有多种组合的局限性症状，如眼睑痉挛、斜颈、书写痉挛、脊柱侧弯等症状，且多自上肢开始，可长期局限于起病部位，即使进展成全身型，症状亦较轻微。

扭转痉挛的诊断并不困难，根据面部、颈部、躯干四肢和（或）骨盆等奇异的扭动样不自主运动，即可作出诊断。若能排除可能引起本病的各种原因，则可诊断为原发性扭转痉挛。

（2）痉挛性斜颈（spasmodic torticollis） 于 1652 年由荷兰医师 Tulpius 首先提出，多见于 30～50 岁，也可发生于儿童或老年人，男、女比例为 1∶2。该病是因颈肌的痉挛或强直性收缩而导致头向一方强直性转动。颈部的肌张力障碍导致头部和颈部的姿势不正常，故也称颈内肌张力障碍或颈肌张力异常。

有关本病的病因长期以来有较多的争论。其中 5％～10％患者往往在身体的其他部分也有轻度肌张力障碍，故可认为是肌张力障碍的一种表现。罕有家族性，也可继发于风湿热、多发性硬化、神经梅毒、疟疾、一氧化碳（CO）中毒、某些药物反应、脑炎、甲亢、肝豆状核变性（Wilson 病）、苍白球黑质红核色素变性（Hallervorden-Spatz 病）等。

典型的临床表现是头部快速地转动和静止时头部间断性或持续性偏斜。成年起病的痉挛性斜颈，通常起病甚为缓慢，开始头不自主地转向一侧，经数日或数月后转动的频率和幅度也将逐渐增加并叠加阵挛样跳动式痉挛。颈部深、浅肌肉均可受累，因受累的肌群不同，故临床表现不同，但以胸锁乳突肌、斜方肌及颈夹肌的异常收缩最易表现出来。一些患者在症状明显前先表现为不自主的点头或摇头。另外，痉挛时间可长、可短、可有停顿，严重者肌肉呈强直性收缩，痉挛动作杂乱无章并且猛烈，造成头部不停地倾斜、扭转，并且扭转的方向可变。患肌可发生肥大，这种不自主运动可因情绪激动、走路、骑车时加重，平卧时减轻，睡眠中完全消失。痉挛性斜颈伴不自主收缩时可引发颈神经胀痛，重者可放射至臂部，甚至引起肌紧张性头痛。痉挛性斜颈伴发疼痛的发生率比其他局限性肌张力障碍高。病情严重、长久者可导致颈部肌肉挛缩和持久变形。

急性痉挛性斜颈，可以突然起病，典型者常见于药物反应如氟哌啶醇、甲氧氯普胺等所致。停止用药或给予抗胆碱能药或苯二氮草类药物后会逐渐恢复正常。

（3）Meige 综合征　于 1910 年由法国医师 Henry Meige 首先描述。主要表现为眼睑痉挛（blepharospasm）和口-下颌肌张力障碍（oromandibular dystonia）。可分为三型：眼睑痉挛、眼睑痉挛合并口-下颌肌张力障碍及口-下颌肌张力障碍。第二型为 Meige 综合征的完全型；第一、第三型为不完全型。临床上主要累及眼肌和口、下颌部肌肉。眼肌受累者表现为眼睑刺激感、眼干、畏光和瞬目频繁，后发展成不自主眼睑闭合，痉挛可持续数秒至数分钟。多数为双眼，少数由单眼起病，渐及双眼，影响读书、行走，甚至导致功能性失明。眼睑痉挛常在精神紧张、强光照射、阅读、注视时加重，在讲话、唱歌、张口、咀嚼、笑时减轻，睡眠时消失。口、下颌肌受累者表现为张口闭口、撇嘴、咧嘴、缩唇、伸舌、扭舌、龇牙、咬牙等。严重者可使下颌脱位、牙齿磨损以致脱落、撕裂牙龈、咬掉舌和下唇，影响发声和吞咽。痉挛常由讲话、咀嚼触发，触摸下巴、压迫颏下部等可获减轻，睡眠时消失。

（4）手足徐动症（athetosis）　也称指痉症或易变性痉挛（mobile spasm），是以肢体远端为主的缓慢弯曲的蠕动样不自主运动。下肢受累时，拇指常自发性背屈。面肌受累时则挤眉弄眼，成各种"鬼脸"。咽喉肌和舌肌受累时则出现言语不清和吞咽困难，尚可伴有扭转痉挛和痉挛性斜颈。不自主动作于精神紧张时加重，入睡后消失。当肌痉挛时肌张力增高，肌松弛时正常，感觉正常，智力可减退。病程可长达数年至数十年。极缓慢的手足徐动导致姿势异常，与扭转痉挛颇相似，后者主要侵犯肢体近端、颈肌和躯干肌，典型表现以躯干为轴扭转。

（5）书写痉挛（writer's cramp）和其他职业性痉挛　是指在执行书写、弹钢琴、打字等职业动作时手和前臂出现的肌张力障碍和异常姿势。男性多于女性，男：女约为 2：1。平均发病年龄约为 39 岁。书写痉挛症主要发生在利手中，因右利手的人多，故大部分患者多为右手有书写痉挛症。患者常不得不用另一只手替代，而做与此无关的其他动作时则为正常。患者书写时手臂僵硬，握笔如握匕首，肘部不自主地向外弓形抬起，腕和手弯曲，手掌面向侧面，笔和纸几乎呈平行。由于书写和职业关系，部分患者只能改为非利手书写或工作，本病可有家族史。

● **肌张力障碍的诊断标准是什么？要与什么疾病鉴别诊断？**

答：（1）诊断标准　根据病史、不自主运动和（或）异常姿势的特征性表现和部位等，症状诊断通常不难，但需与其他类似的不自主运动症状鉴别。

（2）鉴别诊断

① 扭转痉挛应与舞蹈症、僵人综合征（stiff-man syndrome）鉴别：扭转痉挛与舞蹈症的鉴别要点是舞蹈症的不自主运动速度快、运动模式变幻莫测、无持续性姿势异常，并伴肌张力降低；而扭转痉挛的不自主运动速度慢、运动模式相对固定、有持续性姿势异常，并伴肌张力增高。僵人综合征表现为发作性躯干肌（颈脊旁肌和腹肌）和四肢近端肌紧张、僵硬和强直，而面肌和肢体远端肌常不受累，僵硬可明显限制患者的主动运动，且常伴有疼痛，肌电图检查在休息和肌肉放松时均可出现持续运动单位电活动，易与肌张力障碍区别。

② 痉挛性斜颈需与头部震颤、先天性斜颈相鉴别：先天性斜颈发病年龄早，可因胸锁乳突肌血肿后纤维化，颈椎的先天性缺如或融合、颈肌肌炎、颈淋巴结炎及眼肌麻痹（如上斜肌麻痹）等所引起。因痉挛性斜颈常会出现阵发性不自主痉挛，类似头部震颤，需与原发性震颤、帕金森病相鉴别。

③ Meige综合征应与颞下关节综合征、下颌错位咬合、面肌痉挛、神经症相鉴别：面肌痉挛表现为一侧面肌和眼睑的抽搐样表现，不伴有口-下颌的不自主运动。

④ 在明确肌张力障碍诊断后要尽量寻找病因：原发性肌张力障碍除可伴有震颤外，一般无其他阳性神经症状和体征。起病时即为静止性肌张力障碍、较早出现持续的姿势异常、语言功能早期受

累、起病突然、进展迅速以及偏侧肌张力障碍均提示为继发性，应积极寻找病因。若伴有其他神经系统症状和体征，如肌痉挛、痴呆、小脑症状、视网膜改变、肌萎缩和感觉症状等，也提示继发性肌张力障碍。

继发性肌张力障碍的筛查手段包括：头颅 CT 或 MRI（排除脑部器质性损害）、颈部 MRI（排除脊髓病变所致颈部肌张力障碍）、血细胞涂片（排除神经-棘红细胞增多症）、代谢筛查（排除遗传性代谢疾病）、铜代谢测定及裂隙灯检查（排除 Wilson 病）。对儿童期起病的扭转痉挛还可进行 DYT1 基因突变筛查。

● **肌张力障碍患者一般采用什么治疗？**

答：治疗措施有药物、局部注射 A 型肉毒毒素（botulinum toxin A）和外科治疗。对局限性或节段性肌张力障碍首选局部注射 A 型肉毒毒素，对全身性肌张力障碍宜采用口服药物加选择性局部注射 A 型肉毒毒素。药物或 A 型肉毒毒素无效的严重病例可考虑外科治疗。

（1）药物治疗

① 苯海索（安坦）：大剂量苯海索对 50％的患者有或多或少的改善，但需缓慢增量，一般为 2～6mg/d，以后每 1～2 周增加 2mg，直至疗效满意而不良反应不明显。不良反应主要为视物模糊、口干、便秘，但不良反应不应作为增加药物剂量的绝对禁忌证。不良反应重者增加剂量应推迟 1～2 周，待不良反应减轻或完全消失后可再增加剂量。一般 18 岁以下平均耐受剂量为 30～40mg/d，最大耐受剂量为 80mg/d。

② 对抗多巴胺功能的药物：氟哌啶醇首服每日 1 次 0.5mg，以后逐渐增量至 1mg，每日 3 次，若症状控制不佳，可再增量至疗效肯定而不良反应不明显。硫必利 50～100mg，每日 2～3 次，逐渐增量至症状改善而不良反应不明显为止。也可用匹莫齐特（哌迷清）、氯丙嗪等。

③ 苯二氮䓬类：氯硝西泮成人 1～2mg，每日 3 次。或可用硝西泮、地西泮等。

④ 卡马西平：成人每次 0.1～0.2g，每日 3 次，儿童酌情减量。也可与氯硝西泮或与氟哌啶醇合用。

⑤ 左旋多巴：对多巴反应性肌张力障碍有显著效果。

(2) 注射用 A 型肉毒毒素

① 眼睑痉挛：共注射 5～6 个点，上、下眼睑中内 1/3 段交界处及中外 1/3 段交界处，注射点距眼缘 2～3mm，共 4 个注射点，第 5 个注射点为外眦部颞侧眼轮匝肌，注射点距外眦 1cm。注射后中等改善和显著改善者达 90％左右，从注射到开始改善发作的潜伏期为 4.2 日，疗效持续时间平均为 15.7 周。

② 口-下颌肌张力障碍：选择咬肌、颞肌、翼内外肌、二腹肌，每块肌肉分 2～4 点注射，严重者可在口腔内上腭部分 5 点注射，还可注射颏下肌。治疗显效率 50％～70％，疗效持续 3 个月，个别患者达 1 年。不良反应为吞咽不适、构音障碍、咀嚼无力，均为暂时性的。

③ 痉挛性斜颈：正确认定引起异常姿势和运动的肌肉和准确的注射点是治疗成功的关键，最好在 EMG 检查下进行，但也有报道认为在 EMG 检查下与不在 EMG 检查下的注射效果无差别。通常注射的肌肉为胸锁乳突肌、斜方肌、头颈颊肌、颈后肌及必要时颈部深层肌肉。治疗的有效率为 53％～90％，其伴随的症状如震颤、肌痛也得到缓解。开始有效时间 3～10 日，常持续 3～6 个月。不良反应为颈肌无力、吞咽困难，大约占 14％，通常 2 周内消失。重复注射有效。

④ 书写痉挛和其他局限性四肢肌张力障碍：对书写痉挛注射手或前臂肌肉时，因其肌腹薄且肌肉多交叠，如能在肌电图（EMG）监视下将注射点选择在终板区，则疗效更高。不良反应为手无力。前臂、足趾、躯干等部的肌张力障碍也可局部注射，均有一定的疗效。

(3) 手术 通过电生理学和 PET 研究，发现肌张力障碍是因为苍白球-丘脑-皮质投射系统受到破坏，这为通过阻断从丘脑到额叶运动皮质的过度兴奋的异常传入冲动来治疗肌张力障碍提供了理论基础。

① 丘脑切开术：适用于对药物治疗无效的单侧肌张力障碍。

② 外周手术：有三种治疗颈部肌张力障碍的外周手术，即硬脑膜外选择性脊神经后支切断术、硬脑膜外神经前根切断术和脊副神经微血管减压术。

③ 微电极导向毁损术：用于治疗扭转痉挛。

④ 脑深部电刺激治疗：有研究发现，在苍白球腹后侧立体定向置入一单电极，对脑深部做长期的电刺激，可明显改善症状。

● **使用注射用肉毒毒素时应注意些什么？**

答：(1) 本品有剧毒，必须由专人保管、发放、登记造册，按规定适应证、规定剂量使用。不能超越推荐的治疗剂量和治疗频率。使用本品者特别是治疗斜视者应为受过专门训练的人员。操作者应熟悉眼外肌和面肌等的解剖位置，熟练掌握肌电放大器使用技术，并尽量做到准确、定量、慢注、减少渗漏。

(2) 应备有 1∶1000 肾上腺素，以备偶发过敏反应时急救用。患者在注射后应留院内短期观察。

(3) 凡有发热、急性传染病者缓用；心、肝、肺疾病（包括活动性肺结核）、血液病患者和 12 岁以下儿童慎用本品。

(4) 对大于 50-棱镜度斜视、固定性斜视、外直肌无力的 Duane 综合征，进行过手术矫性斜视、慢性麻痹性斜视、慢性第Ⅵ或第Ⅲ对脑神经麻痹、严重的肌肉纤维挛缩者疗效不佳或无效。

(5) 超敏反应 罕见有严重和（或）速发型超敏反应，例如过敏反应和血清病，以及其他变态反应的表现包括荨麻疹、软组织水肿和呼吸困难。在本品单独或与其他有类似药物反应的药物联合应用后，有相关不良反应的报告。如果出现变态反应，应该停止注射，并立即进行恰当的治疗。报告了一例致命性过敏反应，用 5mL 1% 利多卡因稀释的本品注射后患者发生死亡。尚不能够确定死亡原因是由本品、利多卡因还是两种药物联合所致。

(6) 先前已患神经肌肉障碍 患有外周运动神经疾病（例如肌

萎缩性脊髓侧索硬化症或运动神经病变）或神经-肌肉接头疾病的患者接受本品治疗应慎重。患有已知的或未知的神经肌肉疾病的患者在常规剂量下出现具有临床意义的全身效应（包括严重吞咽困难和呼吸功能损害）的危险增加。其中一些病例的吞咽困难可持续数月，并需要留置胃管辅助进食。

（7）各种类型肉毒毒素的弥散　已经报告了可能与肉毒毒素从注射部位弥散相关的不良事件，有时可导致死亡，有的死亡病例与吞咽困难、肺炎和（或）明显衰弱有关。接受治疗剂量的患者可能出现注射部位附近或远处的肌肉无力。潜在神经疾病患者（包括吞咽困难）可增加这些不良反应的危险。这些患者应该在专科医师的监督下使用肉毒毒素，只有考虑治疗受益大于风险时才可使用本品。具有吞咽困难和误吸病史的患者使用本品更应特别慎重。建议患者或护理人员，如果出现吞咽、语言或呼吸异常，应该立即寻求医疗帮助。

（8）心血管系统　注射本品后，罕见有心血管系统的不良事件（如心律失常和心肌梗死，其中一些可有致命性结果），其中一些患者本身已经有高危因素（包括先前已有的心血管疾病）。尚不清楚这些不良事件与本品的确切相关性。

（9）癫痫发作　报告有新发或癫痫复发病例，多发生在具有癫痫易感的患者中。尚未确立这些不良事件与肉毒毒素注射的相关性。在儿童中，主要是发生在儿童脑性瘫痪患者治疗痉挛状态时。

（10）免疫原性　A型肉毒毒素中和抗体的形成可能会降低肉毒毒素的生物学活性，从而影响本品的疗效。尚未确定中和抗体生成的主要影响因素。一些临床试验结果提示过于频繁或过大剂量的本品注射可能会导致较高的抗体生成发生率。通过注射最低有效剂量并保持最长的适宜注射间隔，可使抗体生成的可能性最小化。

（11）其他　注射部位存在感染，以及目标肌肉过度无力或有萎缩时，应该慎重使用本品。与任何注射治疗一样，可出现与注射本身有关的不良事件，包括局部疼痛、感染、感觉异常、感觉减退、压痛、肿胀水肿、红斑、局部感染、出血和（或）损伤。注射相关的疼痛和（或）紧张可导致血管迷走神经反应，包括短暂性症状性低血压和晕厥。当注射部位接近易受损害的解剖结构时，应该谨慎。

（12）氨基糖苷类抗生素（如庆大霉素等）能加强肉毒毒素的作用，使用本品期间禁用上述抗生素。另外使用本品期间禁用胆碱酯酶拮抗药、琥珀酰胆碱、箭毒样去极化拮抗药、硫酸酶、奎尼丁、钙通道阻滞药、林可霉素、多黏菌素等药物。

（13）本品注射眼轮匝肌使瞬目减少，可导致角膜暴露、持久的上皮缺损和角膜溃疡，特别是在第Ⅶ对脑神经疾病的患者。本品慎用于注射部位皮肤感染、明显面部不对称、眼睑下垂、过度皮肤松垂、深的皮肤瘢痕、脂质分泌厚的皮肤或物理拉伸也不能减少皱纹眉的患者。本品的注射间隔不应少于 3 个月，应该采用最低的有效剂量。

（14）推荐本品用于皱眉、皱纹的适应证时，每一个包装仅用于一位患者的一次性治疗。

### ● 目前主要的护理措施是什么？护理措施效果如何？

答：（1）病情观察　密切观察体温、脉搏、呼吸、血压及意识变化。注意观察痉挛肢体的变化，以及其他肌肉有无痉挛现象，当影响到咀嚼肌咀嚼功能时，考虑是否采用鼻饲饮食。

（2）心理护理　由于病程长、服药效果不好，患者非常痛苦，有迫切治愈疾病的需求。应该倾听患者诉说，体会患者的处境和感受，了解其心理状态，减轻患者的心理负担和不安情绪，使患者在积极气氛中产生乐观的态度，以积极的情绪接受治疗。

（3）安全护理　患者易发生碰伤、跌伤和坠床等意外。因此，病房内布局要安全合理，光线充足，地面平坦、清洁、无积水、无阻碍物；浴室内设有扶手；患者床两侧安放防护架；降低床的高度。患者不宜穿拖鞋，穿平底鞋或防滑鞋。

（4）药物护理　指导患者了解所服用药物的名称、药理作用、服用方法、剂量等，按时、按量服用。使用注射用 A 型肉毒毒素时，严格询问家族史及本人的药物过敏情况，严重过敏体质、神经-肌肉接头疾病、孕妇、儿童不宜使用该方法。注射时要备好抢救的药物和物品，注意观察用药后反应。

（5）饮食护理　避免粗纤维和热、烫、坚硬食物及刺激性食物，进食低脂、高蛋白、富含维生素的饮食。多饮水，多食肉类、蔬菜与水果，以增加蛋白质和维生素的摄入。

（6）康复护理　应早期帮助患者进行肢体功能锻炼，主要包括体位摆放、定时翻身练习等。辅以按摩、理疗、针灸，加速神经功能恢复，改善患者的功能状态。当肌肉痉挛情况有所改善后，鼓励患者积极训练站立和行走，扶物训练和久站，逐渐训练独立行走。

## 患者的护理效果评价：

经过以上治疗和护理，患者的问题基本得到解决，没有发生过敏及跌倒、坠床事件。患者开朗、乐观，无悲观、绝望情绪，了解疾病的相关知识，积极配合医师及护士的治疗和护理。

### 肌张力障碍的预后怎么样？

答：不同类型的预后不同，一般为良性过程，病程可持续数十年。原发性书写痉挛症状相当稳定，很少有扩散、加重倾向。约1/3患者可能致残。

### 怎样积极预防此疾病的发生？

答：肌张力障碍为有遗传背景的疾病，预防尤为重要。预防措施包括避免近亲结婚，推行遗传咨询、携带者基因检测及产前诊断等。早期诊断、早期治疗、加强临床护理，对改善患者的生活质量有重要意义。

## 🍀【护理查房总结】

肌张力障碍的病程长，约1/3患者可能致残，患者常因卧床、生活不能自理而焦虑，心理负担过重，心理护理对肌张力障碍的患者尤为重要，护士应以高度的同情心和责任心加强与患者沟通，不怕脏、不怕累，及时了解患者的心理状态，帮助患者渡过难关。

**查房笔记**

# 第十章　痴呆

## 病例 1 · 血管性痴呆

### 🍀【病历汇报】

**病情**　患者女性，72 岁，因进行性记忆力下降 2 年余步行入院。既往有脑卒中病史。

**护理体查**　体温 38.4℃，脉搏 78 次/分，呼吸 20 次/分，血压 137/66mmHg，神志清楚，双瞳孔等大等圆，直径约2.5mm，对光反射灵敏。患者反应迟钝，时间、地点、定向力障碍，计算力下降，近期及远期记忆力均下降，尤以近期记忆力下降明显。四肢肌力、肌张力正常。MMSE 评分 14 分。

**辅助检查**　头颅 MRI 示脑内多发腔隙性脑梗死、重度脑白质疏松症、脑萎缩。

**入院诊断**　血管性痴呆，多发性腔隙性脑梗死。

**主要的护理问题**

（1）生活自理缺陷。

（2）语言沟通障碍。

（3）情感障碍　抑郁、焦虑。

（4）有受伤的危险。

（5）照顾者角色困难。

**目前的治疗措施**

（1）多奈哌齐、美金刚改善认知功能。

（2）改善脑循环、营养神经治疗。

（3）非药物治疗　日常生活能力训练等。

（4）加强生活护理、防走失。

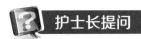

### 什么是痴呆？

答：痴呆是一种以认知功能缺损为核心症状的获得性智能损害综合征，认知损害涉及记忆、学习、定向、理解、判断、计算、语言等功能，其智力损害的程度足以干扰日常生活能力或社会职业功能。在病程某一阶段常伴有精神、行为和人格异常。通常具有慢性或进行性的特点。临床上主要表现为记忆力、日常生活能力等方面的障碍，最终将卧床不起、大小便失禁，需要完全依赖家人的照顾，甚至会有攻击他人的行为，造成护理者及家人疲惫不已、苦不堪言。

### 痴呆的危险因素有哪些？

答：痴呆的危险因素大体可概括为遗传因素、人口学因素（年龄、性别、文化程度、经济情况）、血管因素（高血压病、高脂血症、糖尿病、体重、心力衰竭、贫血）、合并疾病（抑郁、脑外伤）、职业因素、生活习惯（吸烟、饮酒）、体育锻炼及其他。

### 什么是血管性痴呆？

答：血管性痴呆是指脑血管疾病所致的认知功能障碍临床综合征。主要病因是动脉粥样硬化、动脉狭窄和脑梗死脑出血。

### 血管性痴呆的临床类型有哪些？

答：（1）多发脑梗死性痴呆 最常见的类型，是由于多发的梗死灶所致。临床常有高血压病、动脉硬化、反复发作的脑血管病，以及每次发作后留下的或多或少的神经与精神症状，最终成为全面的、严重的智力衰退。

（2）大面积脑梗死性痴呆 患者大面积脑梗死，常死于急性期，少数存活的患者遗留不同程度的神经精神异常，包括痴呆、丧失工作与生活能力。

（3）皮质下动脉硬化性脑病 因动脉硬化，大脑白质发生弥漫性病变，而出现痴呆。临床特点为智力减退、步态障碍、尿失禁、吞咽困难、饮水呛咳、口齿不清等。

（4）特殊部位梗死所致痴呆　指梗死灶虽不大，但位于与认知功能有重要关系的部位，而引起失语、记忆缺损、视力障碍等。

● **血管性痴呆有哪些常见症状？**

答：患者病程波动，呈阶梯性进展；认知功能呈进行性下降，伴记忆力、计算力、定向力、注意力、语言功能、视空间功能、运用能力、运动自控和行为等缺损，由临床表现及神经心理学检查证实；且患者功能缺损的程度足以妨碍日常生活。

● **血管性痴呆的药物治疗方案有哪些？**

答：（1）胆碱酯酶抑制药　血管性痴呆患者也存在胆碱能缺陷，脑内乙酰胆碱水平下降，主要是因为胆碱能系统缺血导致。多奈哌齐能改善血管性痴呆的认知功能，耐受性好。

（2）兴奋性氨基酸受体拮抗药　美金刚能改善轻中度血管性痴呆患者的认知及严重血管性痴呆的行为和总体结局，美金刚的治疗可能对轻中度血管性痴呆患者有效。

（3）其他治疗　包括尼麦角林、银杏叶制剂、维生素E、抗氧化剂、尼莫地平等许多药物均被尝试用于治疗血管性痴呆，对其治疗有一定效果和应用前景。

● **血管性痴呆的精神行为症状如何治疗？**

答：（1）抗精神病药　痴呆患者由于脑器质性病变和躯体衰老，代谢和排泄能力均下降，容易发生药物中毒，对抗精神病药的耐受性较差，故治疗剂量通常只是青壮年剂量的 $1/3\sim1/2$。目前应用较多的如利培酮、奥氮平、喹硫平等新型抗精神病药物，可根据患者病情及耐受性选择药物并缓慢调整剂量。

（2）抗抑郁药　抑郁是痴呆患者的常见表现，有效的抗抑郁治疗能改善认知功能与患者的生活质量。选择性5-羟色胺再摄取抑制剂不良反应少，服用方便，每天只需服药1次，药物比较安全。该类药物包括氟西汀、帕罗西汀、舍曲林、西酞普兰等。主要不良反应有恶心、呕吐、腹泻、失眠、静坐不能、震颤、性功能障碍和体重减轻等。米氮平是一类去甲肾上腺素和特异性 5-羟色胺能抗抑郁药，为双受体阻滞剂，起效快，抗抑郁作用强，为新一代的抗抑郁药。

（3）抗焦虑药　主要是苯二氮䓬类药，用于痴呆患者焦虑、睡眠障碍的治疗。常见不良反应有嗜睡、头晕、走路不稳、记忆下降、呼吸抑制、耐药、成瘾、撤药综合征等。

（4）出血性痴呆　慢性硬脑膜下血肿、蛛网膜下腔出血、脑出血都可以产生血管性痴呆。

● **目前主要的护理措施是什么？护理措施效果如何？**

答：（1）日常生活护理　协助患者完成日常生活活动，如进食、穿衣、修饰、沐浴、如厕和下床等，保持局部皮肤的清洁、干燥。鼓励患者独立完成生活自理活动，以增进患者自我照顾的能力和信心，提高生存质量。

（2）饮食护理

① 给予易消化、营养丰富且患者喜欢的食物。

② 建立有规律的就餐时间。

③ 进餐时保持环境的安静，以免分散患者注意力，造成呛咳和窒息。

④ 选择容易使用、不易破碎的餐具。

⑤ 检查食物的温度，患者有时候不能判断食物或者饮料是否太热。

⑥ 保证患者有充足的时间进食；提醒患者要细嚼慢咽。

⑦ 若患者拒绝进食则不要勉强或强行喂食，可设法转移其注意力，使其平静后再缓慢进食。暴饮暴食患者，需要将其进食总量控制在一定水平。

（3）服药护理

① 监督和帮助患者正确服药，尽量不让患者自己服用，要协助患者准时服用口服药。

② 注意观察药物的副作用。

（4）对于沟通困难的患者，要给患者足够的时间表达清楚其需要。沟通时，声音要温和，语速要慢，以诚恳的态度对待患者。必要时可借助手势、图片、文字等其他方式进行沟通，注意患者的身体语言所提供的信息。

（5）心理护理　对于焦虑、抑郁的患者，应主动向患者介绍环境和同病室的病友，消除其由于医院环境造成的陌生和紧张感。理解患者，取得患者信任，建立良好的护患关系。耐心解释病情，减轻患者的压力，使之积极配合治疗。指导做一些力所能及的事，参加轻松愉快的活动，以分散注意力，达到减轻病情的目的。

（6）安全护理　减少环境中有危险性的物品，如锐利的器具、加热器、煤气等。患者出现躁动、精神障碍或有暴力倾向时，应注意防走失、防伤人、防自伤。佩戴写有姓名、住址、电话的手腕牌。需专人陪护。

## 患者的护理效果评价：

经过以上治疗及护理，患者的护理问题部分得到解决。未发生自伤、伤人、走失等意外情况，患者的沟通、反应、定向力、计算力均较前好转，生活（如穿衣、进食）能部分自理。

● **怎样为照顾者提供疾病的相关指导？**

答：（1）向照顾者提供有关疾病及护理的知识与信息。

（2）鼓励照顾者寻求家人、朋友的帮助。

（3）建议照顾者充分利用社会资源，如家庭护理、社区护理、养老院等。

（4）建议照顾者为自己安排一些时间，学习一些有效的放松技巧，必要时请教医师。

（5）告诉照顾者他所承担的角色及其价值。

● **患者病情恢复后，怎样给患者及家属做出院指导？**

答：（1）保持居住环境清洁、整齐、安静、舒适，室内布置简单、安全。

（2）给患者佩戴手腕牌，手腕牌上注明患者姓名、住址、联系电话，防止患者走失。

（3）给予患者易消化、营养丰富且喜爱的饮食。

（4）鼓励患者独立完成生活自理活动，对不能独立完成的患者予以协助。

（5）监督和帮助患者正确服药，并注意观察药物的副作用。

（6）鼓励患者养成定时排便的习惯，保持大便通畅。协助患者保持局部皮肤的清洁、干燥。

（7）重视语言的交流，必要时可借助手势、图片、文字等其他方式进行沟通。

（8）对躁动、精神障碍或有暴力倾向的患者，应注意防走失、防伤人、防自伤。

（9）关注照顾者的生理及心理健康，向照顾者提供有关疾病及护理的知识与信息。

● **血管性痴呆的预后怎么样？**

答：血管性痴呆的预后与脑血管病的预后密切相关，同时因病变部位、范围不同也不一致，但认知功能的衰退呈不可逆的进程，进展速度不一致。

● **如何预防血管性痴呆？**

答：（1）及早发现并避免脑卒中的危险因素，如高血压病、糖尿病和高脂血症等，并积极治疗；高度颈动脉狭窄者可手术治疗，有助于降低血管性痴呆的发生率。

（2）戒烟、控制饮酒及合理饮食。

（3）有明确遗传背景者应进行基因诊断和治疗。


❀ **【护理查房总结】**

血管性痴呆是引起老年期痴呆的第二大病因，在痴呆中占10％～50％。一般在50～60岁发病。近年来发病年龄趋于中年化，男性多于女性。一旦患上血管性痴呆，患者会慢慢失去认知、思考以及和他人沟通的能力，甚至无法正常吃饭、说话和行走，生活无法自理，给家庭和社会造成很大的负担和压力。对于痴呆，目前仍无有效的药物可获得满意的疗效，临床用药的目的多在于延缓疾病的发展，改善患者的生活质量。因此，从某种意义上来说，老年痴呆患者的护理比治疗更为重要。在护理痴呆患者时，要特别注意以下几点。

（1）加强日常生活照顾与护理，尽量满足患者的心理需求，让患者感到舒适，预防护理并发症。

（2）注重日常生活能力的训练。

（3）保证患者的安全，避免让患者走失及受到意外伤害。

（4）照护者支持。

**查房笔记**

## 病例 2 • 阿尔茨海默病

### 🍀【病历汇报】

**病情**　患者男性，78 岁，因进行性智能障碍 3 年步行入院。既往有高血压病、糖尿病病史。

**护理体查**　体温 36.8℃，脉搏 68 次/分，呼吸 20 次/分，血压 156/83mmHg。测随机血糖为 13.4mmol/L。患者神志清醒，双瞳孔等大等圆，直径约 3.0mm，对光反射灵敏，记忆障碍、思维和判断障碍、有性格改变及情感异常。四肢肌力 5 级，肌张力正常，双侧腱反射等称，病理征阴性，颈软，脑膜刺激征（—），粗查深、浅感觉和共济运动未见明显异常，心、肺听诊未闻及明显异常。患者的祖父有阿尔茨海默病病史。

**辅助检查**　头颅 MRI 示颞叶、顶叶及前额叶萎缩。

**入院诊断**　阿尔茨海默病，高血压病，糖尿病。

**主要的护理问题**

（1）生活自理缺陷。

（2）语言沟通障碍。

（3）防走失、防自伤、防伤人。

（4）情感障碍　抑郁、焦虑。

**目前的治疗措施**

（1）改善认知障碍　胆碱能制剂：盐酸多奈哌齐（安理申），口服，5mg，1 次/日。

（2）神经保护性治疗　甲钴胺片，口服，0.5mg，3 次/日。

（3）非药物治疗　自理能力训练等。

（4）对症支持治疗，协助生活护理，防走失。

护士长提问

● **什么是阿尔茨海默病?**

　　答：阿尔茨海默病（Alzheimer disease，AD）是老年人最常见的脑变性疾病，以老年斑和神经元纤维缠结为特征性病理改变，1907 年由 Alzheimer 首先描述而得名。AD 常发生于 60 岁以上老人，女性高于男性，发病率随年龄增加而增加。其病因和发病机制目前尚不完全清楚，一般认为可能与遗传和环境因素有关。脑皮质和海马中胆碱乙酰转移酶和乙酰胆碱明显减少是导致记忆和认知功能障碍的原因之一；部分患者有明确的家族史，为常染色体显性遗传；此外，有研究提示免疫机制异常和环境因素的影响在 AD 患者的发病机制中亦起一定作用。AD 患者有颞叶、顶叶及前额叶萎缩，其临床表现主要为记忆障碍、认知障碍以及伴随的心境、行为等心理障碍。AD 的病程一般为 5～10 年或更长。随着疾病的进展，患者多死于营养低下、衰竭、肺部感染和压力性损伤等并发症。

● **该怎样评估患者的智能是否减退?**

　　答：(1) 询问患者病情，与患者进行交谈，了解患者有无记忆力下降。遗忘及记忆力逐渐减退是 AD 早期最突出的症状，表现为一些小事不能记住，刚刚做过的事或说过的话不记得，熟悉的人名记不起来，词汇减少等。

　　(2) 判断有无认知障碍　认知障碍是 AD 的特征性临床表现，患者反应迟钝，语言功能障碍，学习、工作、社交能力逐渐下降；随着病程的进展，患者的计算力、定向力和视空间能力出现障碍，常算错账、付错钱，穿外套时手伸不进衣袖，外出时迷路不能回家等。

　　(3) 判断有无情感障碍和人格衰退　情感障碍是 AD 患者就诊的常见原因，常表现为抑郁、情感淡漠、焦躁不安、欣快兴奋；部分患者出现幻想、妄想，甚至攻击倾向；多数患者有失眠和夜间谵妄。

● **阿尔茨海默病的病因有哪些？**

答：该病可能是一组异质性疾病，在多种因素（包括生物和社会心理因素）的作用下才发病。从目前研究来看，该病的可能因素和假说多达三十余种，如家族史、女性、头部外伤、低教育水平、甲状腺病、病毒感染等。下列因素与该病发病有关。

（1）家族史 绝大部分的流行病学研究都提示，家族史是该病的危险因素。某些患者的家属成员中患同样疾病者高于一般人群，此外还发现 21-三体综合征（先天愚型）患病危险性增加。进一步的遗传学研究证实，该病可能是常染色体显性基因所致。最近通过基因定位研究，发现脑内淀粉样蛋白的病理基因位于第 21 对染色体。可见痴呆与遗传有关是比较肯定的。

先天愚型（DS）有该病类似病理改变，DS 如活到成人发生该病概率约为 100%，已知 DS 致病基因位于 21 号染色体。该病遗传学研究难度大，多数研究者发现患者家庭成员患该病危险率比一般人群高 3～4 倍。St. George-Hyslop 等（1989）分析了该病家系研究资料，发现家庭成员患该病的危险，父母为 14.4%，同胞为 3.8%～13.9%。用寿命统计分析，FAD 一级亲属患该病的危险率高达 50%，而对照组仅 10%，这些资料支持部分发病早的 FAD 是一组与年龄相关的常染色体显性遗传。有一篇文献叙及仅女性患病家系，因甚罕见可排除 X 连锁遗传。而多数散发病例可能是遗传易感性和环境因素相互作用的结果。

与 AD 有关的遗传学位点，目前已知的至少有以下 4 个：早发型 AD 基因座分别位于 21、14、1 号染色体，相应的可能致病基因为 *APP*、*S182* 和 *STM-2* 基因；迟发型 AD 基因座位于 19 号染色体，可能致病基因为载脂蛋白 E（*APOE*）基因。

（2）一些躯体疾病 如甲状腺疾病、免疫系统疾病、癫痫等，曾被作为该病的危险因素研究。有甲状腺功能减退症病史者，患该病的相对危险度高。该病发病前有癫痫发作史较多。偏头痛或严重头痛史与该病无关。不少研究发现抑郁症史，特别是老年期抑郁症史是该病的危险因素。最近的一项病例对照研究认为，除抑郁症外，其他功能性精神障碍如精神分裂症和偏执性精神病也与该病有关。曾经作为该病危险因素研究的化学物质有重金属盐、有机溶剂、杀虫剂、药品等。铝的作用一直令人关注，因为动物实验显示铝盐对学习和记忆有影响，流行病学研究提示痴呆的患病率与饮水中铝的含量有关，这可能由于铝或硅等神经毒素在体内的蓄积加速了衰老过程。

（3）头部外伤　头部外伤指伴有意识障碍的头部外伤，脑外伤作为该病危险因素已有较多报道。临床和流行病学研究提示严重脑外伤可能是某些该病的病因之一。

（4）其他　免疫系统的进行性衰竭、机体解毒功能减弱及慢病毒感染等，以及丧偶、独居、经济困难等社会心理因素，可成为发病诱因。

#### ● 阿尔茨海默病的临床表现有哪些？

答：该病起病缓慢或隐匿，患者及家人常说不清何时起病。多见于 70 岁以上（男性平均 73 岁，女性平均 75 岁）老人，少数患者在躯体疾病、骨折或精神受到刺激后症状迅速明朗化。女性较男性多（女∶男为 3∶1）。主要表现为认知功能下降、精神症状和行为障碍、日常生活能力逐渐下降。根据认知能力和身体功能的恶化程度分成三个时期。

（1）第一阶段（1～3 年）为轻度痴呆期　表现为记忆减退，对近事遗忘突出；判断能力下降，患者不能对事件进行分析、思考、判断，难以处理复杂的问题；工作或家务劳动漫不经心，不能独立进行购物、经济事务等，社交困难；尽管仍能做些自己熟悉的日常工作，但对新的事物却表现出茫然难解，情感淡漠，偶尔激惹，常有多疑；出现时间定向障碍，对所处的场所和人物能做出定向，对所处地理位置定向困难，复杂结构的视空间能力差；言语词汇少，命名困难。

（2）第二阶段（2～10 年）为中度痴呆期　表现为远、近记忆严重受损，简单结构的视空间能力下降，时间、地点定向障碍；在处理问题、辨别事物的相似点和差异点方面有严重损害；不能独立进行室外活动，在穿衣、个人卫生以及保持个人仪表方面需要帮助；计算不能；出现各种神经症状，可见失语、失用和失认；情感由淡漠变为急躁不安，常走动不停，可见尿失禁。

（3）第三阶段（8～12年）为重度痴呆期　患者已经完全依赖照护者，严重记忆力丧失，仅存片段的记忆；日常生活不能自理，大小便失禁，呈现缄默、肢体僵直，查体可见锥体束征阳性，有强握、摸索和吸吮等原始反射。最终昏迷，一般死于感染等并发症。

● **可以从哪几方面给阿尔茨海默病患者进行检查？**

答：（1）神经心理学测验

① 简易精神量表（MMSE）：内容简练，测定时间短，易被老年人接受，是目前临床上测查本病智能损害程度最常见的量表。该量表总分值数与文化教育程度有关，若文盲≤17分、小学程度≤20分、中学程度≤22分、大学程度≤23分，则说明存在认知功能损害。应进一步进行详细神经心理学测验，包括记忆力、执行功能、语言、运用和视空间能力等各项认知功能的评估。如AD评定量表认知部分（ADAS-cog）是一个包含11个项目的认知能力成套测验，专门用于检测AD严重程度的变化，但主要用于临床试验。

② 日常生活能力评估：如日常生活能力评估（ADL）量表可用于评定患者日常生活功能损害程度。该量表内容有两部分：一是躯体生活自理能力量表，即测定患者照顾自己生活的能力（如穿衣、脱衣、梳头和刷牙等）；二是工具使用能力量表，即测定患者使用日常生活工具的能力（如打电话、乘公共汽车、自己做饭等）。后者更易受疾病早期认知功能下降的影响。

③ 行为和精神症状（BPSD）评估：包括阿尔茨海默病行为病理评定量表（BEHAVE-AD）、神经精神症状问卷（NPI）和Cohen-Mansfield激越问卷（CMAI）等，常需要根据知情者提供的信息基线评测，不仅发现症状的有无，还能够评价症状频率、严重程度、对照料者造成的负担，重复评估还能监测治疗效果。Cornell痴呆抑郁量表（CSDD）侧重评价痴呆的激越和抑郁表现，

15 项老年抑郁量表可用于 AD 抑郁症状评价。CSDD 的灵敏度和特异性更高，但与痴呆的严重程度无关。

（2）血液学检查　主要用于发现存在的伴随疾病或并发症、发现潜在的危险因素、排除其他病因所致痴呆。包括血常规、血糖、血电解质（包括血钙）、肾功能和肝功能、维生素 $B_{12}$ 及叶酸水平、甲状腺素等指标。对于高危人群或提示有临床症状的人群应进行梅毒、人类免疫缺陷病毒、莱姆病螺旋体血清学检查。

（3）神经影像学检查

① 结构影像学：用于排除其他潜在疾病和发现 AD 的特异性影像学表现。

② 头颅 CT（薄层扫描）和 MRI（冠状位）检查：可显示脑皮质萎缩明显，特别是海马及内侧颞叶，支持 AD 的临床诊断。与 CT 相比，MRI 对检测皮质下血管改变（例如关键部位梗死）和提示有特殊疾病（如多发性硬化、进行性核上性麻痹、多系统萎缩、皮质基底节变性、朊蛋白病、额颞叶痴呆等）的改变更敏感。

③ 功能性神经影像：如正电子发射断层扫描（PET）和单光子发射计算机断层扫描（SPECT）可提高痴呆诊断的可信度。

18F-脱氧核糖葡萄糖正电子发射断层扫描（18FDG-PET）可显示颞顶和上颞或后颞区、后扣带回皮质和楔前叶葡萄糖代谢降低，揭示 AD 的特异性异常改变。AD 晚期可见额叶代谢减低。18FDG-PET 对 AD 病理学诊断的灵敏度为 93％，特异性为 63％，已成为一种实用性较强的工具，尤其适用于 AD 与其他痴呆的鉴别诊断。

淀粉样蛋白 PET 成像是一项非常有前景的技术，但目前尚未得到常规应用。

（4）脑电图（EEG）　AD 的 EEG 表现为 α 波减少、θ 波增高、平均频率降低的特征。但 14％的患者在疾病早期 EEG 正常。EEG 用于 AD 的鉴别诊断，可提供朊蛋白病的早期证据，或提示可能存在中毒-代谢异常、暂时性癫痫性失忆或其他癫痫疾病。

（5）脑脊液检测

① 脑脊液细胞计数、蛋白质、葡萄糖和蛋白电泳分析：血管炎、感染或脱髓鞘疾病疑似者应进行检测。快速进展的痴呆患者应行 14-3-3 蛋白检查，有助于朊蛋白病的诊断。

② 脑脊液 β 淀粉样蛋白、Tau 蛋白检测：AD 患者的脑脊液中β 淀粉样蛋白（Aβ42）水平下降（由于 Aβ42 在脑内沉积，使得脑脊液中 Aβ42 含量减少），总 Tau 蛋白或磷酸化 Tau 蛋白升高。研究显示，Aβ42 诊断的灵敏度 86%，特异性 90%；总 Tau 蛋白诊断的灵敏度 81%，特异性 90%；磷酸化 Tau 蛋白诊断的灵敏度 80% 和特异性 92%；Aβ42 和总 Tau 蛋白联合诊断 AD 与对照比较的灵敏度可达 85%～94%，特异性为 83%～100%。这些标记物可用于支持 AD 诊断，但鉴别 AD 与其他痴呆诊断时特异性低（39%～90%）。目前尚缺乏统一的检测和样本处理方法。

（6）基因检测　可为诊断提供参考。淀粉样蛋白前体蛋白（APP）基因及早老素 1、早老素 2（PS1、PS2）基因突变在家族性早发型 AD 中占 50%。载脂蛋白 APOE 4 基因检测可作为散发性 AD 的参考依据。

**美国国立神经病语言障碍卒中研究所 AD 及相关疾病协会（NINCDS-ADRDA）规定阿尔茨海默病的诊断标准有哪些？**

答：（1）美国国立神经病语言障碍卒中研究所 AD 及相关疾病协会（NINCDS-ADRDA）规定的诊断标准。可能为 AD 的诊断标准：A 加上一个或多个支持性特征 B、C、D 或 E。其中 A 为核心诊断标准，B、C、D、E 为支持性特征。

A. 出现早期和显著的情景记忆障碍，包括以下特征。

a. 患者或知情者诉有超过 6 个月的缓慢进行性记忆减退。

b. 测试发现有严重的情景记忆损害的客观证据：主要为回忆受损，通过暗示或再认测试不能显著改善或恢复正常。

c. 在 AD 发病或 AD 进展时，情景记忆损害可与其他认知功能改变独立或相关。

B. 颞中回萎缩：使用视觉评分进行定性评定（参照特定人群

的年龄常模），或对感兴趣区进行定量体积测定（参照特定人群的年龄常模），磁共振显示海马、内嗅皮质、杏仁核体积缩小。

C. 异常的脑脊液生物标记：β淀粉样蛋白 1-42（Aβ1-42）浓度降低，总 Tau 蛋白浓度升高，或磷酸化 Tau 蛋白浓度升高，或此三者的组合。

将来发现并经验证的生物标记。

D. PET 功能神经影像的特异性成像：双侧颞叶、顶叶葡萄糖代谢率减低。

其他配体，包括匹兹堡复合物 B 或 1-{6-[(2-18F-氟乙基)-甲氨基]-2-萘基}-亚乙基丙二氰（18F-FDDNP）。

E. 直系亲属中有明确的 AD 相关的常染色体显性突变。

（2）排除标准

① 病史：突然发病；早期出现下列症状：步态障碍、癫痫发作、行为改变。

② 临床表现：局灶性神经表现，包括轻偏瘫、感觉缺失、视野缺损；早期锥体外系症状。

③ 其他内科疾病，严重到足以引起记忆和相关症状：非 AD 痴呆、严重抑郁、脑血管病、中毒-代谢异常，这些还需要特殊检查。与感染性或血管性损伤相一致的颞中回 MRI 的 FLAIR 或 T2 信号异常。

（3）确诊 AD 的标准　如果有以下表现，即可确诊为 AD：既有临床又有组织病理（脑活检或尸检）的证据，与 NIA-Reagan 要求的 AD 尸检确诊标准一致。两方面的标准必须同时满足；既有临床又有遗传学（1 号、14 号或 21 号染色体的突变）的 AD 诊断证据，两方面的标准必须同时满足。

### ● 目前就阿尔茨海默病，有哪些治疗方案？

答：（1）对症治疗　目的是控制伴发的精神病理症状。

① 抗焦虑药：如有焦虑、易激惹、失眠症状，可考虑用短效苯二氮䓬类药，如阿普唑仑、奥沙西泮（去甲羟安定）、劳拉西泮（罗拉）和三唑仑（海乐神）。剂量应小且不宜长期应用。警惕过度

镇静、嗜睡、言语不清、共济失调和步态不稳等副作用。增加白天活动有时比服催眠药更有效。同时应及时处理其他可诱发或加剧患者焦虑和失眠的躯体病，如感染、外伤、尿潴留、便秘等。

② 抗抑郁药：AD 患者中 20％～50％有抑郁症状。抑郁症状较轻且历时短暂者，应先予劝导、心理治疗、社会支持、环境改善即可缓解。必要时可加用抗抑郁药。去甲替林和地昔帕明副作用较轻，也可选用多塞平（多虑平）和马普替林。近年来我国引进了一些新型抗抑郁药，如 5-羟色胺再摄取抑制药（SSRI）帕罗西汀（赛乐特）、氟西汀（优克、百优解），口服；舍曲林（左洛复），口服。这类药的抗胆碱能和心血管副作用一般都比三环类轻。但氟西汀半衰期长，老年人宜慎用。

③ 抗精神病药：有助于控制患者的行为紊乱、激越、攻击性和幻觉与妄想。但应使用小剂量，并及时停药，以防发生毒性作用。可考虑小剂量奋乃静口服。硫利达嗪的直立性低血压和锥体外系副作用较氯丙嗪轻，对老年患者常见的焦虑、激越有帮助，是老年人常用的抗精神病药之一，但易引起心电图改变，宜监测 ECG。氟哌啶醇对镇静和直立性低血压作用较轻，缺点是容易引起锥体外系反应。

近年临床常用一些非典型抗精神病药如利培酮、奥氮平等，疗效较好。心血管及锥体外系副作用较少，适合老年患者。

（2）益智药或改善认知功能的药　目的在于改善认知功能，延缓疾病进展。这类药物对认知功能和行为都有一定改善，认知功能评分也有所提高。按益智药的药理作用可分为作用于神经递质的药物、脑血管扩张药、促脑代谢药等类，各类之间的作用又互有交叉。

① 作用于神经递质的药物：胆碱能系统阻滞能引起记忆、学习能力减退，与正常老年的健忘症相似。如果加强中枢胆碱能活动，则可以改善老年人的学习记忆能力。因此，胆碱能系统改变与AD 的认知功能损害程度密切相关，即所谓的胆碱能假说。拟胆碱

治疗目的是促进和维持残存的胆碱能神经元的功能。这类药主要用于 AD 的治疗。

② 脑代谢赋活药物：此类药物的作用较多而复杂，主要是扩张脑血管，增加脑皮质细胞对氧、葡萄糖、氨基酸和磷脂的利用，促进脑细胞的恢复，改善功能脑细胞，从而达到提高记忆力的目的。

## ● 阿尔茨海默病的预后怎么样？

答：由于发病因素涉及很多方面，绝不能单纯采用药物治疗。临床细致科学的护理对患者行为矫正、记忆恢复有着至关重要的作用。对长期卧床者，要注意大小便，定时翻身擦背，防止压力性损伤发生。对兴奋不安患者，应有家属陪护，以免发生意外。注意患者的饮食起居，不能进食或进食困难者给予协助或鼻饲。加强对患者的生活能力及记忆力的训练。

## ● 如何预防阿尔茨海默病？

答：（1）要从心理、性格、饮食营养等内、外环境因素等方面加强预防。其中心理因素特别重要。要注意保持良好的心态，保证心理和精神状态的平衡。

（2）要多动脑，而且要主动用脑；勤动手，并在动手中用脑。注意调节情绪，陶冶情操，丰富文化生活，不断汲取精神营养。

（3）建立科学合理的生活方式，养成一个良好的生活习惯。

（4）要注意锻炼身体并持之以恒，要动静结合、劳逸结合，如琴棋书画、垂钓出游等。

（5）对于绝经后的妇女，在更年期早期就要在妇科医师指导下进行雌激素＋黄体酮替代治疗。雌激素＋黄体酮替代治疗能保护内皮功能，比单独用雌激素的效果更好。

（6）男性从壮年开始，应在中医指导下应用适量的滋阴补肾的中草药（食疗或药疗），以增加雄激素分泌。通过调节内分泌激素平衡，保护内皮功能。

（7）应用抗氧化剂，诸如银杏制剂、维生素 C、维生素 E、β-胡萝卜素、超氧化物歧化酶（SOD）等，借以对抗氧自由基的堆积。

（8）应用叶酸、维生素 $B_6$、维生素 $B_{12}$ 等促进同型半胱氨酸代谢的药物。

（9）应用抗炎制剂，如阿司匹林、吲哚美辛等。

（10）摄食富含 L-精氨酸、少含甲硫氨酸的食物，诸如各种坚果类、黑芝麻、黑豆、燕麦等。

以上措施，能够起到预防和延缓阿尔茨海默病发生和发展的作用，对于早中期患者可能有减轻症状的功效。

● **对于阿尔茨海默病有何有效的护理干预？**

答：根据患者的病情进展和临床症状不同，应采取不同的护理措施。这些将有助于患者和家属确定采取什么样的帮助方法。

（1）保证适当的体力运动，适宜的营养供给，身体一般状况良好，社交活动对于阿尔茨海默病患者也是很重要的。

（2）为阿尔茨海默病患者建立一系统性的、有意义的和能满足一定成就感的日常活动计划。同时最好能养成一种惯例，使患者慢慢习惯和熟悉这些活动。

（3）在一天中选择患者状态最好时做日常活动锻炼。

（4）由于患者丧失了一些生理功能，让患者尽可能多地参加适宜的活动。

（5）使患者熟悉和满意所参加的活动，并做好简单的说明。

（6）即使是患者初次参加某项活动，也应该尽可能多地让患者自己独立完成。

（7）对所安排的活动做好"提示"。例如，在抽屉上标记好里面应该能装的东西，这样的话患者更可能放对地方。

（8）提示患者远离可能的危险，去除危险因素。如把车钥匙和火柴藏起来，同时保持周围环境的安全。牢记：对于正常人来说可能是安全的东西，而对阿尔茨海默病患者就可能是危险的事物。

（9）平时随身携带患者卡片（有患者姓名、住址、联系电话等），佩戴手腕牌，外出时有人陪伴，防止意外。

## 🍀【护理查房总结】

应让患者家属或患者明白患者记忆减退的症状是不可恢复的。然而，对此病和临床症状采取正确、合理的应对措施，可以提高阿尔茨海默病患者和患者家属的生活质量。

### 查房笔记

# 第十一章　脑血管病的介入治疗

## 病例·急性脑梗死的介入治疗

### 🍀【病历汇报】

**病情**　患者，男性，78 岁，主因"突发右侧肢体无力伴言语不能 2h"于急诊就诊。患者 2h 前在家中活动时突然出现右侧肢体无力，完全不能活动，伴有言语不能，能听懂他人的言语，但自己表述不清楚，双眼向左侧凝视，无恶心、呕吐，无大小便失禁，无肢体抽搐，无全身出汗。自发病以来，未进饮食，未解大小便。

**既往史**　高血压 30 余年，血压最高 180/90mmHg，规律口服缬沙坦控制血压，血压控制在 140/80mmHg 左右；糖尿病 20 余年，口服二甲双胍和阿卡波糖控制血糖，血糖控制良好；高脂血症 10 年，长期口服辛伐他汀治疗；冠心病 5 年，房颤 3 年，未特殊治疗。

**个人史**　吸烟 40 余年，约 20 支/天，已戒烟 2 年；否认饮酒史。

**护理体查**　体温 36.5℃，呼吸 18 次/分，心率 98 次/分，血压 150/90mmHg。心律绝对不齐，心音强弱不等，心率大于脉率。神志清楚，运动性失语，表情淡漠，双眼左向凝视，伸舌不配合。右侧肢体肌力 0 级，肌张力降低，左侧肢体肌力 5 级，肌张力降低，右侧病理征阳性。

**辅助检查**　颅脑 CT 检查示 CT 左侧大脑中动脉高密度征 [图 11-1(a)]，CT 未见明显低密度影 [图 11-1(b)]。

**入院诊断**　急性脑梗死。

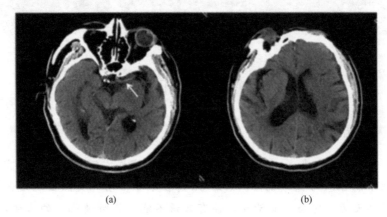

(a)                                        (b)

图 11-1    颅脑 CT

**主要的护理问题**

（1）躯体活动障碍　与脑组织受损、偏瘫有关。

（2）语言沟通障碍　与大脑语言中枢功能受损有关。

（3）有皮肤受损的危险——压力性损伤　与偏侧肢体瘫痪不能自主活动有关。

（4）生活自理缺陷　与肢体活动障碍有关。

**目前的治疗措施**

尽快静脉溶栓联合脑血管介入治疗，该患者予以全脑血管造影＋机械取栓术，术后予以抗血小板药物以及降压、降糖等治疗。

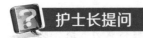 护士长提问

● **什么是全脑血管造影术？**

答：数字减影血管造影（digital subtraction angiography，DSA）是一项通过计算机进行辅助成像的 X 线血管造影技术，20世纪 70 年代以来逐渐应用于临床。在检查过程中，应用计算机对

两帧不同时相的数字化图像进行减影处理，消除两帧图像中骨骼、软组织等相同成分，得到只有对比剂充盈的血管图像。由于 DSA 能全面、精确、动态地显示脑血管的结构和相关病变，被认为是诊断脑血管病的"金标准"。

● **什么是脑血管内介入治疗？**

答：脑血管内介入治疗（cerebral intravascular interventional therapy）指在 X 线下，经血管途径借助导引器械（针、导管、导丝）递送特殊材料进入中枢神经系统的血管病变部位，治疗各种颅内动脉瘤、颅内动静脉畸形、颈动脉狭窄、颈动脉海绵窦瘘及其他脑血管病。治疗技术分为血管内病变栓塞术、血管成形术、支架置入术、机械取栓术等。相比常规的开颅手术，脑血管内介入治疗具有创伤小、恢复快、疗效好的特点。

● **什么情况下可进行急性脑梗死的介入治疗？**

答：急性缺血性脑卒中，无创影像学检查证实为大动脉闭塞，静脉溶栓效果不佳的患者；目前认为，前循环大动脉闭塞发病时间在 6h 以内，后循环大动脉闭塞发病时间在 24h 内可采用机械取栓，但随着该领域的快速发展，在精准影像指导下，时间窗正逐步延长。

● **血管介入术前护理有哪些？**

答：（1）评估患者的文化水平、心理状态以及对该项治疗技术的认识程度；指导患者及家属了解治疗的目的、过程、可能出现的意外或并发症，征得家属的理解和签字同意；为患者创造安静的休养环境，解除心理压力。

（2）遵医嘱做好各项化验检查，如血型、血常规、出凝血时间等。

（3）建立可靠的静脉通路（套管针），尽量减少穿刺，防止出血及瘀斑。

（4）遵医嘱禁食、禁水和禁药：局麻者 4～6h，全麻者 9～12h。

（5）特殊情况遵医嘱术前用药、留置导尿管或心电监护。

● **血管介入术后护理有哪些？**

答：（1）严密观察意识、瞳孔及生命体征变化，每 2h 监测 1
次，连续 6 次正常后停测；及早发现颅内高压、脑血栓形成、颅内
血管破裂出血、急性血管闭塞等并发症；密切观察患者四肢活动、
语言状况及足背动脉搏动情况，并与术前比较，发现异常立即报告
医生。

（2）术后平卧，穿刺部位按压 30min，沙袋或盐袋（1kg）压
迫 6～8h，穿刺侧肢体继续制动（取伸展位，不可屈曲）2～4h。
一般于穿刺后 8h 左右可行侧卧位；24h 内卧床休息、限制活动。

（3）密切观察（术后 2h 内每 15min 1 次）双侧足背动脉搏动
和肢体远端皮肤颜色、温度等，防止动脉栓塞；注意局部有无渗
血、血肿，指导患者咳嗽或呕吐时按压穿刺部位，避免因腹压增加
而导致伤口出血。

（4）使用肝素和华法林时主要监测凝血功能，注意有无皮肤、
黏膜、消化道出血，有无发热、皮疹、哮喘、恶心、腹泻等药物不
良反应。

（5）术后休息 2～3 天，避免情绪激动、精神紧张和剧烈运动，
防止球囊或钢圈脱落移位。鼓励患者多饮水，促进对比剂排泄。

❀ **【护理查房总结】**

急性脑梗死是临床常见的脑血管急危重症之一，一旦发生，必
须尽快合理地干预，才能最大限度地降低其危害。急性脑梗死发病
4.5h 内，除一般内科治疗外，应在排除禁忌证的情况下，尽快通
过静脉途径给予重组组织型纤溶酶原激活剂溶栓治疗。但该治疗有
严格的时间窗限制，并且对颈内动脉末端、大脑中动脉、基底动脉
等大血管闭塞再通率较低。近年来，在静脉溶栓基础上，动脉溶栓
和一些新型血管内治疗器械相继应用于临床，显著提高了闭塞血管

再通率。作为护士，应为患者做好充分的术前准备和宣教，准确无误地执行医嘱，为患者溶栓争取时间，减少患者脑组织损伤，减少患者后遗症的发生。

**查房笔记**

# 第十二章 内科系统疾病的神经系统并发症

## 病例 • 神经系统副肿瘤综合征

🍀【病历汇报】

**病情** 患者男性，56 岁，以"视物不清，行走不稳 8 天"为主诉入院。既往有高血压病史数年，有吸烟史 11 年（1 包/日）。

**护理体查** 神志清楚，言语含糊，右侧鼻唇沟浅，右侧眼睑下垂，双侧瞳孔等大等圆，直径约 3mm，对光反射灵敏，双眼左右视水平眼震。上视时可有垂直眼震。四肢肌张力增高，四肢腱反射阳性，双侧指鼻辨距不准，双侧轮替试验（＋），双侧跟-膝-胫试验（＋），阔基步态，直线行走差，闭目难立征（＋），四肢肌力 4 级。

**辅助检查** 脑脊液检查：颅压 170mmH₂O，无色透明，白细胞数 $28 \times 10^6/L$，红细胞数 $272 \times 10^6/L$，Pandy 试验可疑，免疫球蛋白 G 60.063g/L，免疫球蛋白 A＜0.061g/L，免疫球蛋白 M ＜0.007g/L。脑脊液免疫参数：提示血脑屏障破坏，IgG 不成比例增高，CSF 中可见异于血清的寡克隆带区，抗 Hu 抗体增高。行 PET-CT 检查为周围型肺癌。纤维支气管镜检小细胞型。

**入院诊断** 副肿瘤综合征；小细胞肺癌。

**主要的护理问题**

(1) 有跌倒的危险 与患者步态异常有关。

(2) 生活自理能力下降 与视物不清有关。

(3) 语言沟通障碍 与疾病导致言语含糊有关。

(4) 焦虑 与疾病加重、预后不良有关。

**目前的治疗措施**

（1）免疫治疗　应用糖皮质激素。

（2）针对原发肿瘤的治疗。

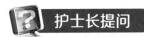 护士长提问

● **什么是副肿瘤综合征？**

答：神经系统副肿瘤综合征（paraneoplastic neurological syndrome，PNS）是癌肿对神经系统的远隔效应，而非癌肿直接侵犯及转移至神经、肌肉或神经-肌肉接头的一组综合征。它既不包括肿瘤对组织的直接压迫、浸润，也不包括手术、应用免疫抑制药、放疗或化疗的副作用及肿瘤或治疗中引起的机会性感染造成的神经系统损伤。

PNS 引起的临床症状复杂，既可出现周围神经肌肉的改变，又可出现中枢神经系统各个部位损伤的症状。临床可先出现原发灶症状（20.6%），也可原发灶和 PNS 同时发现（8.8%），但多数先出现神经、肌肉症状后才发现原发灶（79.4%），部分病例从出现神经系统症状至发现原发灶的平均时间为 20 个月。

● **副肿瘤综合征的病因和发病机制是什么？**

答：PNS 的病因尚不明确，最初认为是癌肿分泌的某种毒素作用于神经、肌肉，后来有多种推测，例如感染、代谢及营养障碍等学说，但均未得到证实。目前比较推崇的学说是自身免疫反应。认为某些癌肿与神经、肌内组织存在共同抗原决定簇，癌肿细胞作为抗原，启动机体产生高度特异性抗体，在补体的参与下，不仅杀伤癌肿细胞，也损伤和破坏机体的神经、肌肉组织，同时进一步刺激 B 淋巴细胞产生更多的抗体，引起更强烈、更广泛的免疫应答反应。近年来，在 PNS 患者血清和脑脊液中发现了一些与神经组织有关的抗体，例如抗 Yo 抗体、抗 Hu 抗体等。

PNS 的原发癌肿以肺癌最多（44.1%），特别是小细胞肺癌；

其次是卵巢癌（17.6%）、食管癌（14.7%）、淋巴瘤（8.8%）、胃癌（6%）；此外，还有前列腺癌、甲状腺癌、胰腺癌、乳腺癌、胸腺癌、睾丸癌等。

● **副肿瘤综合征的临床特点有哪些？**

答：多为中年起病，呈亚急性起病，表现为急性、慢性进展甚至复发-缓解病程。其症状和体征可发生在肿瘤发生发展的任何时段。临床表现可有感觉障碍和疼痛，但大多数表现复杂多样，缺乏特异性。其表现往往不符合原发神经系统疾病的发展规律，或不能用单一疾病解释。而病程及严重程度与原发肿瘤的大小及生长速度、恶性程度无明确相关性。

由于 PNS 可以侵及神经系统各个部位，包括中枢神经、周围神经、神经-肌肉接头、肌肉等，临床表现也非常复杂。

● **PET-CT 检查在临床有哪些用途？**

答：PET-CT 可用于全身各系统检查，但目前 PET-CT 显像更多用于肿瘤的定性与定位诊断；肿瘤的良恶性鉴别诊断；肿瘤的临床分期判断；肿瘤恶性程度判断、疗效评价、转移灶寻找与复发监测。对于肿瘤标志物增高或发现转移灶，而 CT、MRI 及纤维内镜等临床常规检查未发现原发灶的患者更具有确诊优势。

● **目前主要的护理措施是什么？护理措施效果如何？**

答：(1) 重视患者主诉，做好临床观察　患者住院后经系统治疗效果不显著，住院期间出现步态不稳加剧，自述全身疼痛不适，程度与所患疾病不相符，尤以夜间为重，烦躁，不能入睡，同室患者及家属被其干扰得均不能休息，询问家属患者以前与现在形同两人，护士在护理上重视此问题，尽可能满足患者的需要，并留陪住一人，将信息反馈医生，为其诊断治疗提供最直接的资料。

(2) 运用安全流程，做好安全护理　患者入院后，护士进行护理评估，了解患者一般情况及疾病情况，选择相应的护理措施，给予不同警示牌警示，教会患者呼叫器的使用方法及安全防护重点，在住院过程中进行动态调整。此患者经入院评估为高危跌倒患者，给予相关预防跌倒的健康宣教并签好知情同意告知书，医生开具"预防跌倒"医嘱，床头悬挂指示牌，护士加强巡视，预防不良事件发生。

（3）心理护理　患者经治疗后症状加重，出现了一定程度的焦虑、恐惧、敏感、多疑。护士应多关爱患者，注意选择适宜的语态和语言，留一名家属陪护，满足患者心理所需，体现人文关怀。家属接受 PNS 诊断也经过了一系列过程，护士还应注意家属的心理变化，注重对其疏导，建立良好的护患关系。

## 患者的护理效果评价：

经过以上治疗及护理措施，患者未发生跌倒等不良事件，患者及家属在得知病情诊断后心态逐渐调整至正常状态，积极配合治疗及护理。

### ● 副肿瘤综合征的治疗和预后如何？

答：副肿瘤综合征缺乏有效的治疗手段。目前主要包括两个方面：一是针对原发癌肿的切除、放疗和化疗等；二是免疫治疗，包括应用糖皮质激素、免疫抑制药、血浆置换等。原发癌肿的诊治是否及时是影响预后的重要因素，如何尽早检出癌肿是迫切需要解决的问题。PNS 对治疗的反应很大程度上取决于它的神经病理改变，只要神经元胞体未受累，经治疗后症状会改善并有自发缓解的可能。

## 🍀【护理查房总结】

PNS 发病率较低，仅发生于约 1% 的肿瘤患者。多数患者的神经系统损伤症状发生在原发癌肿症状不明显时，此类患者易漏诊或误诊，应长期随访，常需反复筛查才能寻找出原发灶，有的甚至 1～2 年后或更长时间才能发现原发灶。副肿瘤综合征临床表现复杂，诊断困难，护理难度大，护士不仅要做好相应症状的护理，还应注重病情观察、心理护理，正确运用安全流程，保证患者安全。

**查房笔记**

# 参 考 文 献

[1] 尤黎明，吴瑛. 内科护理学. 5版. 北京：人民卫生出版社，2017.

[2] 吴江. 神经病学. 北京：人民卫生出版社，2005.

[3] 贾建平. 神经病学. 8版，北京：人民卫生出版社，2018.

[4] 王江. 神经病学（八年制）. 2版. 北京：人民卫生出版社，2010.

[5] 蒋冬梅. 综合医院常见疾病护理常规. 长沙：湖南科学技术出版社，2007.

[6] 尤黎明等. 内科护理学. 5版. 北京：人民卫生出版社，2012.

[7] 赵志斌，李凤昌. 大剂量甲泼尼龙合用丙种球蛋白治疗急性脊髓炎临床分析. 中国实用医药. 2010.

[8] 覃开玲，彭冬梅，张丽华. 急性脊髓炎的临床护理分析. 医学信息（上旬刊），2011，9.

[9] 刘水娥. 早期肌力和关节活动度训练在急性脊髓炎患者护理中的作用. 当代护士. 2011.

[10] 王虎军，毕磊，刘静等. 全科医师临床药物手册. 南京：江苏科学技术出版社，2009.

[11] 唐北沙，肖波. 神经病学住院医师手册. 北京：科学技术文献出版社，2009.

[12] 肖波. 神经内科常见病用药. 北京：人民卫生出版社，2009.

[13] 王耀辉，徐德保，丁玉兰. 神经内科、神经外科分册. 长沙：湖南科学技术出版社，2010.

[14] 吕探云. 健康评估. 2版. 北京：人民卫生出版社，2006.

[15] 杨蓉，周东. 神经内科护理手册. 北京：科学出版社，2011.

[16] 郑丽忠，刘振华，李兵. 内科护理学. 北京：北京大学医学出版社，2011.

[17] 沈利平，霍建册，杨海源等. 多发性硬化患者的家庭护理指导：当代护士，2012，7：17-18.

[18] 全国卫生专业技术资格考试专家委员会. 2009全国卫生专业技术资格考试指导：康复医学与治疗技术. 北京：人民卫生出版社，2009.

[19] 杨丽，郭欣颖，崔妍妍. 视神经脊髓炎患者的护理. 中国现代护理杂志，2011：2061-2062.

[20] 张秉琪，王才. 远离老年性痴呆症. 北京：人民军医出版社，2010.

[21] Sellner J，Boggild M，Clanet M，et al. EFNS guidelines on diagnosis and management of neuromyelitis optica：Eur J Neurol，2010：17（8）：1019-1032.

[22] Palace J，Leite M I，Nairne A，et al. Interferon Beta treatment in neuromyelitis optica：increase in relapses and aquaporin 4 antibody titers：Arch Neurol，2010：

1016-1017.

[23] Kleiter I，Hellwig K，Berthele A，et al. Failure of natalizumab to prevent relapses in neuromyelitis optica：Arch Neurol，2012：239-245.

[24] Min J-H，Kim B J，Lee K H. Development of extensive brain lesions following fingolimod（FTY720）treatment in a patient with neuromyelitis optica spectrum disorder：Mult Scler，2012：113-115.

[25] 华柳霞. 重症抗 NMDA 受体型自身免疫性脑炎的护理. 护士进修杂志，2017，32（13）：1238-1239.

[26] 蒋学娟，刘夕珍. 以精神障碍为首发的自身免疫性脑炎患者的护理. 护士进修杂志，2016，31（22）：2064-2066.

[27] 刘晓燕. 临床脑电图培训教程. 北京：人民卫生出版社，2011.